Neuroprotección en enfermedades neuro y heredo degenerativas

Editado por:

Julio César García Rodríguez

1ª edición © 2014 OmniaScience (Omnia Publisher SL)

www.omniascience.com

DOI: http://dx.doi.org/10.3926/oms.41

ISBN: 978-84-941872-3-0

DL: B-21037-2014

Diseño cubierta: OmniaScience

Fotografía cubierta: © Alexandr Mitiuc - Fotolia.com

Índice

Prefacio

Neuroprotección en Enfermedades Neuro y Heredo Degenerativas constituye un impostergable compromiso con la comunidad hispano hablante, de ofrecer una obra realizada por un grupo de los neurocientífico del otrora denominado "El Nuevo Mundo". No obstante y por razones bien fundamentadas, son autores también de esta obra, notables científicos europeos, los cuales son buenos ejemplos de la globalización que hoy caracteriza la búsqueda de la verdad por la comunidad científica en el siglo XXI de la era moderna.

El libro, integra la visión y acciones a desarrollar en concordancia con el estado del arte tendiente a enfrentar el ancestral reto, no resuelto hasta hoy, de prevenir o curar las enfermedades relacionadas con nuestro cerebro.

Esta obra, está dirigida a estudiantes y profesionales ligados directa o indirectamente a la salud humana tales como: médicos, enfermeras, biólogos, genetistas, farmacéuticos y otros. Lo cual, no excluye a las amplias mayorías de personas interesadas por esa fascinante frontera del conocimiento humano que es nuestro cerebro y las enfermedades que enfrentan durante el proceso del envejecimiento humano.

Nuestro planeta Tierra, está poblado por más de 7 000 millones de seres humanos. La vida media en general es 69 años de edad, la cual está asimétricamente dividida en 80 años para los denominados países desarrollados mientras que para los catalogados como en desarrollo y no desarrollados son de solo de 67 y 57 años respectivamente. Sí tenemos en cuenta que es la edad cronológica un factor de riego no modificable para la enfermedades neurodegenerativas, veremos que al logra nuestra región indicadores de desarrollo, estos concomitantemente nos llevarán a enfrentar la problemática social del envejecimiento poblacional y los problemas que estos generan tanto para la sociedad como para su núcleo fundamental, la familia. Esta realidad, tiene impacto negativo en la productividad del trabajo, en el costo de la salud pública y el desarrollo sostenible en general de la sociedad.

Ante esta panorámica sombría, parece ser necesario preguntarse: Cómo pueden los Neurocientífico contribuir a minimizar estos problemas?. Nuestra contribución es ofrecer al lector un libro, donde se discuten los avances y desafíos y se hacen propuestas de cómo enfrentar la realidad del envejecimiento de nuestra población y los problemas que esto trae aparejado.

Para la organización temática de este libro, hemos pensado presentar al lector los IX capítulos en el orden de aquellos que enfocan los aspectos más específicos hasta los que ofrecen una visión de los aspectos más abarcadores de la neuroprotección. Con esto usted podrá realizar la revisión de un tema en particular o tener una visión completa de la problemática presentada.

En apretada síntesis ofrecemos al lector una sinopsis de los capítulos de este libro. El capítulo 1. Muestra el efecto neuroprotector la NeuroEPO intranasal y agonistas del receptor alpha 1 en biomodelos de la Enfermedad de Alzheimer (EA). Capítulo 2. Ofrece una detallada información de los mecanismos moleculares de las causas genéticas "esporádicas" de la EA. Capítulo 3. Explica las potencialidades de la NeuroEPO como neuroprotector y promotor de la neuroprotección endógena ante enfermedades heredo y neurodegenerativas, se argumenta su seguridad y sustentabilidad biotecnológica y económica. Capítulo 4. Nos da una actualizada información de la aplicación de los biomarcadores en la búsqueda de nuevas terapéuticas para el tratamiento de la EA. Capítulo 5. Se describe y analiza críticamente el complejo proceso inflamatorio en la EA y el papel de las citoquinas en el mismo. Capítulo 6. Nos ofrece una interesante visión de los procesos de estrés oxidativo y nitrooxidativo como putativo blanco terapéutico en las enfermedades neurodegenerativas. Capítulo 7. Describen los procesos de la Ototoxicidad así como la otoprotección y la regeneración coclear. Capítulo 8. Nos da una amplia panorámica del efecto neuroprotector de fármacos utilizados en la anestesia general. Capítulo 9. Da una visión de cómo podemos a través de la estimulación social, y el ejercicio físico y mental para estimular la síntesis de neuroprotectores, neurogénicos y neurotróficos.

Esperamos que los esfuerzos realizados para la conformación de este libro en integrar y consolidad con una visión holística desde los aspectos moleculares hasta aquellos relacionados con el medio, contribuyan al menos, modestamente a continuar la imperiosa investigación neurocientífica y a una mayor integración para la búsqueda de alternativas profilácticas y terapéuticas que minimicen la aparición y desarrollo de las Enfermedades Neuro y Heredo Degenerativas las cuales constituyen un creciente problema sin solución para la especie humana.

Finalmente, deseo expresar mi mayor respeto y mi más alta consideración a todos los autores, magistrales expertos en sus campos de trabajo por el esfuerzo realizado, sin lo cual nos habría sido imposible lograr este libro.

Julio César García Rodríguez.

Profesor e Investigador Titular. Ph.D. Doctor en Ciencias de la Salud. Biotecnólogo de Segundo Nivel. Coordinador para las Ciencias de la Vida y la Nanoseguridad. Oficina del Asesor Científico. Consejo de Estado República de Cuba.

OmniaScience

DOI:

http://dx.doi.org/10.3926/oms.44

REFERENCIAR ESTE CAPÍTULO:

Maurice, T., García Rodríguez, J.C. (2014). Estrategias neuroprotectoras innovadoras en la enfermedad de Alzheimer: El ejemplo de nuevas formulaciones de de eritropoyetina y el receptor sigma-1 agonistas. En García Rodríguez, J.C. (Ed.). Neuroprotección en enfermedades Neuro y Heredo degenerativas. Barcelona, España: OmniaScience; 2014. pp.11-31.

Estrategias neuroprotectoras innovadoras en la enfermedad de Alzheimer: El ejemplo de nuevas formulaciones de eritropoyetina y el receptor sigma-1 agonistas

MAURICE TANGUI[1]

JULÍO CÉSAR GARCIA RODRÍGUEZ[2]

[1]Universidad Montpellier 2, Inserm U. 710, EPHE, 34095 Montpellier, Francia.
[2]Coordinador para Ciencias de la Vida y Nanoseguridad, Oficina del Asesor Científico; Consejo de Estado, La Habana, Cuba.
juliocesar.neurotox@gmail.com

1. Introducción

La enfermedad de Alzheimer (EA) es una enfermedad neurodegenerativa devastadora que aumenta en la actualidad con el desarrollo mundial y envejecimiento demográfico. La EA se diagnostica con mayor frecuencia en las personas de más de 65 años de edad, aunque menos frecuente la EA pueda aparecer entre los 35-40 años de edad. En el 2006, había 26.6 millones de enfermos en el mundo y se prevé que la EA afecte a 1 de cada 85 personas para el 2050 en el mundo. Los síntomas de la EA incluyen la perdida de memoria, la imposibilidad de comunicación o de realizar tareas rutinarias, alteración de la personalidad, y finalmente, estado vegetativo. Las características histopatológicas encontradas en el cerebro de los pacientes con EA son: la presencia de placas seniles extracelulares, ovillos neurofibrilares intracelulares, reducción de sinapsis, degeneración neuronal y reducción del volumen cerebral. Las placas seniles están compuestas de agregados insolubles de especies de proteína amiloidea-β (Aβ), mientras los ovillos neurofibrilar es el resultado de la hiper - y fosforilación anormal de la proteína Tau [1, 2] microtúbulo-estabilizadora. La acumulación progresiva de las especies Aβ, que se generan por hendiduras enzimáticas de la proteína de precursora amiloidea (APP) por β- y γ-secretases, lleva a la presencia de monómeros solubles y oligómeros, depósitos fibrilares y placas [3]. Aunque, por mucho tiempo se pensaba que el depósito de Aβ inducía a daños amnésicos; la correlación entre la deposición de amiloidea en parénquimas y decadencia cognoscitiva son todavía un tema polémico. En efecto, la densidad de la placa y la carga Aβ no equivalen necesariamente al nivel de demencia. La recopilación de pruebas demuestra un papel perjudicial del Aβ soluble tanto en el cerebro de los pacientes con EA [4, 5] y en modelos de ratón con EA [6, 7]. En efecto, los oligómeros solubles pueden perjudicar las funciones cognoscitivas [8] y la potenciación a largo plazo [9, 10]. Las dos principales marcas distintivas de la EA, el Aβ y las proteínas de Tau, son las responsables de las reacciones neuroinflamatorias, llevando a la astrogliosis y microgliosis masivas, a la disfunción sináptica, a daños mitocondriales, a la apoptosis y a la muerte celular [1, 2].

La aplicación directa de Aβ en cultivos celulares neuronales primarios y otras líneas celulares es extremadamente tóxica [11] y constituye el primer modelo de intención en el estudio de la fisiopatológico de la EA. Aunque queda trazar por completo el mecanismo de la toxicidad de la amiloidea, los efectos del Aβ se transmiten por la capacidad de la proteína de juntarse en estructuras amorfas fibrilares [12]. Los estudios de actividad de la estructura usando fragmentos Aβ revelaron que el péptido que lleva los 11 aminoácidos (Aβ25-35) comparte la capacidad de autoagregar y transmitir la toxicidad *in vitro* [13, 14] e *in vivo* [15]. La toxicidad del Aβ25-35 comprende la inducción de estrés oxidativo por la producción de radicales libres, la interrupción de la homeostasis del calcio [13], el mejoramiento de la excitotoxicidad y la apoptosis [13, 16, 17, 18, 19]. Efectivamente, la administración intracerebroventricular (ICV) del péptido Aβ25-35 en el cerebro de roedor indujo, en una o dos semanas después de la inyección, neuroinflamación y gliosis reactiva, activación de caspasas pro-apoptótica, estrés oxidativo, reducción del número de neuronas medidas en las capas de células piramidales del hipocampo, pérdida de neuronas colinérgica y de memoria [15, 20, 21, 22, 23, 24, 25, 26, 27, 28, 29]. Actualmente se usa ampliamente para descubrir el potencial neuroprotectivo de nuevos medicamentos y derivados naturales [30, 31]. De manera interesante, la inyección Aβ25-35 causó no sólo en una toxicidad amiloidea agresiva sino también en la acumulación de especies de endógeno Aβ y Tau hiperfosforilación, como se observa en la fisiopatología de la EA. Una semana después de la inyección de Aβ25-35, los APP y los niveles de Aβ1-42 se aumentaron en el hipocampos y la corteza, las células que expresan Aβ se pudieron visualizar a través de la inmunohistoquímica y se detectaron productos de división β-secretasa [25, 26]. Además, se registraron en varios estudios un aumento en la fosforilación Tau en los epítopes fisiológicos relacionados con las EA o patológico inducidos por la inyección Aβ25-35 [25, 32].

2. Nuevas estrategias dirigidas a promover los sistemas endógenos de neuroprotección

Las estrategias terapéuticas presentes se apoyan en los medicamentos colinomiméticos, donde se incluyen el donepezil, la rivastigmina y la galantamina, y memantinas con putativas acciones neuroprotectoras. Sin embargo, cada medicamento o combinación sólo provoca efectos sintomáticos, medidos por una mejora ligera o un retardo del déficits cognoscitivo, que rápidamente pierden su efecto. Hoy la investigación es muy activa para los medicamentos que puedan actuar como verdaderos *agentes que modifican la enfermedad*. En el presente capítulo, examinaremos dos de estas innovadoras vías terapéuticas que pueden llevar de manera expedita al mercado medicamentos para la EA. Estas estrategias alternativas se apoyan en un estímulo eficiente de los sistemas endógenos de neuroprotección.

En primer lugar, las citoquinas hematopoyéticas han mostrado tener potenciales terapéuticos en desórdenes neurológicos, como la EA. Los tratamientos con citoquina son capaces de prevenir y restaurar los déficits cognoscitivos, de aumentar el número de células microgliales y disminuir tanto la deposición de Aβ cerebral como la acumulación soluble de Aβ a través de un mejoramiento de la fagocitosis Aβ por microglia [33, 34]. Entre citoquinas hematopoyéticas, se ha incrementado la atención en la *eritropoyetina (EPO)*; además de su función de eritropoyetina, se mostró que promovía la protección y la regeneración celular en varias indicaciones [35, 36]. La EPO es una glicoproteína (30 kDa) de 165 aminoácidos que pertenece a la súper familia de citoquinas de tipo I. Esto regula la eritropoyesis inhibiendo la muerte celular programada en células eritroides y permitiendo así la maduración de los eritrocitos [36]. La EPO y su receptor se expresan en el hígado y en tejidos no implicados en la eritropoyesis, como el tracto reproductivo, el pulmón, el bazo, el corazón y el cerebro, en neuronas y astrocitos [37]. Los efectos citoprotectores de la EPO se establecieron en varios órganos y en particular el sistema nervioso central [38]. Aquí reportamos que la *EPO, y en particular, una formulación administrada de forma intranasal, es neuroprotectora contra la neurodegeneración tipo EA.*

En segundo lugar, el *receptor sigma-1 (σ1)* es una proteína intracelular acompañante localizada en las áreas alrededor del retículo endoplásmico (ER). Su activación modula rápidamente la movilización de las reservas relacionadas con las entradas de calcio (IP3) trisfosfato inositol-1, 4, 5 de las reservas del ER intracelulares [39, 40]. En efecto, se ha demostrado que la toxicidad Aβ está relacionada con la estrés del ER. Las proteínas Aβ, y en particular la Aβ25-35, provocaron alteraciones de la homeostasis de la ER y la activación de genes sensibles al estrés, como el GRP78/Bip o GRP94 [41]. Además, la activación del receptor σ1 estimula su desplazamiento, asociado dentro de pequeñas gotas de lípidos al colesterol y proteínas de anclaje, del ER hacia el plasma, membranas mitocondriales o nucleares [42]. Una vez allí, el receptor σ1 desempeña una función en la compartimentación y exportación de lípidos a las periferias celulares [42, 43]. Las plataformas de lípido desempeñan papeles en una variedad de funciones celulares incluyendo el transporte de vesícula, la agrupación de receptores, la internalización y la conexión del receptor con las proteínas implicadas en la señal de transducción [44]. Por lo tanto, la activación de los receptores σ1 tiene consecuencias sustanciales en viabilidad de la célula, la diferenciación y la neuroprotección. Efectivamente, *se ha mostrado que los agonistas receptores selectivos σ1 son medicamentos neuroprotectores potentes en modelos de excitotoxicidad y contra la toxicidad inducida por las Aβ25–35- en neuronas corticales en vitro y en vivo* [45, 46, 24, 27, 28].

3. Actividad de Neuroprotectora de la EPO, y en particular la formulación intranasal de la Neuro-EPO, en modelos de la EA

La EPO y su receptor se sobre regulan ante la lesión neuronal y la neurodegeneración; por ejemplo, en la corteza temporal e hipocampo de pacientes con el daño cognoscitivo ligeros o EA [47]. La inyección experimental de EPO mejoró la función neurológica y redujo la lesión cerebral después de la isquemia cerebral [48], la hemorragia intracerebral [49], el daño cerebral traumático [50], la herida de médula espinal [51], la encefalitis autoinmune experimental [52], el estado epiléptico [53], la hipoxia-isquemia neonatal [54] y la esclerosis lateral amiotrófica [55]. En los modelos de EA, *in vitro* e *in vivo*, se han obtenido evidencias del efecto neuroprotector de la EPO. Usando modelos de cultivo celular *in vitro*, la EPO recombinante humana (rHu-EPO) protegió las neuronas de la neurodegeneración inducida por los péptidos Aβ [56] y en particular los olígomeros Aβ25-35 [57, 63]. En ratones de edad Tg2576, con gran expresión de hAPPm, la EPO mejoró la memoria contextual y aumento la proliferación endotelial, la expresión de sinaptofisina y la densidad capilar en el cerebro [58]. Los mecanismos por los cuales la EPO induce su acción neuroprotectora son de naturaleza multifactorial (Figurara 1a) e involucran la protección neuronal y glíal, efectos antioxidantes y antiapoptóticos, junto con la protección de la integridad de barrera hematoencefálica.

Se ha diseñado una nueva formulación de la EPO que contiene bajo contenido de ácido sialico. Esta formulación, llamada Neuro-EPO, carece de efectos hematopoyéticos y es capaz de alcanzar rápidamente el cerebro a través de la administración intranasal (IN) [59, 60]. La formulación tiene la composición apropiada que permite permanecer un tiempo adecuado en la fosa nasal, evitando la eliminación natural o la limpieza del pH del mucus silial; se optimizaron el volumen y concentración para permitir la liberación de Neuro-EPO por la vía nasal al fluido cerebroespinal y el cerebro. Los datos anteriores con Neuro-EPO confirmaron su eficacia protectora en los gerbos sometidos a isquemia focal [61, 78, 80].

En ratones ICV se inyectaron con el péptido oligomérico Aβ25-35 y por lo tanto desarrollaron síntomas similares a la EA después de una semana, comparamos los efectos protectores de las dos formulaciones EPO, la rHuEPO administrada vía IP, y NeuroEPO vía IN [62], y el artículo presentado. El Aβ25-35 provocó déficits la memoria de roedores, estrés oxidativo en el hipocampo y la corteza, inducción de moléculas pro-apoteótica, incluso la familia Bad/Bax o caspases, y neuroinflamación. Se observa la perdida de neuronas colinérgica y glutamatergica en el hipocampo, la corteza, el septo o núcleo basalis. Observamos que, en 125-500µg/kg IP de rHuEPO y 62-250 µg/kg IN de NeuroEPO, ambas formulaciones impidieron déficits de aprendizaje inducido por el Aβ25-35. Los diferentes procedimientos usados fueron: alternación espontánea, evasión pasiva, aprendizaje de laberinto acuático y reconocimiento de objeto, para abordar las memorias espaciales y no espaciales, de corto y largo plazo. En el laberinto acuático en particular, los ratones tratados con Aβ25-35 mostraron una disminución de la capacidad de aprender la posición espacial de una plataforma escondida en el fondo. La adquisición fue retrasada (Figura 1c) y durante la prueba de sonda (60s de nado en una piscina sin la plataforma), los animales no pasaron más tiempo en el cuadrante de plataforma que el nivel d (Figura 1d). La aplicación de 125 y 250 µg/kg de NeuroEPO vía IN evita estos déficits (Figura 1c, d).

Ambas formulaciones EPO impidieron el aumento de la peroxidación lipídica inducido por el Aβ25-35 en el hipocampo, mostrando una actividad antioxidante significativa (como se muestra en la Figura 1b para NeuroEPO). La rHuEPO, 250 µg/kg IP, o la NeuroEPO, 125 µg/kg IN, evitan que aumenten inducido de Aβ25-35 en la expresión de Bax y disminuya en la activación de Akt, mostrando que contribuyeron a aliviar la apoptosis, en parte incrementando la vía protectora endógena PI3K/Akt, que se conoce se activa por los receptores EPO. En las mismas dosis, observamos una prevención de la disminución del 20-24 % en células viables en CA1, un área neuronal del hipocampo muy vulnerable a la toxicidad del Aβ25-35. Ambos formulaciones de EPO bloquearon la liberación de citoquinas (TNF α, IL-1 β) en el hipocampo de los ratones tratados con Aβ25-35, en las mismas dosis activas. Todos los parámetros mostraron una protección significativa inducida por las dos formulaciones [62] y el artículo presentado. Confirmamos aquí la actividad protectora de la EPO en la EA [58], al mostrar su eficacia en el modelo de ratón

Aβ25-35 *in vivo*. Las células de PC12 expuestas al Aβ25-35 también mostraron que la EPO sirve como antioxidante [57] ya que activa la vía PI3K/Akt [63].

Finalmente, referimos que ambas formulaciones regulan la expresión del receptor de la EPO en el hipocampo. La rHuEPO y la NeuroEPO aumentaron considerablemente los niveles receptores de la EPO en los animales control. Sin embargo, la disminución inducida por el Aβ25-35 en EPO-R sólo fue restaurada por la inyección IP de rHuEPO. Pruebas recientes indicaron que la degeneración cerebrovascular y las células endoteliales senescentes también contribuyen al patogénesis de la EA, dificultando el paso de Aβ a través de la barrera ematoencefálica [64]. Esto sugiere que los niveles de NeuroEPO no eran suficientes para inducir un nuevo EPO-R o sugiere que los mecanismos de la protección de la NeuroEPO no dependen sólo de los niveles EPO-R.

Sin embargo, el efecto de la EPO depende de la activación de varias quinasas, incluyendo la quinasa Janus 2 (JAK2), una quinasa tirosina que se asocia con receptor EPO, y la proteína quinasa B/Akt. EPO impidió la lesión apoptótica de las células neuronales por la inducción de la auto fosforilación de la JAK2 [65]. Además, se mostró que la EPO realiza considerablemente la actividad de la Akt durante el estrés oxidativo previendo así la activación inflamatoria de la microglia [66, 67]. La actividad de sobre regulación de la Akt resultó ser un paso necesario en el mecanismo; ya que al impedir la fosforilación de la Akt, se bloqueó la protección celular inducida por la EPO. A través de la regulación de la vía que señala el PI3K/Akt, la EPO es capaz de regular apoptosis celular después de agresiones hipóxicas/excitotóxicas y estrés oxidativo [66, 67].

Ya que la toxicidad amiloidea implica mecanismos de muerte celular excitotóxica y apoptótica, observamos que las dos formulaciones EPO bloquearon la inducción de la proteína Bax pro-apopotótica y la muerte celular en la capa neuronal CA1, un área glutamatergica con abundante neuronas altamente sensible a excitotoxicidad. Es probable que el mecanismo de acción antiapoptótica de la EPO dependa en la inhibición de la actividad de la GSK-3β o la liberación del factor de transcripción en forma de horquilla (FOXO3a), ambos objetivos de la PI3K/Akt. La activación de la FOXO a causa la degeneración celular apoptótica e interrumpe la permeabilidad de la membrana mitocondrial [68]. El GSK-3β tiene varias funciones en la señalización y la patología cerebral. En particular, es una de las quinasas más importantes responsable de la hiperfosforilación Tau en la EA [69]. Pero también está implicada en la toxicidad donde está presente Aβ, ya que su sobre activación está relacionada con los daños cognoscitivos, la producción de Aβ, la muerte neuronal y la neuroinflamación [70, 81]. La actividad de la GSK-3β es eliminada por la EPO y este efecto se puede vincular con los cambios estructurales y la disminución de la expresión Bax para evitar la muerte celular [71]. Además, se mostraron los efectos protectores de la EPO contra la toxicidad Aβ25-35 al involucrar directamente la actividad de la PI3K y la activación de la GSK-3β, ya que su efecto protector en el modelo de cultivo celular fue bloqueado al seleccionar los inhibidores PI3K o GSK-3β [63].

También se ha reportado que la EPO proporciona una protección eficaz contra las patologías inflamatorias. Observamos un potente bloqueo de la liberación de la TNFα y la IL-1β provocada por la toxicidad de la Aβ25-35. Se cree que la capacidad neuroprotectora de la EPO involucra principalmente a la homeostasis extrínseca de la célula a través de la modulación de la activación microglial y el control de la liberación de citoquina [72]. Se ha mostrado que EPO ejerce una acción antiinflamatoria por caminos que comprenden la exposición fosfatidilserina, la activación microglial, la actividad de la Akt y la regulación de caspases, o más directamente inhibiendo varias citoquinas pro-inflamatorias, como la IL-6, la TNFα y la MCP-1 [66, 67].

Para concluir, se ha mostrado que la EPO es neuroprotectora en varios modelos transgénico o no de EA, como aquí en el modelo de ratón Aβ25-35 de EA, corroborando su potencial como un sistema neuroprotección endógeno que se podría mejorar para obtener una mejor eficacia terapéutica. La eficacia de la formulación de NeuroEPO IN es muy prometedora en términos de facilidad y seguridad de uso en pacientes con EA. La NeuroEPO se probará a nivel clínico muy pronto.

4. Protección neuronal por ligandos que activan un acompañante del residente ER, el receptor σ1

En busca de nuevos medicamentos terapéuticos con una potente capacidad neuroprotectora en la EA y no directamente dirigida a la amiloidea o las proteínas de Tau; identificamos agonistas de la proteína acompañante σ1 [24] y en particular los ligandos a muscarina / σ1 mezclado que pertenecen a la serie ANAVEX [73, 74].

La proteína σ1 es un acompañante del ER, preferentemente localizada en las membranas que forman contactos focales entre el ER y la mitocondria [40]. En condiciones básicas, la proteína σ1 forma complejos con otras acompañantes, como la GRP78/Bip. En reducción ER Ca2+ o la estimulación a través del ligando, la proteína σ1 se disocia de la Bip, llevando a un señalamiento prolongado del Ca2+, a través de los receptores IP3 [40]. Bajo el subsecuente estrés crónico de la ER, la proteína σ1 también puede desplazarse para alcanzar la membrana del plasma, agrupando cascadas intracelulares que depende del Ca2+, incluyendo fosfolipasa C (PLC) y la proteína quinasa C (PKC) [75, 79] y modificando la composición y la funcionalidad de las microesferas ricas en lípido conocidas como balsas de lípido [76, 42]. El aumento o la activación de las proteínas σ1 en las células contrarresta la respuesta del estrés del ER, mientras que su disminución o inactivación aumenta la apoptosis [40]. Por lo tanto, la modificación la activación de la proteína σ1 a través de agonistas eficaces media una acción farmacológica única en la homeostasis de la Ca2+ y las vías de transducción de la señal, con mayores impactos en la respuesta celular, la plasticidad y la citoprotección (ver Figura 2a).

La actividad neuroprotectora de los ligandos selectivos que activan la proteína σ1 ha sido demostrada en los derrames y otros modelos relacionados excitotoxicidad *in vitro* y *in vivo* (para revisión, [45, 46] reportó la primera evidencia que los PRE-084 selectivos protegen la viabilidad del cultivo celular primario contra el efecto tóxico de las Aβ25-35. Entonces analizamos el efecto de este ligando de referencia así como el donepezil *in vivo* [24]. En efecto, el donepezil inhibidor AChE también actúa con gran afinidad con el receptor agonista σ1. Los ratones recibieron una inyección ICV de Aβ25-35 e inyecciones IP de diferente ligandos una semana antes de que se probaran sus capacidades de memoria usando la alternación espontánea y la evasión pasiva. La peroxidación del lípido hipocampal fue medida para evaluar el estrés oxidativo. El donepezil, PRE-084 o la tacrina inhibidora de ChE, rivastigmina y galantamina fueron administrados 20 minutos antes de las sesiones de conducta para comprobar sus efectos antiamnésicos. Los medicamentos también se inyectaron 20 minutos antes de la Aβ25-35 o 24h después de la Aβ25-35 y después una vez por día antes de las sesiones de conducta, para comprobar su actividad neuroprotectora pre-ICV o post-ICV, respectivamente [24]. Todos los medicamentos, menos el PRE-084, fueron antiamnésicos y la σ1 antagonista BD1047 bloqueo los efectos del donepezil. Sólo el PRE-084 y el donepezil mostraron neuroprotección del PRE-ICV al bloquear la peroxidación del

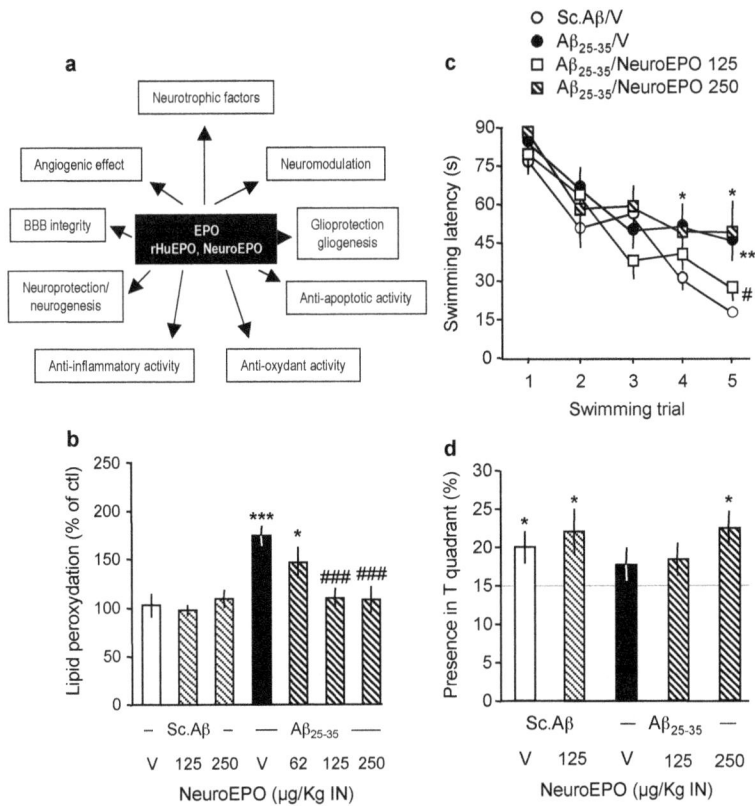

Figura 1. *(a) Impactos del efecto neuroprotector de las formulaciones EPO en la EA.; (b) efecto de neuroprotector de la Neuro-EPO en los niveles de peroxidación de lípidos en el hipocampo, 7 días después de inyección de Aβ25-35 en ratones; y (c, d) efecto Protector de la Neuro-EPO contra el déficit del aprendizaje inducido por la Aβ25-35 en el laberinto acuático para ratones: perfiles de adquisición y prueba de sonda. En el día 0, los ratones se les administraron i.c.v. Sc.Aβ o el péptido Aβ25-35 (9 nmol). Entre el día 1 y el día 4, recibieron la solución vehículo (V) o la Neuro-EPO (62-250 µg/Kg EN) tres veces al día. Los ratones fueron sacrificados en el día 9 por las medidas de peroxidación de lípido. Otros ratones fueron entrenados entre el día 7 y 11 y la prueba de sonda fue examinada sin la plataforma en el día 12. F (6,76) = 5.47, p = 0.0001, n = 10-12. * p <0.05, ** p <0.01, *** p <0.001 vs el grupo tratado (Sc. Un β + V); # p <0.05, ### p <0.001 vs el grupo tratado (Aβ25-35+V); la prueba de Dunn en (b) y en (c). * p <0.05 vs el nivel de riesgo (15s), una t-prueba de muestra en (d). BBB, barrera sanguínea-cerebral. Adaptado de [80, 62] y artículo presentado.*

lípido y el déficit de aprendizaje. Los efectos fueron bloqueados por el BD1047. El PRE-084 y el donepezil mostraron una neuroprotección completa del post-ICV. Otros inhibidores ChE mostraron efectos parciales. El BD1047 bloqueó los efectos del PRE-084 y atenuó los efectos donepezil. Otros efectos inhibidores del ChE no fueron sensibles al BD1047. Estas observaciones claramente mostraron que los potentes efectos antiamnésicos y neuroprotectores del donepezil contra la toxicidad del Aβ25-35 implican acciones colinérgicas y farmacológicas agonistas de la σ1, y este mecanismo dual puede explicar su actividad sostenida tal y como se compara con otros inhibidores ChE [24].

La siguiente idea era desarrollar ligandos combinados σ1/muscarínicos. Esto se basa en la capacidad de estos tipos de ligandos para activar simultáneamente una vía neuroprotectora, p.ej, la vía M1/PLC/PKC, y su amplificación a través de una activación de la activación concomitante de la proteína σ1 [73, 74, 27, 28]. Los compuestos de Tetrahidrofuranmetanamina (ANAVEX1-41, ANAVEX2-73) presentan tales perfiles de receptor σ1/muscarínicos combinados con un nivel de afinidad de alto a moderado para los subtipos muscarínicos y para los receptores σ1, y una alta selectividad vs las zonas σ2. Los compuestos son medicamentos antiamnésicos potentes; en ratones tratados con la escopolamina antagonista receptora muscarínica, la dizocilpina antagonista receptora de NMDA, o el péptido Aβ25–35 [77, 28].

Analizamos en detalles las capacidades neuroprotectora de los compuestos de ANAVEX en ratones inyectados con el péptido Aβ25–35. Cuando se administró el ANAVEX1-41 (1-1000 µg/kg i.p.) 7 días después del Aβ25-35, es decir, 20 minutos antes de las pruebas de comportamiento, revirtió considerablemente los déficits provocados por el Aβ25-35; siendo las dosis más activas las que se encuentran en el rango de 3-100µg/kg [27]. Cuando se pre-administró el compuesto, a una dosis de 30-100 µg/kg, 20 minutos antes de la Aβ25-35, i.e., 7 días antes de las pruebas, previno los daños de aprendizaje. El análisis morfológico de las estructuras corticolímbicas mostró que la Aβ25-35 indujo a una significativa pérdida de células en la capa celular piramidal CA1 del hipocampo que fue detenida por la ANAVEX1-41 (100 µg/kg). El incremento del número de la proteína ácida gliofibrilares (GFAP) células inmunopositivas en la corteza retroesplenial o en todas partes del hipocampo reveló una inflamación inducida por la Aβ25-35 que fue detenida por la ANAVEX1-41. El medicamento también contuvo los parámetros del estrés oxidativo inducido por la Aβ25-35 medido en los extractos del hipocampo, i.e., los aumentos de peroxidación lipídica y la nitración proteica. Sin embargo, el ANAVEX1-41 no pudo detener la expresión inducida por la caspasa-9 Aβ25-35. El compuesto también bloqueó la expresión inducida por la caspasa-3 Aβ25-35, un marcador de apoptosis. Tanto la escopolamina muscarina antagonista como la σ1 proteína inhibidora BD1047 bloquearon los efectos positivos del ANAVEX1-41 (30 o

100 μg/kg) contra los daños al aprendizaje inducidos por la Aβ25-35, indicando que la muscarina y los receptores σ1 están implicados en el efecto del medicamento. Un efecto sinérgico podría explicar las bajas dosis activas registradas en vivo [27].

El ANAVEX2-73 muestra más afinidades de moderación que el ANAVEX1-41 para muscarina y los grupos σ1, en un rango micromolar bajo. Sin embargo, los medicamentos también revirtieron los déficits de aprendizaje en los ratones inyectados Aβ25-35, con dosis en el rango de 300 μg/kg IP [28]. Cuando se inyectaron simultáneamente con Aβ25-35, 7 días antes de las pruebas, esta bloqueó la aparición en los daños de aprendizaje. Esta actividad protectora fue confirmada ya que el ANAVEX2-73 bloqueó la perdida celular CA1 inducida por la Aβ25-35 y la tensión oxidativa en el hipocampo. Este efecto era diferencialmente sensible al antagonista receptor de escopolamina muscarina o la proteína BD1047antagonista σ1, confirmando la acción farmacológica conjunta de muscarina /σ1. De manera interesante, su único desmetil metabolito, el ANAVEX19-144, también fue efectivo y el ANAVEX2-73 mostró una mayor duración de la acción que su compuesto afín el ANAVEX1-41, siendo efectivo aún cuando se inyectó 12 h antes de la Aβ25-35 [28].

En un estudio más reciente ([82] y en artículo presentado), corroboramos que la inyección de Aβ25-35 indujo hiperfosforilación de la proteína Tau, mostrando que disminuyó rápidamente la actividad de Akt y activó la GSK-3 β en el hipocampo del ratón. En segundo lugar, mostramos que la activación quinasa y transformación Tau resultante, contribuyó directamente a la toxicidad amiloidea, ya que la coadministración del inhibidor Tipo selectivo GSK-3β bloqueó la fosforilación Tau y los daños de memoria inducidos por la Aβ25-35. En tercer lugar, analizamos el efecto de los PRE-084 y el ANAVEX2-73 en la fosforilación Tau y la activación de vías relacionadas con las quinasas (Akt y GSK-3β). Como se muestra en la Figura 2b, c, ambos compuestos bloquearon considerablemente el aumento inducido de la Aβ25-35 en la hipofosforilación Tau. Y en cuarto lugar, también tratamos el impacto del medicamento en el cultivo Aβ1-42 inducido por la Aβ25-35 y observamos que los compuestos bloquearon considerablemente el aumento de la Aβ1-42 (ilustrado en la Figura 2d, e) y los niveles C99 en el hipocampo, sugiriendo que la activación del receptor σ1 puede apaciguar la carga amiloidea en modelos de EA. La comparación con el PRE-084 y la xanomelina, ligando muscarinico que presenta un perfil similar al ANAVEX2-73 en los subtipos de M1 y M2, corroboró que tanto la muscarina como los objetivos de la σ1 están implicados en los efectos ANAVEX2-73 ([82], y artículo presentado).

Por lo tanto, estos medicamentos mostraron un potente perfil neuroprotector en EA, combinando actividades antiapoptóticas, antioxidantes y citoprotectoras

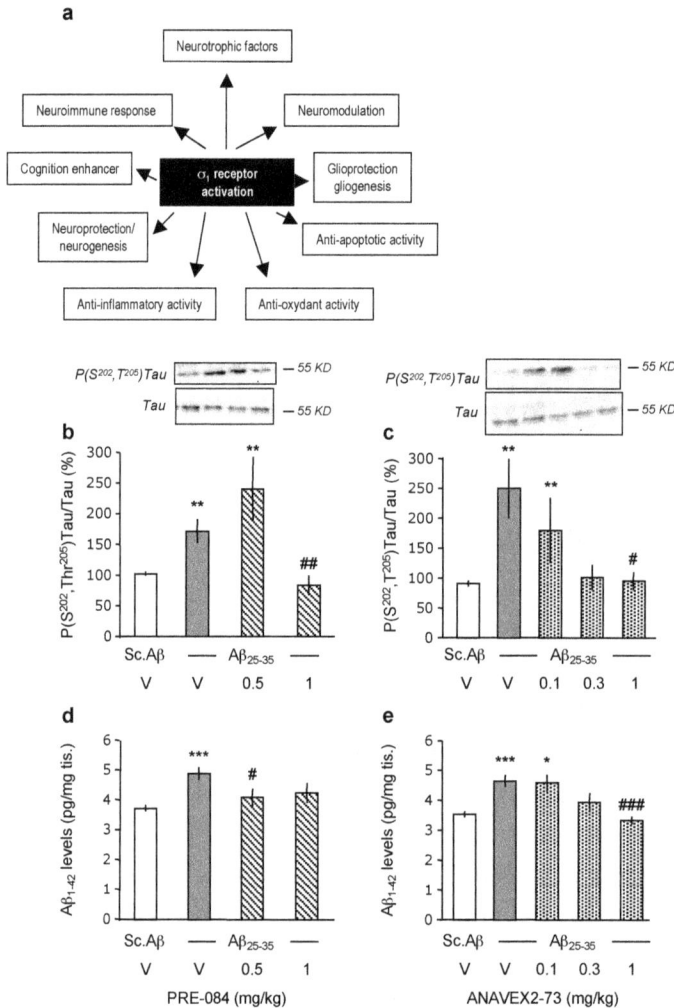

Figura 2. *(a) Impactos del efecto neuroprotector de los agonistas receptores σ1 en EA. Los efectos de PRE-084 o el ANAVEX2-73 en (b, c) hiperfosforilación de la proteína Tau y (d, e) nivel de Aβ1-42 en el hipocampo, 7 días después de la inyección de Aβ25-35 en los ratones. A los ratones se les administró PRE-084 (0.5, 1mg/kg i.p.), ANAVEX2-73 (0.1-1 mg/kg i.p.) o una salina 20 min antes de Aβ25-35 o Sc.Aβ (9 nmol). P(Ser202, Thr205) el total/ Tau y la proporción/Tau se cuantificaron usando el la técnica western blot con anticuerpo primario AT-8. El contenido Aβ1-42 fue medido por ELISA. * p <0.05, ** p <0.01, *** p <0.001 vs el grupo tratado (Sc.Aβ + V); # p <0.05, ## p <0.01 vs el grupo tratado (Aβ25-35+V); la prueba de Dunn. Adaptado de [82] y el artículo presentado.*

con marcadas mejoras a nivel cognoscitivo. Ellos actúan de conjunto en ambos objetivos, pero con afinidad moderada. Este perfil farmacológico parece particularmente prometedor, en términos de alta eficacia y con baja ocurrencia de efectos secundarios. ANAVEX ha avanzado estas moléculas a la fase II de ensayo clínico. Un compuesto similar con una eficacia comparable es el AF710, que se desarrolla actualmente por el A. Fisher (Instituto para la Investigación Biológica de Israel, Ness-Ziona, Israel) y alcanza la fase I del ensayo clínico [83].

5. Conclusiones y perspectivas

La enfermedad de Alzheimer es una patología progresiva pero agresiva. Cuando los síntomas clínicos aparecen, una carga de Aβ y hiperfosforilación Tau están presentes en una forma duradera que, en el presente, se considera irreversible. Los instrumentos terapéuticos disponibles son los colinomiméticos y la memantina neuroprotectora. Sus efectos permanecen claramente, por periodos cortos de tiempo de aproximadamente 1-2 años, puramente sintomáticos. La presente investigación sigue diferentes pistas, que apuntan al bloqueo de la generación y la acumulación de Aβ, la fosforilación Tau anormal, la inflamación y la resistencia de la insulina. Los medicamentos dirigidos a las Aβ podrían resolver prácticamente cada paso del procesamiento de amiloidea. Esto incluye: bloquear de actividad de las encimas β-secretase o γ-secretase; realzar la actividad de la α-secretase; impedir los fragmentos de Aβ producto del amontonamiento en placas; y hasta, usar anticuerpos contra la Aβ para limpiar los olígomeros del cerebro. Están en progreso, varios ensayos clínicos de nuevos medicamentos dirigidos al Aβ, pero con regularidad se detienen prematuramente. Las estrategias para impedir que la proteína Tau se destruya y se haga ovillos son en estos momentos el centro de numerosas investigaciones. El punto es ayudar a mantener un sistema de transporte celular vital e incrementar la supervivencia neuronal, el evento clave para impedir la progresión de los procesos neurodegenerativos. Los agentes antiinflamatorios han llevado a resultados prometedores, pero se necesita mucho trabajo para entender mejor los aspectos específicos de la inflamación más activa en el cerebro y ayudar a desarrollar tratamientos antiinflamatorios nuevos para la EA. Finalmente, algunos investigadores exploran el papel de la insulina el cerebro y las cuestiones estrechamente relacionadas de como las células cerebrales usan la glucosa y producen la energía. Estas investigaciones pueden revelar estrategias para apoyar al funcionamiento celular y contrarrestar los cambios relacionados con la EA.

Además de estas estrategias ampliamente investigadas y supuestamente en su apoyo, se necesita una neuroprotección general y eficaz para preparar al cerebro y estimular a los sistemas neuronales para entablar y hacer frente a los procesos neurodegenerativos. Se necesitan agentes con una amplia gama de efectos; debido a la toxicidad multifactorial, que implica la correspondiente apoptosis, excitotoxicidad, inflamación, falla de energía/ mitocondrial y la disfunción sináptica. La NeuroEPO es en efecto prometedora considerando que carece, primero de actividad eritropoyética y así se limita a la citoprotección. En segundo lugar, sus efectos protectores afectan no sólo neuronas sino también células gliales, que desempeñan un papel primordial en el despeje de la Aβ. La ruta IN de aplicación también constituirá una gran ventaja en la EA, permitiendo una administración fácil y confiable, incluso en pacientes con daños mayores. Del mismo modo, se ha mostrado repetidamente que la selección del objetivo de la chaperona σ1 genera una amplia gama de neuroprotección. El hecho que numerosos compuestos, existentes ya en el mercado, compartan una actividad σ1 además de su objetivo primario mostró la inocuidad del objetivo e ilustró el impacto de la acción dual como se observa en los compuestos de ANAVEX. Ese es el caso para donepezil en la AE, así como para la fluvoxamina, la sertralina, el opipramol en depresión o la nuedexta en la afección pseudobulbar.

Tanto la NeuroEPO como los ligandos σ1, selectivos o combinados, se prueban actualmente usando tratamientos crónicos en modelos transgénicos de AE para obtener una visión amplia y consecuente de la actividad neuroprotectora. Serán llevados a ensayos clínicos en un futuro próximo. La ANAVEX2-73 ya completó la fase I, mostrando una amplia ventana terapéutica.

AGRADECIMIENTOS

Este trabajo fue, en parte, una colaboración científica entre la Universidad de Montpellier 2 y la Universidad de Ciencias Médicas de La Habana, Instituto de Ciencias Básicas y Preclínicas "Victoria de Girón". J.C.G.R agradece a un profesor visitante a una beca de investigación del Consejo Científico de la Universidad de Montpellier 2 (Francia). Recibió financiamiento externo de Inserm y la Universidad de Montpellier 2, incluyendo contratos de colaboración entre Ciencias de la

Vida Anavex (Pallini, Grecia), Amylgen (Clapiers, Francia) e Inserm (París, Francia) o la Universidad de Montpellier 2 (Montpellier, Francia). Agradecemos las contribuciones de de los Drs. J. Espallergues, J. Meunier, V. Villard (Montpellier, Francia) y A. Vamvakides (Pallini, Grecia).

6. Referencias

1. Selkoe DJ (2001). Alzheimer's disease: Genes, proteins, and therapy. Physiol Rev 81: 741-766.

2. Mattson MP (2004). Pathways towards and away from Alzheimer's disease. Nature 430: 631-639.
• http://dx.doi.org/10.1038/nature02621

3. Walsh DM, Selkoe DJ (2007). Aβ oligomers - a decade of discovery. J Neurochem 101: 1172-1184.
• http://dx.doi.org/10.1111/j.1471-4159.2006.04426.x

4. Lue LF, Kuo YM, Roher AE, Brachova L, Shen Y, Sue L, et al. (1999). Soluble amyloid β peptide concentration as a predictor of synaptic change in Alzheimer's disease. Amer J Pathol 155: 853-862.
• http://dx.doi.org/10.1016/S0002-9440(10)65184-X

5. McLean CA, Cherny RA, Fraser FW, Fuller SJ, Smith MJ, Beyreuther K et al. (1999). Soluble pool of Aβ amyloid as a determinant of severity of neurodegeneration in Alzheimer's disease. Ann Neurol 46: 860-866.
• http://dx.doi.org/10.1002/1531-8249(199912)46:6<860::AID-ANA8>3.0.CO;2-M

6. Hsiao K, Chapman P, Nilsen S, Eckman C, Harigaya Y, Younkin S et al. (1996). Correlative memory deficits, Aβ elevation, and amyloid plaques in transgenic mice. Science 274: 99-102.
• http://dx.doi.org/10.1126/science.274.5284.99

7. Cheng IH, Scearce-Levie K, Legleiter J, Palop J., Gerstein H, Bien-Ly N et al. (2007). Accelerating amyloid-β fibrillization reduces oligomer levels and functional deficits in Alzheimer disease mouse models. J Biol Chem 282: 23818-23828.
• http://dx.doi.org/10.1074/jbc.M701078200

8. Cleary JP, Walsh DM, Hofmeister JJ, Shankar GM, Kuskowski MA, Selkoe DJ et al. (2005) Natural oligomers of the amyloid-beta protein specifically disrupt cognitive function. Nat Neurosci 8: 79-84.
• http://dx.doi.org/10.1038/nn1372

9. Klyubin I, Walsh DM, Lemere CA, Cullen WK, Shankar GM, Betts V et al. (2005). Amyloid-β protein immunotherapy neutralizes Aβ oligomers that disrupt synaptic plasticity in vivo. Nat Med 11: 556-561.
• http://dx.doi.org/10.1038/nm1234

10. Scopes DIC, O'Hare E, Jeggo R, Whyment AD, Spanswick D, Kim EM et al. (2012). Aβ oligomer toxicity inhibitor protects memory in models of synaptic toxicity. Br J Pharmacol 167: 383–392.
• http://dx.doi.org/10.1111/j.1476-5381.2012.01973.x

11. Cotman CW, Anderson AJ (1995). A potential role for apoptosis in neurodegeneration and Alzheimer's disease. Mol Neurobiol 10: 19-45.
• http://dx.doi.org/10.1007/BF02740836

12. Pike CJ, Burdick D, Walencewicz AJ, Glabe CG, Cotman CW (1993). Neurodegeneration induced by beta-amyloid peptides in vitro: the role of peptide assembly state. J Neurosci 13: 1676-1687.

13. Mattson MP, Cheng B, Davis D, Bryant K, Lieberburg I, Rydel RE (1992). β-Amyloid peptides destabilize calcium homeostasis and render human cortical neurons vulnerable to excitotoxicity. J Neurosci 12: 376-389.

14. Pike CJ, Walencewicz-Wasserman AJ, Kosmoski J, Cribbs DH, Glabe CG, Cotman CW (1995). Structure-activity analyses of β-amyloid peptides: contributions of the β 25-35 region to aggregation and neurotoxicity. J Neurochem 64: 253-265.
• http://dx.doi.org/10.1046/j.1471-4159.1995.64010253.x

15. Maurice T, Lockhart BP, Privat A (1996). Amnesia induced in mice by centrally administered beta-amyloid peptides involves cholinergic dysfunction. Brain Res 706: 181-193.
• http://dx.doi.org/10.1016/0006-8993(95)01032-7

16. Behl C, Davis J, Cole GM, Schubert D (1992). Vitamin E protects nerve cells from amyloid beta protein toxicity. Biochem Biophys Res Commun 186: 944-950.
• http://dx.doi.org/10.1016/0006-291X(92)90837-B

17. Forloni G, Chiesa R, Smiroldo S, Verga L, Salmona M, Tagliavini F et al. (1993). Apoptosis mediated neurotoxicity induced by chronic application of beta amyloid fragment 25-35. Neuroreport 4: 523-526.
• http://dx.doi.org/10.1097/00001756-199305000-00015

18. Café C, Torri C, Bertorelli L, Angeretti N, Lucca E, Forloni G et al. (1996) Oxidative stress after acute and chronic application of beta-amyloid fragment 25-35 in cortical cultures. Neurosci Lett 203: 61-65.
• http://dx.doi.org/10.1016/0304-3940(95)12250-8

19. Pike CJ, Ramezan-Arab N, Cotman CW (1997). β-Amyloid neurotoxicity in vitro: evidence of oxidative stress but not protection by antioxidants. J Neurochem 69: 1601-1611.
• http://dx.doi.org/10.1046/j.1471-4159.1997.69041601.x

20. Delobette S, Privat A, Maurice T (1997). In vitro aggregation facilities β-amyloid peptide-(25-35)-induced amnesia in the rat. Eur J Pharmacol 319: 1-4.
• http://dx.doi.org/10.1016/S0014-2999(96)00922-3

21. Stepanichev MY, Moiseeva YV, Lazareva NA, Onufriev MV, Gulyaeva NV (2003). Single intracerebroventricular administration of amyloid-β25-35 peptide induces impairment in short-term rather than long-term memory in rats. Brain Res Bull 61: 197-205.
• http://dx.doi.org/10.1016/S0361-9230(03)00118-7

22. Stepanichev MY, Zdobnova IM, Zarubenko II, Moiseeva YV, Lazareva NA, Onufriev MV et al. (2004). Amyloid-β25-35-induced memory impairments correlate with cell loss in rat hippocampus. Physiol Behav 80: 647-655.
• http://dx.doi.org/10.1016/j.physbeh.2003.11.003

23. Stepanichev MY, Zdobnova IM, Zarubenko II, Lazareva NA, Gulyaeva NV (2006). Studies of the effects of central administration of β-amyloid peptide (25-35): pathomorphological changes in the Hippocampus and impairment of spatial memory. Neurosci Behav Physiol 36: 101-106.
• http://dx.doi.org/10.1007/s11055-005-0167-1

24. Meunier J, Ieni J, Maurice T (2006). The anti-amnesic and neuroprotective effects of donepezil against amyloid β25-35 peptide-induced toxicity in mice involve an interaction with the σ1 receptor. Br J Pharmacol 149: 998-1012.
• http://dx.doi.org/10.1038/sj.bjp.0706927

25. Klementiev B, Novikova T, Novitskaya V, Walmod PS, Dmytriyeva O, Pakkenberg B et al. (2007). A neural cell adhesion molecule-derived peptide reduces neuropathological signs and cognitive impairment induced by Aβ25-35. Neuroscience 145: 209-224.
• http://dx.doi.org/10.1016/j.neuroscience.2006.11.060

26. Chavant F, Deguil J, Pain S, Ingrand I, Milin S, Fauconneau B et al. (2010). Imipramine, in part through tumor necrosis factor α inhibition, prevents cognitive decline and β-amyloid accumulation in a mouse model of Alzheimer's disease. J Pharmacol Exp Ther 332: 505-514.
• http://dx.doi.org/10.1124/jpet.109.162164

27. Villard V, Espallergues J, Keller E, Alkam T, Nitta A, Yamada K et al. (2009). Antiamnesic and neuroprotective effects of the aminotetrahydrofuran derivative ANAVEX1-41 against amyloid β25-35-induced toxicity in mice. Neuropsychopharmacology 34: 1552-1566.
• http://dx.doi.org/10.1038/npp.2008.212

28. Villard V, Espallergues J, Keller E, Vamvakides A, Maurice T (2011). Anti-amnesic and neuroprotective potentials of the mixed muscarinic receptor/sigma1 (σ1) ligand ANAVEX2-73, a novel aminotetrahydrofuran derivative. J Psychopharmacol 25: 1101-1117.
• http://dx.doi.org/10.1177/0269881110379286

29. Zussy C, Brureau A, Delair B, Marchal S, Keller E, Ixart G et al. (2011). Time-course and regional analyses of the physiopathological changes induced after cerebral injection of an amyloid β fragment in rats. Am J Pathol 179: 315-334.
• http://dx.doi.org/10.1016/j.ajpath.2011.03.021

30. Ruan CJ, Zhang L, Chen DH, Li Z, Du GH, Sun L (2007). Effects of trans-2,4-dimethoxystibene against the neurotoxicity induced by Aβ25-35 both in vitro and in vivo. Neurosci Res 67: 209-214.
• http://dx.doi.org/10.1016/j.neures.2010.03.009

31. Kim DH, Park SJ, Kim JM, Jeon SJ, Kim DH, Cho YW et al. (2011). Cognitive dysfunctions induced by a cholinergic blockade and Aβ25-35 peptide are attenuated by salvianolic acid B. Neuropharmacology 61: 1432-1440.
• http://dx.doi.org/10.1016/j.neuropharm.2011.08.038

32. Deng J, Shen C, Wang YJ, Zhang M, Li J, Xu ZQ et al. (2010). Nicotine exacerbates tau phosphorylation and cognitive impairment induced by amyloid-β25-35 in rats. Eur J Pharmacol 637: 83-88.
• http://dx.doi.org/10.1016/j.ejphar.2010.03.029

33. Mitrasinovic OM, Murphy GM (2003). Microglial overexpression of the M-CSF receptor augments phagocytosis of opsonized Aβ. Neurobiol Aging 24: 807-815.
• http://dx.doi.org/10.1016/S0197-4580(02)00237-3

34. Majumdar A, Cruz D, Asamoah N, Buxbaum A, Sohar I, Lobel P et al. (2007). Activation of microglia acidifies lysosomes and leads to degradation of Alzheimer amyloid fibrils. Mol Biol Cell 18: 1490-1496.
• http://dx.doi.org/10.1091/mbc.E06-10-0975

35. Bartesaghi S, Marinovich M, Corsini E, Galli CL, Viviani B (2005). Erythropoietin: a novel neuroprotective cytokine. Neurotoxicology 26: 923-928.
• http://dx.doi.org/10.1016/j.neuro.2005.01.016

36. Rabie T, Marti HH (2008). Brain protection by erythropoietin: a manifold task. Physiology (Bethesda) 23: 263-274.
• http://dx.doi.org/10.1152/physiol.00016.2008

37. Sanchez PE, Fares RP, Risso JJ, Bonnet C, Bouvard S, Le-Cavorsin M et al. (2009). Optimal neuroprotection by erythropoietin requires elevated expression of its receptor in neurons. Proc Natl Acad Sci USA 106: 9848-9853.
• http://dx.doi.org/10.1073/pnas.0901840106

38. Maiese K, Chong ZZ, Li F, Shang YC (2008). Erythropoietin: elucidating new cellular targets that broaden therapeutic strategies. Prog Neurobiol 85: 194–213.
• http://dx.doi.org/10.1016/j.pneurobio.2008.02.002

39. Hayashi T, Maurice T, Su TP (2000). Ca2+ signalling via sigma1-receptors: novel regulatory mechanism affecting intracellular Ca2+ concentration. J Pharmacol Exp Ther 293: 788-798.

40. Hayashi T, Su TP (2007). Sigma-1 receptor chaperones at the ER-mitochondrion interface regulate Ca2+ signaling and cell survival. Cell 131: 596-610.
• http://dx.doi.org/10.1016/j.cell.2007.08.036

41. Yu Z, Luo H, Fu W, Mattson MP (1999). The endoplasmic reticulum stress-responsive protein GRP78 protects neurons against excitotoxicity and apoptosis: suppression of oxidative stress and stabilization of calcium homeostasis. Exp Neurol 155: 302-314.
• http://dx.doi.org/10.1006/exnr.1998.7002

42. Hayashi T, Su TP (2003). Sigma-1 receptors (σ1 binding sites) form raft-like microdomains and target lipid droplets on the endoplasmic reticulum: roles in endoplasmic reticulum lipid compartmentalization and export. J Pharmacol Exp Ther 306: 718-725.
• http://dx.doi.org/10.1124/jpet.103.051284

43. Takebayashi M, Hayashi T, Su TP (2004). Sigma-1 receptors potentiate epidermal growth factor signaling towards neuritogenesis in PC12 cells: potential relation to lipid raft reconstitution. Synapse 53: 90-103.
• http://dx.doi.org/10.1002/syn.20041

44. Simons K, Ikonen E (1997). Functional rafts in cell membranes. Nature 387: 569-572.
• http://dx.doi.org/10.1038/42408

45. Maurice T, Lockhart BP (1997). Neuroprotective and anti-amnesic potentials of sigma (σ) receptor ligands. Prog Neuropsychopharmacol Biol Psychiatry 21: 69-102.
• http://dx.doi.org/10.1016/S0278-5846(96)00160-1

46. Marrazzo A, Caraci F, Salinaro ET, Su TP, Copani A, Ronsisvalle G (2005). Neuroprotective effects of sigma-1 receptor agonists against β-amyloid-induced toxicity. Neuroreport 16: 1223-1226.
• http://dx.doi.org/10.1097/00001756-200508010-00018

47. Assaraf MI, Diaz Z, Liberman A, Miller WH, Arvanitakis Z, Li Y et al. (2007). Brain erythropoietin receptor expression in Alzheimer disease and mild cognitive impairment. J Neuropathol Exp Neurol 66: 389-398.
• http://dx.doi.org/10.1097/nen.0b013e3180517b28

48. Sirén AL, Fratelli M, Brines M, Goemans C, Casagrande S, Lewczuk P et al. (2001) Erythropoietin prevents neuronal apoptosis after cerebral ischemia and metabolic stress. Proc Natl Acad Sci USA 98: 4044–4049.
• http://dx.doi.org/10.1073/pnas.051606598

49. Lee ST, Chu K, Sinn DI, Jung KH, Kim EH, Kim SJ et al. (2006). Erythropoietin reduces perihematomal inflammation and cell death with eNOS and STAT3 activations in experimental intracerebral hemorrhage. J Neurochem 96: 1728-1739.
• http://dx.doi.org/10.1111/j.1471-4159.2006.03697.x

50. Brines ML, Ghezzi P, Keenan S, Agnello D, de Lanerolle NC, Cerami C et al. (2000). Erythropoietin crosses the blood-brain barrier to protect against experimental brain injury. Proc Natl Acad Sci USA 97: 10526-10531.

• http://dx.doi.org/10.1073/pnas.97.19.10526

51. Celik M, Gökmen N, Erbayraktar S, Akhisaroglu M, Konakc S, Ulukus C et al. (2002). Erythropoietin prevents motor neuron apoptosis and neurologic disability in experimental spinal cord ischemic injury. Proc Natl Acad Sci USA 99: 2258–2263.
• http://dx.doi.org/10.1073/pnas.042693799

52. Li W, Maeda Y, Yuan RR, Elkabes S, Cook S, Dowling P (2004). Beneficial effect of erythropoietin on experimental allergic encephalomyelitis. Ann Neurol 56: 767–777.
• http://dx.doi.org/10.1002/ana.20274

53. Chu K, Jung KH, Lee ST, Kim JH, Kang KM, Kim HK et al. (2008) Erythropoietin reduces epileptogenic processes following status epilepticus. Epilepsia 49: 1723–1732.
• http://dx.doi.org/10.1111/j.1528-1167.2008.01644.x

54. Kumral A, Uysal N, Tugyan K, Sonmez A, Yilmaz O, Gokmen N et al. (2004). Erythropoietin improves long-term spatial memory deficits and brain injury following neonatal hypoxia-ischemia in rats. Behav Brain Res 153: 77-86.
• http://dx.doi.org/10.1016/j.bbr.2003.11.002

55. Grunfeld JF, Barhum Y, Blondheim N, Rabey JM, Melamed E, Offen D (2007). Erythropoietin delays disease onset in an amyotrophic lateral sclerosis model. Exp Neurol 204: 260-263.
• http://dx.doi.org/10.1016/j.expneurol.2006.11.002

56. Chong ZZ, Li F, Maiese K (2005). Erythropoietin requires NF-κB and its nuclear translocation to prevent early and late apoptotic neuronal injury during β-amyloid toxicity. Curr Neurovasc Res 2: 387-399.
• http://dx.doi.org/10.2174/156720205774962683

57. Li G, Ma R, Huang C, Tang Q, Fu Q, Liu H et al. (2008). Protective effect of erythropoietin on β-amyloid-induced PC12 cell death through antioxidant mechanisms. Neurosci Lett 442: 143–147.
• http://dx.doi.org/10.1016/j.neulet.2008.07.007

58. Lee ST, Chu K, Park JE, Jung KH, Jeon D, Lim JY et al. (2012). Erythropoietin improves memory function with reducing endothelial dysfunction and amyloid-β burden in Alzheimer's disease models. J Neurochem 120: 115-124.
• http://dx.doi.org/10.1111/j.1471-4159.2011.07534.x

59. Garcia-Rodríguez JC, Sosa-Testé I (2009). The nasal route as a potential pathway for delivery of erythropoietin in the treatment of acute ischemic stroke in humans. ScientificWorldJournal 9: 970-981.
• http://dx.doi.org/10.1100/tsw.2009.103

60. Garcia-Rodríguez JC, Rodríguez-Cruz Y (2012). The therapeutic potential of Neuro-EPO administered nasally on acute cerebrovascular disease. Curr Psychopharmacology 1: 228-232.
• http://dx.doi.org/10.2174/2211556011201030228

61. Sosa Testé I, García Rodríguez JC, García Salman JD, Santana J, Subirós Martínez N, González Triana C et al. (2006). Intranasal administration of recombinant human erythropoietin exerts neuroprotective effects on post-ischemic brain injury in mongolian gerbils. Pharmacologyonline 1: 100-112.

62. Maurice T, Mustapha MH, De La C García-Barceló M, Rodriguez Cruz Y, Garcia Rodriguez JC (2012). Intraperitoneal and intranasal formulations of erythropoietin (EPO) showed potent protective activity against amyloid toxicity in the oligomeric Aβ25-35 nontransgenic mouse model of Alzheimer's disease. Program No. 851.11. 2012 Neuroscience Meeting Planner. New Orleans, LA: Society for Neuroscience, 2012. Online.

63. Ma R, Xiong N, Huang C, Tang Q, Hu B, Xiang J et al. (2009). Erythropoietin protects PC12 cells from β-amyloid25-35-induced apoptosis via PI3K/Akt signaling pathway. Neuropharmacology 56: 1027-1034.
• http://dx.doi.org/10.1016/j.neuropharm.2009.02.006

64. Weller RO, Subash M, Preston SD, Mazanti I, Carare RO (2008). Perivascular drainage of amyloid-β peptides from the brain and its failure in cerebral amyloid angiopathy and Alzheimer's disease. Brain Pathol 18: 253-266.
• http://dx.doi.org/10.1111/j.1750-3639.2008.00133.x

65. Kawakami M, Sekiguchi M, Sato K, Kozaki S, Takahashi M (2001). Erythropoietin receptor-mediated inhibition of exocytotic glutamate release confers neuroprotection during chemical ischemia. J Biol Chem 276: 39469-39475.
• http://dx.doi.org/10.1074/jbc.M105832200

66. Chong ZZ, Lin SH, Kang JK, Maiese K (2003a). Erythropoietin prevents early and late neuronal demise through modulation of Akt1 and induction of caspase 1, 3, and 8. J Neurosci Res 71: 659–669.
• http://dx.doi.org/10.1002/jnr.10528

67. Chong ZZ, Kang JK, Maiese K (2003b). Apaf-1, Bcl-xL, cytochrome c, and caspase-9 Form the critical elements for cerebral vascular protection by erythropoietin. J Cereb Blood Flow Metab 23: 320–330.
• http://dx.doi.org/10.1097/00004647-200303000-00007

68. Brunet A, Bonni A, Zigmond MJ, Lin MZ, Juo P, Hu LS et al. (1999). Akt promotes cell survival by phosphorylating and inhibiting a Forkhead transcription factor. Cell 96: 857–868.
• http://dx.doi.org/10.1016/S0092-8674(00)80595-4

69. Kosik KS (1992). Cellular aspects of Alzheimer neurofibrillary pathology. Prog Clin Biol Res 379: 183–193.

70. Bhat RV, Shanley J, Correll MP, Fieles WE, Keith RA, Scott CW et al. (2000). Regulation and localization of tyrosine216 phosphorylation of glycogen synthase kinase-3β in cellular and animal models of neuronal degeneration. Proc Natl Acad Sci USA 97:11074-11079.
• http://dx.doi.org/10.1073/pnas.190297597

71. Somervaille TC, Linch DC, Khwaja A (2001). Growth factor withdrawal from primary human erythroid progenitors induces apoptosis through a pathway involving glycogen synthase kinase-3 and Bax. Blood 98: 1374–1381.
• http://dx.doi.org/10.1182/blood.V98.5.1374

72. Maiese K, Li F, Chong ZZ (2004). Erythropoietin in the brain: can the promise to protect be fulfilled? Trends Pharmacol Sci 25: 577-583.
• http://dx.doi.org/10.1016/j.tips.2004.09.006

73. Vamvakides A (2002a). Anticonvulsant and forced swim anti-immobility effects of tetrahydro-N,N-dimethyl-2,2-diphenyl-3-furanemethanamine (AE37) : common action mechanism? Ann Pharm Fr 60: 88-92.

74. Vamvakides A (2002b). Mechanism of action of the tetrahydro-N,N-dimethyl-5,5-diphenyl-3-furanemethanamine, a putative nootropic, anti-epileptic and antidepressant compound. Ann Pharm Fr 60: 415-422.

75. Morin-Surun MP, Collin T, Denavit-Saubié M, Baulieu EE, Monnet FP (1999). Intracellular sigma1 receptor modulates phospholipase C and protein kinase C activities in the brainstem. Proc Natl Acad Sci USA 96: 8196-8199.
• http://dx.doi.org/10.1073/pnas.96.14.8196

76. Hayashi T, Su TP (2001). Regulating ankyrin dynamics: Roles of sigma-1 receptors. Proc Natl Acad Sci USA 98: 491-496.
• http://dx.doi.org/10.1073/pnas.98.2.491

77. Espallergues J, Lapalud P, Christopoulos A, Avlani VA, Sexton PM, Vamvakides A et al. (2007). Involvement of the sigma1 (σ1) receptor in the anti-amnesic, but not antidepressant-like, effects of the aminotetrahydrofuran derivative ANAVEX1-41. Br J Pharmacol 152: 267-79.
• http://dx.doi.org/10.1038/sj.bjp.0707386

78. Rodríguez Cruz Y, Mengana Támos Y, Muñoz Cernuda A, Subirós Martines N, González-Quevedo A, Sosa Testé I et al. (2010). Treatment with nasal neuro-EPO improves the neurological, cognitive, and histological state in a gerbil model of focal ischemia. ScientificWorldJournal 10: 2288–2300. ttp://dx.doi.org/10.1100/tsw.2010.215

79. Monnet FP, Morin-Surun MP, Leger J, Combettes L (2003). Protein kinase C-dependent potentiation of intracellular calcium influx by sigma1 receptor agonists in rat hippocampal neurons. J Pharmacol Exp Ther 307: 705-712.
• http://dx.doi.org/10.1124/jpet.103.053447

80. Genc S, Zadeoglulari Z, Oner MG, Genc K, Digicayliolu M (2011). Intranasal erythropoietin therapy in nervous system disorders. Expert Opin Drug Deliv 8: 19-32.
• http://dx.doi.org/10.1517/17425247.2011.540236

81. Hooper C, Killick R, Lovestone S (2008). The GSK-3 hypothesis of Alzheimer's disease. J Neurochem 104: 1433–1439.
• http://dx.doi.org/10.1111/j.1471-4159.2007.05194.x

82. Lahmy V, Long R, Morin D, Villard V, Vamvakides A, Maurice T (2012). Mitochondrial protection is induced by the novel tetrahydrofuran derivative ANAVEX2-73 after ICV injection of oligomeric Aβ25-35 peptide in mice, a nontransgenic Alzheimer's disease model. Program No. 851.15. 2012 Neuroscience Meeting Planner. New Orleans, LA: Society for Neuroscience, 2012. Online.

83. Fisher A (2012). Cholinergic modulation of amyloid precursor protein processing with emphasis on M1 muscarinic receptor: perspectives and challenges in treatment of Alzheimer's disease. J Neurochem 120: 22–33.
• http://dx.doi.org/10.1111/j.1471-4159.2011.07507.x

OmniaScience

DOI:

http://dx.doi.org/10.3926/oms.124

REFERENCIAR ESTE CAPÍTULO:

Wandosell, F. (2014). Mecanismos moleculares de la enfermedad de Alzheimer: Causas genéticas y "esporádicas". En García Rodríguez, J.C. (Ed.). Neuroprotección en enfermedades Neuro y Heredo degenerativas. Barcelona, España: OmniaScience; 2014. pp.33-52.

Mecanismos moleculares de la enfermedad de Alzheimer: Causas genéticas y "esporádicas"

Francisco Wandosell

Centro de Biología Molecular Severo Ochoa
CSIC/UAM & CIBERNED
Universidad Autónoma de Madrid
C/ Nicolás Cabrera, 1; Cantoblanco; Madrid 28049; España.
fwandosell@cbm.uam.es

RESUMEN

La enfermedad de Alzheimer (EA) es una enfermedad progresiva neurodegenerativa asociada a edad, con un alto nivel del prevalencia en "mundo industrializado" (entre 15-20%), y empieza a ser de importancia relativamente alta en "los países en vías de desarrollo" ya que va asociado al envejecimiento de la población.

El análisis neuropatológicos de los cerebros confirma el diagnóstico si se observan dos marcas histopatológicas conjuntas las placas seniles y los ovillos neurofibrilares Las placas seniles están formadas por el depósito extracelular de la péptidos amiloide (βA); y los ovillos neurofibrillares (NFTs) son un depósito intracelular de la proteína denominada tau. Aunque la EA es una enfermedad mayoritariamente esporádica (en un 90-95%), un porcentaje entre 5-10% (dependiendo de poblaciones), son variantes genéticas dominantes, denominadas (Alzheimer Familiar Dominante, FAD). Así se han caracterizado tres genes FAD mutantes, presentes en los cromosomas humanos 21, 14 y 1; correspondiendo a la proteína de Precursora del Amiloide (APP), a Presenilina 1 (PS1) y Presenilina 2 (PS2), respectivamente. Además se han descrito una serie de variantes alélicas (existentes en la población normal por lo tanto no-mutante), de varios genes , que se han caracterizado porque conllevan un aumentado la susceptibilidad (probabilidad) de sufrir esta patología (algunos de estos son. ApoE, Clusterin, PICALM, etc).

El origen de la enfermedad de Alzheimer no esta completamente esclarecido. Dentro de la diversas hipótesis que se ha estado presentando a través de los años, quizás la teoría "amiloidogenica" es la que tiene mayor difusión. Esta teoría se basa en la capacidad de los diferente mutantes descritos para FAD en modificar la cantidad de péptido amiloide(βA), y la capacidad de este péptidos polimerizado en generar de neurotoxicidad, en el nivel celular, y finalmente a formar de placas seniles en el nivel histopatológico. Además se considera que este péptidos debe ser el responsable de generar la disfunción neuronal que, en una segunda acción, genera el hiper-fosforilacion y la polimerización de la proteína neuronal tau en primer lugar, y después esta variante hiper-fosforilada generara los NFT´s.

De acuerdo con esta hipótesis neurodegenerativa se han diseñado y analizado una serie de drogas. Estas nuevas terapias se han propuesto y se han probado y se están probando, sin embargo no hay datos sólidos sobre que podamos prevenir o para parar la progresión de la enfermedad. Tal vez necesitamos un análisis mas detallado de cómo se inicia las variantes esporádicas de EA, para entender mejor la base molecular de estas alteraciones, basada obviamente en genes del no-mutante. Por tanto, hipótesis complementarias, ya sea de origen vascular y/o metabólica se debe considerar, para proponer nuevas blancos terapéuticas contra esta patología tan devastadora.

1. Introducción

La enfermedad de Alzheimer (EA) es una enfermedad neurodegenerativa asociada a la edad, con un nivel de incidencia muy alto en lo que denominamos "primer mundo(entre 15-20%) y que pasara a ser de relativa importancia en las sociedades en desarrollo ya que va asociada al envejecimiento de la población. La Organización Mundial de la Salud (OMS) en 2004 estimaba a nivel mundial la prevalencia de Alzheimer y Demencias análogas, en unos 17-18 millones de personas, ahora la estimación en 2012 ha sido de unos 30-34 millones, con una tendencia creciente y un pronóstico para el año 2050 de más de 100 millones de personas.

Este tipo de Demencia progresiva fue descrita inicialmente por el medico Alois Alzheimer en 1907 [3,4]. Y así se define EA como demencia progresiva que se caracteriza por un deterioro cognitivo progresivo, con perdida de funciones de la memoria, de la orientación y de funciones cognitivas superiores, tales como la personalidad, generación de juicios complejos, cálculo y capacidades de relaciones visual-espacial. Y en las etapas terminales, perdidas de capacidad del motor. Todo ello implica que esta enfermedad tenga connotaciones sociales (por el número de familias afectadas con miembros que padezcan la enfermedad), familiares (por la implicación de los miembros de las familias afectadas) y biosanitarias (el gasto que supone el tratamiento de estos enfermos), y hace que esta enfermedad tenga o vaya a tener una relevancia muy importante.

EA afecta a grandes zonas del cerebro y su diagnóstico es fundamentalmente postmorten. El cerebro de EA muestra una atrofia muy clara, sobre todo en la región hippocampal, y en las áreas de asociación de la corteza y unos ventrículos muy expandidos. Aunque se preservan regiones como las áreas visuales de la corteza, somato-sensorial y auditivas. Parece claro que los daños más tempranos ocurren en la corteza del entorrinal, el hipocampo y el forebrain básal, que son las estructuras especializadas en el cerebro que desempeñan un papel crítico en memoria.

El análisis neuropatológicas de los cerebros suele confirmar el diagnostico si muestran dos características fundamentales que van asociadas en mayor o menor medida, Placas seniles (βA) Extracelulares y Ovillos neurofibrilares (NFTs) Intracelulares.

Las placas seniles extracelulares están formadas por la polimerización de un péptido de entre 40 a 43 aminoacidos, denominado amiloide, que puede estar rodeado por células de glia reactiva y por neuritas distróficas [10, 14, 68].

Los ovillos neurofibrilares intracelulares (NFT´s), están formados por polímeros de la proteína tau anormalmente fosforilada o hiper-fosforilada. Además de estas marcas histopatológicas, el cerebro de EA presenta un nivel alto de gliosis reactiva (astrocitos "reactivos" y microglia "activada"), así como marcadores de inflamación y marcadores de muerte neuronal [18, 66, 84]. Esta acumulación de péptidos permite proponer un grupo nuevo de alteraciones neurologicas denominado "peptidopatias" [68, 82].

2. ¿Cuáles son las causas de la EA?

Si bien la EA es una enfermedad mayoritariamente esporádica, en un 90-95%, en un porcentaje entre 5-10% (según poblaciones), hay variantes genéticas de trasmisión dominante, denominada (Familial Alzheimer Disease, FAD). Así se han caracterizado tres genes mutantes FAD, presentes en los cromosomas humanos 21, 14 y 1; correspondientes a las proteínas Proteína Precursora del Amiloide (APP), Presenilina 1 (PS1) y Presenilina 2 (PS2), respectivamente. Además se han caracterizado una serie de variantes alélicas (existentes en la población normal por tanto no mutantes ¡), de varios genes que tienen incrementada la susceptibilidad a padecer esta patología. Así se han descrito variantes de genes como ApoE, Clusterin , PICALM, etc.[5].

El relativo avance en el conocimiento de la enfermedad ha venido a partir de dos aproximaciones metodológicas complementarias. Por un lado la purificación y caracterización del péptido del amiloide Aβ 40-42 aa [28,29, 30]. Si bien ha sido mas recientemente cuando se ha caracterizado la presencia de péptidos Aβ de 43 aa - [69].

La segunda aportación importante fue la caracterización y secuenciación, de uno de los genes mutantes de un pedigree FAD ligado al cromosoma 21. De aquí la base de las analogías histopatológicas con el Sindrome de Down [29] . A partir de aquí se caracteriza la proteína precursora del amiloide y se pudo comprobar que la secuencia del gen APP contenía la secuencia del péptido amiloide [8, 48, 74,76].

3. Molécula precursora del amiloide (APP)

El estudio y caracterización de la proteína APP puso de manifiesto que es una proteína ubicua (está presente en todas las células del organismo), y muy conservada evolutivamente. En humanos está codificado por 18 exones que pueden dar hasta 8 proteínas diferentes *(Figura 1)*, todas las variantes menos una, contendrían una región transmembrana. De todas las posibilidades se consideran las variantes APP 695, APP750 y APP770 como las mayoritarias, si bien a nivel de proteínas no es fácil concretar esta afirmación por falta de anticuerpos específicos.

Si bien la APP es ubicua parece que la relación del APP 695 con respecto a 750 y 770 , es mayor en neuronas [49, 73]. Tiene por tanto APP características de glicoproteína de membrana genérica. De hecho presenta regiones para tres tipos de glicosilación, tipo N, tipo O y tipo proteoglicanos (asociado a la falta del exon L) [49,72], en concreto de tipo condroitina-sulfato [49], en concreto de tipo condroitina-sulfato [70, 71.74] *(Figura 1)*. Además dentro de las modificaciones postraduccionales, se describieron sitios de fosforilación (intra y extracelular), de sulfatación en tirosinas y lo mas importante sitios de proteolísis , para al menos tres proteasas , descritas como secretasas alfa , beta y gamma . La secretasa α fue descrita como la proteasa que podía cortar el péptido amiloide entre las posiciones 16-17, ahora ya hay descritas y caracterizadas una serie de proteasas de la familia ADAM (a disintegrin and metalloproteinase) que pueden realizar esta función, como son: ADAM9, ADAM10 y ADAM17. La secretasa Beta O BACE, fue descrita como la proteasa que podría cortar el péptido amiloide en la posición 1 (aunque la selectividad no es perfecta, +/- 1 aa), Para esta proteasa se han descrito dos genes BACE 1 y BACE 2. BACE 1 es codificada para un precursor de la enzima que tiene que ser activado por una proteasas activadora, del tipo furin , para producir la proteasa madura BACE1. [15, 16, 83, 86,87].

La secretasa γ, ha sido mas controvertida inicialmente pero ya se admite que hay dos genes responsables de esta proteasa que son el gen de la PS1 y el gen de PS2, los otros dos miembros de FAD´s descritos en poblaciones humanas. Lo cual le daba a la actividad enzimática una relevancia muy importante. Es una proteica

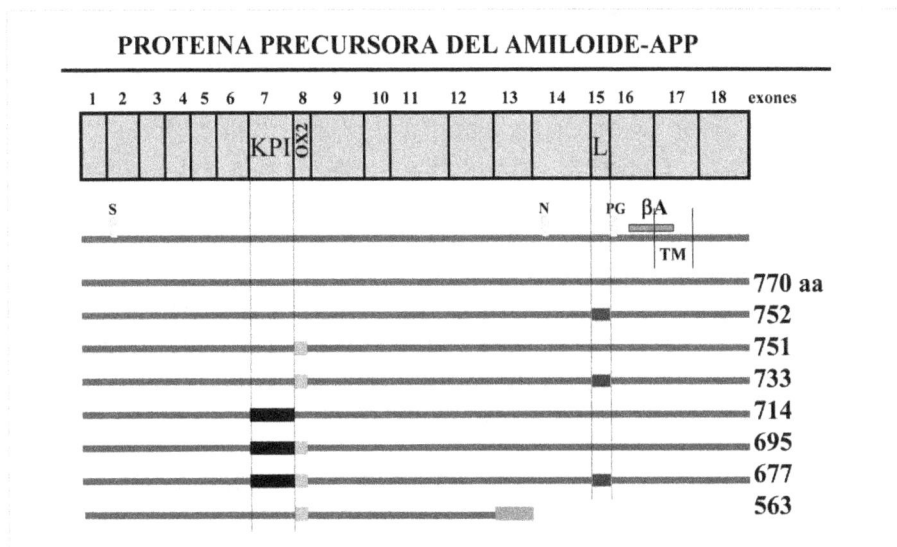

Figura 1: *Esquema representativo de la proteína amiloide humana obtenida a partir de los exones que la codifican. El péptido amiloide (βA) esta representado en la porcion correspondiente entre la transmembrana y la región extracelular. Las posiciones S, N y PG (en amarillo) indican la posición de la glicosilación de tipo O, N y de tipo proteoglicano respectivamente. Los exones más significativos, L, KPI y OX2 se indican en la proteína con diferentes colores.*

con 8 dominios transmembrana y ahora esta claro que el complejo "γ-secretasa" está constituido por al menos otras 3 proteínas: Nicastrina (Ncs), Aph-1 (anterior pharynx-defective-1) y Pen-2 (presenilin enhancer-2) , cuya misión es ayudar a constituir un complejo activo y favorecer la auto-proteolisis de PS1/2, para conseguir la activación de la actividad enzimática que cortara APP en la posición correspondiente para generar las posiciones 40/42 /43 del péptidos amiloide [23,81].

Bastantes evidencias sugieren que la actividad está asociada, o es mayoritaria, en el Reticulo Endoplasmatico (ER) y en el compartimento endocítico Golgi/TGN, por tanto que el corte se genera en el interior de la célula. Es interesante destacar que de casi todos los FAD secuenciados y caracterizados para APP (CR 21) las mutaciones de familias humanas mapean cerca de las posiciones de corte de las secretasas , mientras que las mutaciones descritas para PS1 y/o PS2 parecen mapear en multitud de regiones diferentes dentro de la molécula, tanto en regiones transmenbrana como intracelulares.

4. Factores genéticos de predisposición a la EA

Si bien hay solo descrito tres genes mutantes responsables de las variantes FAD, hay una serie de alelos normales en la población que han sido asociados a la mayor predisposición de padecer la enfermad ad de Alzheimer. Estos alelos con mayor probabilidad de presentar la patología son la Apolipoproteína E, Clusterin o Apolipoproteína J, la proteína PICALM y la proteína BIN1 [40, 53, 65].

El primer factor descrito y mucho más estudiado que los demás es ApoE. Hay tres alelos posibles en la población humana que según la variación de los aminoácidos correspondientes a las posiciones 112 y 158 se denominan: ApoE2, ApoE3 y ApoE4.

Posición	AA 112	AA 158	Alelo
	Cisteina	Cisteina	ApoE2
	Cisteina	Arginina	ApoE3
	Arginina	Arginina	ApoE4

Se sabe que tener dos alelos ApoE 4, o en algunas poblaciones tener una combinación ApoE3/ApoE4 , da un mayor predisposición a padecer la enfermedad. Clusterin o ApoJ es una proteína en cierta mediad análoga, producida por astrositos y como ApoE implicada en el transporte de colesterol. Si bien las neuronas tienen la capacidad de sintetizar el colesterol independientemente del aporte de la circulación sanguínea.Sobre PICALM y BIN1 hay menos información y se sabe que son proteínas que tienen una función en la endocitosis mediada por receptor (REM) y probablemente su disfunción afecte el tráfico sináptico y/o axonal.

5. Teoría amiloidogénica

Las causas del Alzhéimer no están completamente esclarecidas. Dentro de la multitud de hipótesis que han ido surgiendo a lo largo de los años, tal vez la teoría amiloidogénica es la que tiene mayor difusión. Si bien otras como un déficit colinérgico o un fallo metabólico han sido propuestas, o anteriormente o posteriormente a esta. La más antigua de ellas, y en la que se basan la mayoría de los tratamientos disponibles en el presente, es la hipótesis colinérgica, la cual sugiere que gran parte del deterioro en EA se debe a una reducción en la síntesis del neurotransmisor Acetilcolina. Esta hipótesis no se mantenido como hipótesis general ya que los medicamentos que tratan una deficiencia colinérgica tienen reducida efectividad.

La hipótesis más extendida propone que la acumulación del péptido amiloide es iniciador de la patología, si bien una redefinición más moderna de esta teoría, dice que la posterior disfunción neuronal seria a través de la fosforilación y acumulación de tau, ya que esta acumulación polímeros de tau correlacionaría mejor con la severidad de la demencia. Esta hipótesis fue inicialmente propuesta por Prof. J Hardy en 1991, y posteriores artículos y datos fueron apoyando esta hipótesis [31,32,33]. La hipótesis se basa en los datos del análisis y la caracterización molecular de las mutaciones aparecidas como FAD. Y así tanto la mutación en la proteína precursora del amiloide como las mutaciones en Presenilinas parecen correlacionar con mayor capacidad para producir el péptidos amiloide ya sea βA 40/ βA 42 y βA 43, o en algunos casos, relativamente mucho mas βA A42 . Por otro lado la sobre-expresión de muchas de estas variantes en ratones transgénicos daban cuenta, en algunos transgénicos, en la acumulación del péptido amiloide humano y la generación de parte de la histopatología asociada a las placas Seniles, como reacción gliótica y muerte neuronal. Si bien estos transgénicos no presentan acumulación de tau, ni estructuras que puedan asimilarse a pretangles , solo en algunos casos hay un incremento de fosforilación de la proteina tau.

Este modelo incompleto de EA generó una gran discusión, por dos motivos por un lado por no poder justificar, hasta años después, la falta de la segunda marca histopatológica como son lo acúmulos intraneuronales NFT´s o tangles [6,7,84].

Y en segundo lugar porque las mutaciones solo explicarían en el mejor de los casos hasta el 10% de la patología y por tanto faltaría una explicación y un mecanismo que nos justifique como generar el mismo fenotipo sin mutar APP, PS1 o PS2.

6. Efectos del amiloide

Un segundo grupo discusión se estableció sobre cual era el elemento tóxico. La teoría amiloidogenica propone que el péptidos amiloide no es solo un marcador de la patología, si no parte importante de su inicio. Por tanto la definición de cómo se inicia y se acumula, y cual es elemento tóxico cobró una importancia grande. Los primeros datos pusieron de manifiesto que es βA40-42 polimérico y no βA40-42 agregado el elemento que era capaz de generar neurodegeneración y muerte, en modelos de neuronas aisladas, o en cerebros tras inyección estereotaxica. La hipótesis mas reciente propone que no es el amiloide polimérico de gran tamaño, sino mas bien un oligómero de un tamaño discreto(aprox. n= 8-10). Y desde estas observaciones se han podido establecer una serie de mecanismos de neurodegeneración que pueden ser iniciados por el péptido amiloide, en el que se han indicado, desregulación de quinasas y fosfatasas, toxicidad sináptica, desregulación del transporte axonal, desregulación de glutamato, modificación de la homeostasis del calcio, y/o generación de "radicales de oxígeno reactivos" (ROS) [11, 12, 50, 51, 75]. Además se ha demostrado un efecto adicional del péptidos amiloide en la glia [58].

7. Acumulación de Tau (NFTs)

La segunda estructura que define un cerebro de EA son los acúmulos neurofibrilares (NFT´s) o Tangles. Los NFT´s están compuestos por dos tipos de filamentos poliméricos: filamentos helicoidales apareados (PHFs) y filamentos rectos (SFs). La base de ambos es la proteína tau, como ya mencionamos. La proteína tau en estos agredados tiene una estructura polimérica y está además altamente fosforilada. Como indicamos la acumulación y abundancia de NFT´s en algunas regiones del cerebro correlaciona con el grado de demencia. *(Figura 2).* La reformulación de la teoria amiloidogenica se produce cuando se presentan una serie de datos en un grupo de demencias como la Demencia Fronto-temporal asociada al cromosoma 17 (FTDP-17) [45] en la que se describe una mutación en la proteína tau. A partir de aquí se han descrito una serie de mutaciones de tau, en las que la patología conlleva demencia y acúmulos de tau del tipo NFT´s o tangles [52, 84]. A partir de aquí la generación de ratones transgénicos para las dos proteínas mutantes en humanos, tau y APP; o tau, APP y PS1 si generan fenotipos en cerebro que tienen una gran semejanza con las imágenes de cerebros de Alzheimer conteniendo placas seniles y NFT´s [59]. Esto hace reformular la teoría amiloidogénica en la que la disfunción del APP y la subsiguiente modificación y disfunción de tau tienen una cierta continuidad *(Figura 3).*

Si bien la teoría amiloidogénica tiene una base experimental amplia, algunos de sus críticos indican que esta parte no explica necesariamente como se genera la patología en una persona que no tiene alteraciones evidentes en los genes mencionados, y por tanto que sin dejar ser una parte importante de la progresión de la patología ("obligatoria" si hay una de las mutaciones de FAD¡) , no explica el origen en los casos esporádicos. Por tanto el estudio de los factores de riesgo y otros posibles factores metabólicos o vasculares sigue manteniendo un gran interés [1, 9, 20,21,63].

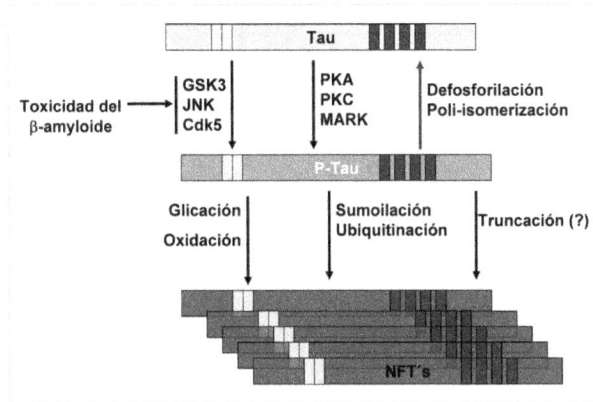

Figura 2: Esquema representativo de los polímeros de tau, sus posibles fosforilaciones y modificaciones bioquímicas y químicas; y la formación teórica de agregados que formaran los "Ovillos Neurofibrilares (NFT´s)".

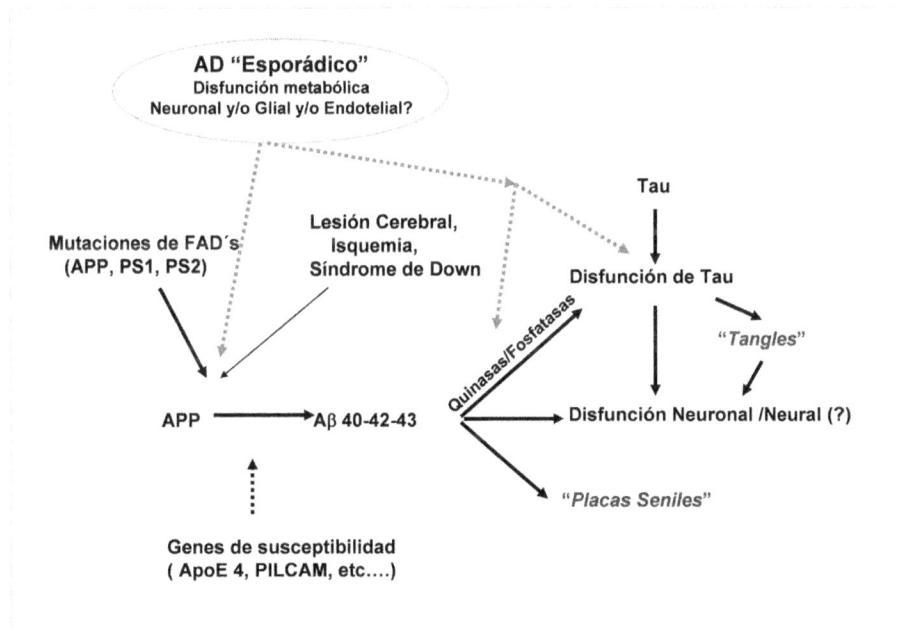

Figura 3: Representación esquemática de la Hipotesis Amiloidogenica y algunas de las posible forma de asociar las modificaciones que se podrían iniciar en la "patología esporádica".

8. Implicación de GSK3 en la patogénesis de la enfermedad de Alzheimer

La presencia de tau hiperfosforilado en los NFT´s desde muy al principio genero un interés importante en analizar las quinasas y fosfatasas responsables de su modulación. Como hemos indicado NFT´s están compuestos por fundamentalmente polímetros de la proteína tau, que es además una proteína casi exclusivamente neuronal lo cual hace de ella una diana muy relevante en neurodegeneración. Además como hemos mencionado, se han descrito mutaciones en tau en un grupo concreto de Demencias. De hecho en algunos de los primeros experimentos que correlacionaron el péptidos amiloide con muerte neuronal permitió establecer un modelo celular en el que la desregulación de elementos de muerte se podían analizar de forma muy controlada y así se publico que la adición de péptidos βA1-40 o βA 1-42 polimerizado [79, 80], o en forma de oligomeros genera una híper-fosforilación de la proteína tau en neuronas primarias de hipocampo o de neuronas primarias de corteza de cerebro. Esto permitió analizar y establecer una serie de elementos desregulados en el proceso de muerte mediado por amiloide. Y se describieron una serie de quinasa entre las que destacaremos la glucógeno sintasa quinasa 3. Esta quinasa fue inicialmente descrita como moduladora del metabolismo del glucogeno pero ahora sabemos que posee un papel central en la modulación de factores de crecimiento como EGF, FGF, o neurotrofinas como NGF o BDNF , o importantes ligandos que modulan desarrollo como las proteínas Wnt [34,35,42,43,46]. Además se pudo comprobar que GSK3 se acumula en tangles, que interacciona con PS1 y que es parte de la neurotoxicidad mediad a por amiloide [2, 27, 60, 80].

Así se ha podido en modelos transgénicos de GSK3 en ratón que la sobre expresión de GSK3 genera degeneración y muerte neuronal, en correlación con un nivel alto de fosforilación de tau [54].

Análisis análogos han permitido establecer una serie de elementos que además de GSK3 podrían ser responsables de la muerte neuronal mediada por amiloide (MARK, qinasas de estres como JNK, etc) [57] y ha abierto la puerta a definir un grupo de dianas terapéuticas nuevas que podrían dar opción de buscar y generar nuevos fármacos contra esta patología [6,34,35,43,66,79].

9. Estrategias terapéuticas

Las actuales estrategias terapéuticas se han basado en dos opciones una centrada en la posible disfunción colinergica, asi hay drogas colinérgicas, como inicialmente tacrina y ahora el donepezilo, rivastigmina o la galantamina. Estos fármacos anticolinesterásicos tienen una acción inhibidora de la colinesterasa, la enzima encargada de descomponer la acetilcolina (neurotransmisor que falta en la enfermedad de Alzheimer y que incide sustancialmente en la memoria y otras funciones cognitivas).

La segunda opción se basaba en la desregulación de neurotransmisor glutamato, además muchos autores consideran a este neurotransmisor como posible responsable directo de la desregulación de la homeostasis del calcio y de los ROS. Por tanto era una buena opción terapéutica inicialmente. El medicamento comercial es un antagonista de los receptores de glutamato del tipo NMDA y se denomina memantina. Si bien los datos actuales indican que ninguno de los cuatro parece retardar o detener el progreso de la enfermedad.

Además existen fármacos que mejoran algunos de los síntomas que produce esta enfermedad, entre los que se encuentran ansiolíticos, hipnóticos, neurolépticos y antidepresivos. Los fármacos antipsicóticos se indican para reducir la agresión y la psicosis en pacientes con Alzheimer que tienen problemas de conducta, pero se usan con moderación y no de forma rutinaria por razón de los serios efectos secundarios, incluyendo eventos cerebrovasculares, trastornos extrapiramidales y una reducción cognitiva.

A lo largo de los últimos años en paralelo se han ido definiendo y desarrollando un serie de dianas terapeutica y nuevas drogas basadas en todas las posibles alternativas descritas hasta ahora [15, 16, 17, 19, 24, 25, 37, 38, 39, 62, 64, 67, 83].

Así se han planteado fármacos que reduzcan la producción de amiloide (Rosiglitazone, Semagacestat, o Tarenflurbil) , o basados en la desagregación de los polímetros tanto de amiloide (Tramiprosate o EGCg), como de tau [13]; inhibidores de quinasas de tau (GSK3, JNK, etc.) [2, 27, 56, 77], o estrategias innovadoras como anticuerpos anti-amiloide [41] (Solanezumab, Bapineuzumab o IVIg), antioxidantes o inhibidores de la síntesis de colesterol [44], como las estatinas, etc. Recientemente los datos revisados en 2010 presentaban un panorama esperanzador, en el sentido de que había en marcha en Fase Clínica III, entre 12-14 nuevos compuestos o nuevas formulaciones [55]. Si bien al final del pasado verano (2012) se presentaron una serie de resultados negativos de casi todos estas nuevas drogas, indicando que no eran efectivos en enfermos de AE.

Todo esto plantea grandes preguntas sobre las aproximaciones y los modelos animales y celulares que estamos usando para esta enfermedad y que son complejos de resolver [22,36].

La falta de un diagnostico temprano además agudiza el problema a la hora de usar o solo poder usar pacientes en un estado relativamente avanzado de la enfermedad lo que hace las pruebas clínicas de nuevos fármacos muy arriesgada en cuanto al análisis e interpretación de los resultados (Esta demasiado avanzada la enfermedad cuando iniciamos los ensayos clínicos?.). Y una pregunta general más amplia sobre las causas de la patología en los pacientes esporádicos [9, 20, 26, 47,61, 63, 85].

Perspectivas de futuro: Es cierto que desde los primeros análisis sobre las bases moleculares de esta patología , en años 80, hemos acumulado una importante cantidad de información que no puede ser infravalorada. Si bien hay datos sobre como es el inicio concreto en pacientes esporádicos que nos seria fundamental entender para proponer una hipótesis nueva o complementaria a la teoría amiloidogénica. Los condicionantes metabólicos, ya sean vasculares o troficos que pueden desencadenar la patología en la mayoría de pacientes humanos [1] hacen que los algunos de los fármacos propuestos no sea efectivos o solo lo sean en las poblaciones FAD.

Por otro lado, la limitación de los modelos animales en uso determinan o pueden condicionar el tipo de drogas que podemos buscar. El uso de modelos transgénicos conteniendo dos o tres genes humanos mutantes (APP, PS1 y Tau) son importantes y tal vez no tenemos nada mejor pero se alejan muchos de la patología humanas.

El tercer gran desafío que presenta EA es la obtención de un set amplio biomarcadores que puedan generar un diagnostico fiable en etapas tempranas [42,43, 78]. Cuanto más temprana sea esta diagnosis, las pruebas clínicas de fases III, serán más fiables y mejor interpretables. Hay una corriente de opinión que sugiere que si Alzheimer no es una única patología sino un grupo de síndromes con características finales parecidas pero inicios diferentes nuestra búsqueda de un fármaco único no podrá tener éxito. Por tanto es obvio proponer que el análisis de terapias combinadas debería de ser una segunda opción muy plausible.

10. Conclusiones

El estudio sobre las bases moleculares de esta patología de Alzheimer ha permitido acumular una importante cantidad de información que no puede ser infravalorada. El estudio de las variantes genéticas ha permitido propone una hipótesis de trabajo en el que el péptidos amiloide podría ser el causante de la patología (al menos en este grupo de pacientes). Además ha permitido generar y analizar una seri de modelos transgénicos conteniendo dos o tres genes humanos mutantes (APP, PS1 y Tau) que si bien son importantes y tal vez no tenemos nada mejor, pero se alejan en muchos aspectos de la patología humanas.

Creemos que el estudio más exhaustivo de los pacientes "esporádicos" seria fundamental para entender mejor la base de la patología en esta población que es casi el 90%, para así poder proponer una hipótesis nueva o complementaria a la teoría amiloidogénica.

El otro gran desafío que presenta EA es la obtención de un set amplio biomarcadores que permitan generar un diagnostico fiable en etapas tempranas. Cuanto más temprana sea esta diagnosis, las pruebas clínicas de fases III que se tiene que realizar en pacientes, serán más fiables y más fácil de interpretar.

Hay una corriente de opinión que sugiere que si Alzheimer no es una única patología sino un grupo de síndromes con características finales parecidas pero inicios diferentes, si esta hipótesis se pudiese sustentar mejor la búsqueda de un fármaco único no tendría mayor sentido. Por tanto es obvio proponer que el análisis de terapias combinadas debería de ser una segunda opción muy plausible.

AGRADECIMIENTOS

Queremos agradecer a todos los miembros del grupo del CBM"SO", por sus discusiones y aportaciones que hacen posible el cuestionarnos las hipótesis neurodegenerativas. A lo largo de los últimos años el trabajo ha sido posible gracias a los proyectos financiados por CIBERNED (iniciativa del ISCIII), Plan Nacional DGCYT, SAF2009-12249-C02-01 y del proyecto europeo EU-FP7-2009-CT222887; así como por un Grant Institucional de la 'Fundación Areces".

11. Referencias

1. Ahmad W. 2013. Overlapped Metabolic and Therapeutic Links between Alzheimer and Diabetes. Mol Neurobiol 47: 399-424.
- http://dx.doi.org/10.1007/s12035-012-8352-z
- PMid:23011810

2. Alvarez G, Munoz-Montano JR, Satrustegui J, Avila J, Bogonez E, Diaz-Nido J. 1999. Lithium protects cultured neurons against beta-amyloid-induced neurodegeneration. FEBS Lett 453: 260-264.
- http://dx.doi.org/10.1016/S0014-5793(99)00685-7

3. Alzheimer. A. 1911. Z. Ges. Neurol. Psychiat. 4, .

4. Alzheimer. A. 1907. Allg. Z. Psychiatr. 64,.

5. Andersen OM, Willnow TE. 2006. Lipoprotein receptors in Alzheimer's disease. Trends Neurosci 29: 687-694.
- http://dx.doi.org/10.1016/j.tins.2006.09.002
- PMid:17000013

6. Avila J, Wandosell F, Hernandez F. 2010. Role of glycogen synthase kinase-3 in Alzheimer's disease pathogenesis and glycogen synthase kinase-3 inhibitors. Expert Rev Neurother 10: 703-710.
- http://dx.doi.org/10.1586/ern.10.40
- PMid:20420491

7. Avila J, de Barreda EG, Fuster-Matanzo A, Simon D, Llorens-Martin M, Engel T, Lucas JJ, Diaz-Hernandez M, Hernandez F. 2012. Looking for novel functions of tau. Biochem Soc Trans 40: 653-655.
- http://dx.doi.org/10.1042/BST20120006
- PMid:22817710

8. Banati RB, Gehrmann J, Czech C, Monning U, Jones LL, Konig G, Beyreuther K, Kreutzberg GW. 1993. Early and rapid de novo synthesis of Alzheimer beta A4-amyloid precursor protein (APP) in activated microglia. Glia 9: 199-210.
- http://dx.doi.org/10.1002/glia.440090305
- PMid:7507467

9. Braak H, Del Tredici K. 2012. Where, when, and in what form does sporadic Alzheimer's disease begin? Curr Opin Neurol 25: 708-714.
- http://dx.doi.org/10.1097/WCO.0b013e32835a3432
- PMid:23160422

10. Brody DL, Holtzman DM. 2008. Active and passive immunotherapy for neurodegenerative disorders. Annu Rev Neurosci 31: 175-193.

- http://dx.doi.org/10.1146/annurev.neuro.31.060407.125529
- PMid:18352830 PMCid:PMC2561172

11. Brzyska M, Elbaum D. 2003. Dysregulation of calcium in Alzheimer's disease. Acta Neurobiol Exp (Wars) 63: 171-183.

12. Butterfield A, Swomley AM, Sultana R. 2012. Amyloid beta-Peptide 1-42-induced Oxidative Stress in Alzheimer Disease: Importance in Disease Pathogenesis and Progression. Antioxid Redox Signal.

13. Calcul L, Zhang B, Jinwal UK, Dickey CA, Baker BJ. 2012. Natural products as a rich source of tau-targeting drugs for Alzheimer's disease. Future Med Chem 4: 1751-1761.
- http://dx.doi.org/10.4155/fmc.12.124
- PMid:22924511 PMCid:PMC3575183

14. Caughey B, Lansbury PT. 2003. Protofibrils, pores, fibrils, and neurodegeneration: separating the responsible protein aggregates from the innocent bystanders. Annu Rev Neurosci 26: 267-298.
- http://dx.doi.org/10.1146/annurev.neuro.26.010302.081142
- PMid:12704221

15. Citron M. 2004a. Beta-secretase inhibition for the treatment of Alzheimer's disease--promise and challenge. Trends Pharmacol Sci 25: 92-97.
- http://dx.doi.org/10.1016/j.tips.2003.12.004
- PMid:15102495

16. Citron M. 2004b. Strategies for disease modification in Alzheimer's disease. Nat Rev Neurosci 5: 677-685.
- http://dx.doi.org/10.1038/nrn1495
- PMid:15322526

17. Chauhan NB, Siegel GJ. 2003. Intracerebroventricular passive immunization with anti-Abeta antibody in Tg2576. J Neurosci Res 74: 142-147.
- http://dx.doi.org/10.1002/jnr.10721
- PMid:13130516

18. Chen Q, Schubert D. 2002. Presenilin-interacting proteins. Expert Rev Mol Med 4: 1-18.
- http://dx.doi.org/10.1017/S1462399402005008
- PMid:14585160

19. Dasilva KA, Aubert I, McLaurin J. 2006. Vaccine development for Alzheimer's disease. Curr Pharm Des 12: 4283-4293.
- http://dx.doi.org/10.2174/138161206778793001
- PMid:17105428

20. De la Monte SM. 2012a. Brain insulin resistance and deficiency as therapeutic targets in Alzheimer's disease. Curr Alzheimer Res 9: 35-66.
• http://dx.doi.org/10.2174/156720512799015037
• PMid:22329651 PMCid:PMC3349985

21. De La Monte SM. 2012b. Metabolic derangements mediate cognitive impairment and Alzheimer's disease: role of peripheral insulin-resistance diseases. Panminerva Med 54: 171-178.
• PMid:22801434

22. Emilien G, Maloteaux JM, Beyreuther K, Masters CL. 2000. Alzheimer disease: mouse models pave the way for therapeutic opportunities. Arch Neurol 57: 176-181.
• http://dx.doi.org/10.1001/archneur.57.2.176
• PMid:10681074

23. Evin G, Sernee MF, Masters CL. 2006. Inhibition of gamma-secretase as a therapeutic intervention for Alzheimer's disease: prospects, limitations and strategies. CNS Drugs 20: 351-372.
• http://dx.doi.org/10.2165/00023210-200620050-00002
• PMid:16696577

24. Fu HJ, Liu B, Frost JL, Lemere CA. 2010. Amyloid-beta immunotherapy for Alzheimer's disease. CNS Neurol Disord Drug Targets 9: 197-206.
• http://dx.doi.org/10.2174/187152710791012017
• PMid:20205640 PMCid:PMC2895488

25. Galimberti D, Scarpini E. 2010. Treatment of Alzheimer's disease: symptomatic and disease-modifying approaches. Curr Aging Sci 3: 46-56.
• PMid:20298170

26. Gamba P, Testa G, Sottero B, Gargiulo S, Poli G, Leonarduzzi G. 2012. The link between altered cholesterol metabolism and Alzheimer's disease. Ann N Y Acad Sci 1259: 54-64.
• http://dx.doi.org/10.1111/j.1749-6632.2012.06513.x
• PMid:22758637

27. Gao C, Holscher C, Liu Y, Li L. 2012. GSK3: a key target for the development of novel treatments for type 2 diabetes mellitus and Alzheimer disease. Rev Neurosci 23: 1-11.
• http://dx.doi.org/10.1515/rns.2011.061
• PMid:22718609

28. Glenner GG, Wong CW. 1984a. Alzheimer's disease: initial report of the purification and characterization of a novel cerebrovascular amyloid protein. Biochem Biophys Res Commun 120: 885-890.
• http://dx.doi.org/10.1016/S0006-291X(84)80190-4

29. Glenner GG, Wong CW. 1984b. Alzheimer's disease and Down's syndrome: sharing of a unique cerebrovascular amyloid fibril protein. Biochem Biophys Res Commun 122: 1131-1135.
• http://dx.doi.org/10.1016/0006-291X(84)91209-9

30. Glenner GG, Wong CW, Quaranta V, Eanes ED. 1984. The amyloid deposits in Alzheimer's disease: their nature and pathogenesis. Appl Pathol 2: 357-369.
• PMid:6242724

31. Hardy J, Allsop D. 1991. Amyloid deposition as the central event in the aetiology of Alzheimer's disease. Trends Pharmacol Sci 12: 383-388.
• http://dx.doi.org/10.1016/0165-6147(91)90609-V

32. Hardy J, Selkoe DJ. 2002. The amyloid hypothesis of Alzheimer's disease: progress and problems on the road to therapeutics. Science 297: 353-356.
• http://dx.doi.org/10.1126/science.1072994
• PMid:12130773

33. Hardy JA, Higgins GA. 1992. Alzheimer's disease: the amyloid cascade hypothesis. Science 256: 184-185.
• http://dx.doi.org/10.1126/science.1566067
• PMid:1566067

34. Hernandez F, Gomez de Barreda E, Fuster-Matanzo A, Lucas JJ, Avila J. 2010. GSK3: a possible link between beta amyloid peptide and tau protein. Exp Neurol 223: 322-325.
• http://dx.doi.org/10.1016/j.expneurol.2009.09.011
• PMid:19782073

35. Hernandez F, Perez M, Lucas JJ, Mata AM, Bhat R, Avila J. 2004. Glycogen synthase kinase-3 plays a crucial role in tau exon 10 splicing and intranuclear distribution of SC35. Implications for Alzheimer's disease. J Biol Chem 279: 3801-3806.
• http://dx.doi.org/10.1074/jbc.M311512200
• PMid:14602710

36. Higgins GA, Jacobsen H. 2003. Transgenic mouse models of Alzheimer's disease: phenotype and application. Behav Pharmacol 14: 419-438.
• PMid:14501255

37. Himmelstein DS, Ward SM, Lancia JK, Patterson KR, Binder LI. 2012. Tau as a therapeutic target in neurodegenerative disease. Pharmacol Ther 136: 8-22.
• http://dx.doi.org/10.1016/j.pharmthera.2012.07.001
• PMid:22790092 PMCid:PMC3697479

38. Hock C, Konietzko U, Papassotiropoulos A, Wollmer A, Streffer J, von Rotz RC, Davey G, Moritz E, Nitsch RM. 2002. Generation of antibodies specific for beta-amyloid by vaccination of patients with Alzheimer disease. Nat Med 8: 1270-1275.
• http://dx.doi.org/10.1038/nm783
• PMid:12379846

39. Hock C, et al. 2003. Antibodies against beta-amyloid slow cognitive decline in Alzheimer's disease. Neuron 38: 547-554.
• http://dx.doi.org/10.1016/S0896-6273(03)00294-0

40. Holmes C, Russ C, Kirov G, Aitchison KJ, Powell JF, Collier DA, Lovestone S. 1998. Apolipoprotein E: depressive illness, depressive symptoms, and Alzheimer's disease. Biol Psychiatry 43: 159-164.
• http://dx.doi.org/10.1016/S0006-3223(97)00326-0

41. Holtzman DM, Bales KR, Paul SM, DeMattos RB. 2002. Abeta immunization and anti-Abeta antibodies: potential therapies for the prevention and treatment of Alzheimer's disease. Adv Drug Deliv Rev 54: 1603-1613.
• http://dx.doi.org/10.1016/S0169-409X(02)00158-8

42. Hooper C, Killick R, Lovestone S. 2008a. The GSK3 hypothesis of Alzheimer's disease. J Neurochem 104: 1433-1439.
• http://dx.doi.org/10.1111/j.1471-4159.2007.05194.x
• PMid:18088381 PMCid:PMC3073119

43. Hooper C, Lovestone S, Sainz-Fuertes R. 2008b. Alzheimer's Disease, Diagnosis and the Need for Biomarkers. Biomark Insights 3: 317-323.
• PMid:19578515 PMCid:PMC2688363

44. Hutter-Paier B, et al. 2004. The ACAT inhibitor CP-113,818 markedly reduces amyloid pathology in a mouse model of Alzheimer's disease. Neuron 44: 227-238.
• http://dx.doi.org/10.1016/j.neuron.2004.08.043
• PMid:15473963

45. Hutton M, et al. 1998. Association of missense and 5'-splice-site mutations in tau with the inherited dementia FTDP-17. Nature 393: 702-705.
• http://dx.doi.org/10.1038/31508
• PMid:9641683

46. Jope RS, Johnson GV. 2004. The glamour and gloom of glycogen synthase kinase-3. Trends Biochem Sci 29: 95-102.
• http://dx.doi.org/10.1016/j.tibs.2003.12.004
• PMid:15102436

47. Kalaria RN, Akinyemi R, Ihara M. 2012. Does vascular pathology contribute to Alzheimer changes? J Neurol Sci 322: 141-147.
• http://dx.doi.org/10.1016/j.jns.2012.07.032
• PMid:22884479

48. Kang J, Lemaire HG, Unterbeck A, Salbaum JM, Masters CL, Grzeschik KH, Multhaup G, Beyreuther K, Muller-Hill B. 1987. The precursor of Alzheimer's disease amyloid A4 protein resembles a cell-surface receptor. Nature 325: 733-736.
• http://dx.doi.org/10.1038/325733a0
• PMid:2881207

49. Konig G, Monning U, Czech C, Prior R, Banati R, Schreiter-Gasser U, Bauer J, Masters CL, Beyreuther K. 1992. Identification and differential expression of a novel alternative splice isoform of the beta A4 amyloid precursor protein (APP) mRNA in leukocytes and brain microglial cells. J Biol Chem 267: 10804-10809.
• PMid:1587857

50. Kummer MP, et al. 2011. Nitration of tyrosine 10 critically enhances amyloid beta aggregation and plaque formation. Neuron 71: 833-844.
• http://dx.doi.org/10.1016/j.neuron.2011.07.001
• PMid:21903077

51. Li R, et al. 2004. Amyloid beta peptide load is correlated with increased beta-secretase activity in sporadic Alzheimer's disease patients. Proc Natl Acad Sci U S A 101: 3632-3637.
• http://dx.doi.org/10.1073/pnas.0205689101
• PMid:14978286 PMCid:PMC373514

52. Lim F, Hernandez F, Lucas JJ, Gomez-Ramos P, Moran MA, Avila J. 2001. FTDP-17 mutations in tau transgenic mice provoke lysosomal abnormalities and Tau filaments in forebrain. Mol Cell Neurosci 18: 702-714.
• http://dx.doi.org/10.1006/mcne.2001.1051
• PMid:11749044

53. Liu CC, Kanekiyo T, Xu H, Bu G. 2013. Apolipoprotein E and Alzheimer disease: risk, mechanisms and therapy. Nat Rev Neurol.

54. Lucas JJ, Hernandez F, Gomez-Ramos P, Moran MA, Hen R, Avila J. 2001. Decreased nuclear beta-catenin, tau hyperphosphorylation and neurodegeneration in GSK-3beta conditional transgenic mice. EMBO J 20: 27-39.
• http://dx.doi.org/10.1093/emboj/20.1.27
• PMid:11226152 PMCid:PMC140191

55. Mangialasche F, Solomon A, Winblad B, Mecocci P, Kivipelto M. 2010. Alzheimer's disease: clinical trials and drug development. Lancet Neurol 9: 702-716.
• http://dx.doi.org/10.1016/S1474-4422(10)70119-8

56. Medina M, Garrido JJ, Wandosell FG. 2011. Modulation of GSK-3 as a Therapeutic Strategy on Tau Pathologies. Front Mol Neurosci 4: 24.
• http://dx.doi.org/10.3389/fnmol.2011.00024
• PMid:22007157 PMCid:PMC3186940

57. Mehan S, Meena H, Sharma D, Sankhla R. 2011. JNK: a stress-activated protein kinase therapeutic strategies and involvement in Alzheimer's and various neurodegenerative abnormalities. J Mol Neurosci 43: 376-390.
• http://dx.doi.org/10.1007/s12031-010-9454-6
• PMid:20878262

58. Moreno-Flores MT, Salinero O, Wandosell F. 1998. BetaA amyloid peptide (25-35) induced APP expression in cultured astrocytes. J Neurosci Res 52: 661-671.
• http://dx.doi.org/10.1002/(SICI)1097-4547(19980615)52:6<661::AID-JNR5>3.0.CO;2-6

59. Mudher A, Lovestone S. 2002. Alzheimer's disease-do tauists and baptists finally shake hands? Trends Neurosci 25: 22-26.
• http://dx.doi.org/10.1016/S0166-2236(00)02031-2

60. Munoz-Montano JR, Moreno FJ, Avila J, Diaz-Nido J. 1997. Lithium inhibits Alzheimer's disease-like tau protein phosphorylation in neurons. FEBS Lett 411: 183-188.
• http://dx.doi.org/10.1016/S0014-5793(97)00688-1

61. Nemirovsky A, Fisher Y, Baron R, Cohen IR, Monsonego A. 2011. Amyloid beta-HSP60 peptide conjugate vaccine treats a mouse model of Alzheimer's disease. Vaccine 29: 4043-4050.
• http://dx.doi.org/10.1016/j.vaccine.2011.03.033
• PMid:21473952

62. Nitsch RM. 2004. Immunotherapy of Alzheimer disease. Alzheimer Dis Assoc Disord 18: 185-189.
• PMid:15592128

63. O'Neill C, Kiely AP, Coakley MF, Manning S, Long-Smith CM. 2012. Insulin and IGF-1 signalling: longevity, protein homoeostasis and Alzheimer's disease. Biochem Soc Trans 40: 721-727.
• http://dx.doi.org/10.1042/BST20120080
• PMid:22817723

64. Panza F, Frisardi V, Solfrizzi V, Imbimbo BP, Logroscino G, Santamato A, Greco A, Seripa D, Pilotto A. 2012. Immunotherapy for Alzheimer's disease: from anti-beta-amyloid to tau-based immunization strategies. Immunotherapy 4: 213-238.
• http://dx.doi.org/10.2217/imt.11.170
• PMid:22339463

65. Prince M, Lovestone S, Cervilla J, Joels S, Powell J, Russ C, Mann A. 2000. The association between APOE and dementia does not seem to be mediated by vascular factors. Neurology 54: 397-402.
• http://dx.doi.org/10.1212/WNL.54.2.397
• PMid:10668701

66. Roberson ED, Scearce-Levie K, Palop JJ, Yan F, Cheng IH, Wu T, Gerstein H, Yu GQ, Mucke L. 2007. Reducing endogenous tau ameliorates amyloid beta-induced deficits in an Alzheimer's disease mouse model. Science 316: 750-754.
• http://dx.doi.org/10.1126/science.1141736
• PMid:17478722

67. Roder HM. 2003. Prospect of therapeutic approaches to tauopathies. J Mol Neurosci 20: 195-202.
• http://dx.doi.org/10.1385/JMN:20:2:195

68. Ross CA, Poirier MA. 2004. Protein aggregation and neurodegenerative disease. Nat Med 10 Suppl: S10-17.
• http://dx.doi.org/10.1038/nm1066
• PMid:15272267

69. Saito T, et al. 2011. Potent amyloidogenicity and pathogenicity of Abeta43. Nat Neurosci 14: 1023-1032.
• http://dx.doi.org/10.1038/nn.2858
• PMid:21725313

70. Salinero O, Garrido JJ, Wandosell F. 1998. Amyloid precursor protein proteoglycan is increased after brain damage. Biochim Biophys Acta 1406: 237-250.
• http://dx.doi.org/10.1016/S0925-4439(98)00009-X

71. Salinero O, Moreno-Flores MT, Wandosell F. 2000. Increasing neurite outgrowth capacity of beta-amyloid precursor protein proteoglycan in Alzheimer's disease. J Neurosci Res 60: 87-97.
• http://dx.doi.org/10.1002/(SICI)1097-4547(20000401)60:1<87::AID-JNR9>3.0.CO;2-C

72. Sandbrink R, Masters CL, Beyreuther K. 1996. APP gene family. Alternative splicing generates functionally related isoforms. Ann N Y Acad Sci 777: 281-287.
• http://dx.doi.org/10.1111/j.1749-6632.1996.tb34433.x

- PMid:8624099

73. Sandbrink R, Banati R, Masters CL, Beyreuther K, Konig G. 1993. Expression of L-APP mRNA in brain cells. Ann N Y Acad Sci 695: 183-189.
- http://dx.doi.org/10.1111/j.1749-6632.1993.tb23049.x
- PMid:8239280

74. Schubert D, LaCorbiere M, Saitoh T, Cole G. 1989. Characterization of an amyloid beta precursor protein that binds heparin and contains tyrosine sulfate. Proc Natl Acad Sci U S A 86: 2066-2069.
- http://dx.doi.org/10.1073/pnas.86.6.2066
- PMid:2494659 PMCid:PMC286848

75. Selkoe DJ. 2002. Alzheimer's disease is a synaptic failure. Science 298: 789-791.
- http://dx.doi.org/10.1126/science.1074069
- PMid:12399581

76. Shivers BD, Hilbich C, Multhaup G, Salbaum M, Beyreuther K, Seeburg PH. 1988. Alzheimer's disease amyloidogenic glycoprotein: expression pattern in rat brain suggests a role in cell contact. EMBO J 7: 1365-1370.
- PMid:2900758 PMCid:PMC458385

77. Simon D, Medina M, Avila J, Wandosell F. 2011. Overcoming cell death and tau phosphorylation mediated by PI3K-inhibition: a cell assay to measure neuroprotection. CNS Neurol Disord Drug Targets 10: 208-214.
- http://dx.doi.org/10.2174/187152711794480401
- PMid:21222634

78. Sohn JH, So JO, Kim H, Nam EJ, Ha HJ, Kim YH, Mook-Jung I. 2007. Reduced serum level of antibodies against amyloid beta peptide is associated with aging in Tg2576 mice. Biochem Biophys Res Commun 361: 800-804.
- http://dx.doi.org/10.1016/j.bbrc.2007.07.107
- PMid:17678618

79. Takashima A, Honda T, Yasutake K, Michel G, Murayama O, Murayama M, Ishiguro K, Yamaguchi H. 1998a. Activation of tau protein kinase I/glycogen synthase kinase-3beta by amyloid beta peptide (25-35) enhances phosphorylation of tau in hippocampal neurons. Neurosci Res 31: 317-323.
- http://dx.doi.org/10.1016/S0168-0102(98)00061-3

80. Takashima A, et al. 1998b. Presenilin 1 associates with glycogen synthase kinase-3beta and its substrate tau. Proc Natl Acad Sci U S A 95: 9637-9641.
- http://dx.doi.org/10.1073/pnas.95.16.9637
- PMid:9689133 PMCid:PMC21391

81. Takasugi N, Tomita T, Hayashi I, Tsuruoka M, Niimura M, Takahashi Y, Thinakaran G, Iwatsubo T. 2003. The role of presenilin cofactors in the gamma-secretase complex. Nature 422: 438-441.
- http://dx.doi.org/10.1038/nature01506
- PMid:12660785

82. Taylor JP, Hardy J, Fischbeck KH. 2002. Toxic proteins in neurodegenerative disease. Science 296: 1991-1995.
- http://dx.doi.org/10.1126/science.1067122
- PMid:12065827

83. Vassar R. 2001. The beta-secretase, BACE: a prime drug target for Alzheimer's disease. J Mol Neurosci 17: 157-170.
- http://dx.doi.org/10.1385/JMN:17:2:157

84. Ward SM, Himmelstein DS, Lancia JK, Binder LI. 2012. Tau oligomers and tau toxicity in neurodegenerative disease. Biochem Soc Trans 40: 667-671.
- http://dx.doi.org/10.1042/BST20120134
- PMid:22817713 PMCid:PMC3704193

85. Webster SJ, Mruthinti S, Hill WD, Buccafusco JJ, Terry AV, Jr. 2012. An aqueous orally active vaccine targeted against a RAGE/AB complex as a novel therapeutic for Alzheimer's disease. Neuromolecular Med 14: 119-130.
- http://dx.doi.org/10.1007/s12017-012-8176-z
- PMid:22415896

86. Yan R, et al. 1999. Membrane-anchored aspartyl protease with Alzheimer's disease beta-secretase activity. Nature 402: 533-537.
- http://dx.doi.org/10.1038/990107
- PMid:10591213

87. Yan YC, Bai Y, Wang LF, Miao SY, Koide SS. 1990. Characterization of cDNA encoding a human sperm membrane protein related to A4 amyloid protein. Proc Natl Acad Sci U S A 87: 2405-2408.
- http://dx.doi.org/10.1073/pnas.87.7.2405
- PMid:1690887 PMCid:PMC53697

OmniaScience

DOI:

http:dx.doi.org/10.3926/oms.49

REFERENCIAR ESTE CAPÍTULO:

Rodríguez Cruz, Y., García Fariñas, A., Amaro Gonzalez, D., García Rodríguez, J.C. (2014). De la Neuroprotección a la Neurorestauración. Evidencias de las Potencialidades de la Neuro-eritropoyetina (Neuro-EPO). En García Rodríguez, J.C. (Ed.). Neuroprotección en enfermedades Neuro y Heredo degenerativas. Barcelona, España: OmniaScience; 2014. pp.53-78.

De la Neuroprotección a la Neurorestauración. Evidencias de las Potencialidades de la Neuro-eritropoyetina (Neuro-EPO)

YAMILA RODRÍGUEZ CRUZ[1]

ANAÍ GARCÍA FARIÑAS[2]

DANIEL AMARO GONZALEZ[3]

JULIO CÉSAR GARCÍA RODRÍGUEZ[4]

[1] Médico, Jefe laboratorio de Investigaciones. Departamento de Histología. ICBP "Victoria de Girón".Universidad de Ciencias Médicas de la Habana, Cuba.

[2] Licenciada en Ciencias Farmacéuticas, Doctora en Ciencias de la Salud. Escuela Nacional de Salud Pública, Cuba.

[3] Ingeniero, Doctor en Ciencias Técnicas del Instituto Superior Politécnico de Toulouse, Francia. Jefe Departamento de Desarrollo de Productos y Formulaciones. Centro de Inmunología Molecular (CIM) La Habana, Cuba.

[4] Bioquímico, Profesor e Investigador Titular, Biotecnólogo de Segundo Nivel, PhD, Doctor en Ciencias de la Salud, Coordinador para Ciencias de la Vida y Notoxicología. Oficina del asesor Científico. Consejo de Estado, Cuba.

juliocesar.neurotox@gmail.com

RESUMEN

En este capítulo los autores dan una amplia visión de las potencialidades que tiene la eritropoyetina en su variante de Neuro-EPO aplicada nasalmente. Esta molécula es muy similar a la endógena producida por los astrocitos del cerebro humano. Hasta el presente constituye el único derivado no eritropoyético de la eritropoyetina que no tiene modificaciones químicas en su estructura. Se discuten y muestran sus potencialidades en modelos de isquemia cerebral. Así como, su carácter de gestor natural de lam Neuroprotección endógena y su relación con la Neuroglobina *(Ngb)* proteína neuronal necesaria y base moleculares para el desarrollo de los mecanismos de la Neuroprotección endógena, tan necesarios en la repuestas al normal envejecimiento, así como su posible participación en la reparación en los procesos patológicos agudos como la isquemia cerebral o en los crónicos como la enfermedad de Parkinson o Alzheimer y en las enfermedades genéticas como la Ataxia SCA-2.

Son discutidos los beneficiosos efectos del tratamiento con Neuro-EPO nasal sobre poblaciones neuronales a nivel corticales y subcorticales. Demostrándose la superior eficiencia de la Neuro-EPO por vía nasal, al ser comparada con la eritropoyetina humana recombinante cuando es aplicada intraperitonealmente en modelos de isquemia cerebral.

Se discuten las ventajas del soporte trófico durante el proceso del envejecimiento cerebral y la participación que tiene la Eritropoyetina en estos procesos. Desde el propio neurodesarrollo hasta la restauración neurológica. Potenciar las células totipotenciales existentes en el cerebro humano constituye un reto y tal vez una de las pocas vías seguras, factibles y bioéticamente aceptables para acometer la necesaria neuro restauración una vez que las acciones y funciones de nuestro cerebro lo requieran.

Este capítulo además dispone de una amplia caracterización de las ventajas para la producción de la Neuro-EPO por la biotecnología. Lo cual constituye un sólido soporte para lograr en cantidades necesarias un neuroprotector de forma estable y segura, que permitan un sólido soporte para su utilización a gran escala y así satisfacer la creciente demanda a nivel mundial.

Finalmente un enfoque económico se realiza a la actividad de neuroprotección farmacológica donde se introduce el término costo-efectividad de las posibles alternativas terapéuticas, en aras de proporcionar las necesarias evidencias para un proceso de toma de decisiones informado por parte de las autoridades sanitarias a los diferentes niveles.

1. Breve historia de la eritropoyetina

Hoy, en la segunda década del siglo XXI conocemos a la eritropoyetina (EPO) como una hormona glicoproteica cuya función más conocida es su participación en el proceso de eritropoyesis. Aunque, cada vez son conocidas otras importantes funciones de la EPO, en particular a aquellas relacionadas con la supervivencia celular en el sistema nervioso central (SNC).

Hace 150 años, el médico francés Denis Jourdanet reconoció indirectamente la relación entre la menor presión parcial de oxígeno en sangre y la elevación del número de eritrocitos cuando estudió los niveles de hematocrito en personas que habían permanecido mucho tiempo viviendo en las alturas de los Alpes. El describió que la sangre de estas personas era más viscosa que las de sus pacientes que vivían a menor altura. Friedrich Miescher describió, en 1893, la formación de eritrocitos como resultado de una disminución de oxígeno en la médula ósea.

No es hasta 1906, cuando el francés Paul Carnot y su colaboradora Catherine Deflandre plantean por primera vez una hipótesis de que un factor humoral podía regular la formación de la sangre [1]. Su trabajo fue en el campo de la experimentación animal. Ellos aplicaron sangre de conejos sanos a conejos anémicos, detectando que en estos últimos, después del tratamiento los glóbulos rojos aumentaban de forma significativa. Esta hipótesis fue objeto de fallidos experimentos, los que se encaminaron a reproducir el reporte del resultado de Carnot y Deflandre en 1906. Fue necesario esperar 42 años hasta llegar al año 1948 donde dos nefrólogos finlandeses, Eva Bonsdorff y Eva Jalavisto le dieron el nombre de eritropoyetina (EPO) a este factor [2].

No obstante estas realidades históricas, hoy se reconoce como el descubridor de la EPO a Allan Jacob Erslev, quién publicó, en 1953, los primeros artículos científicos en los que se probaba sin duda alguna la existencia de la EPO [3]. Otro importante aporte es realizado en 1957 en la Universidad de Chicago donde Goldwasser y su colaborador Leon Orris Jacobson pudieron demostrar que la EPO se forma en el riñón [4], y fue aislada por vez primera de la orina humana 20 años después por Miyake, Kung y Goldwasser [5].

En los últimos 20 años del siglo XX se produce una revolución con las técnicas del ADN recombinante. En esos momentos el escenario del conocimiento estaba preparado para que en 1983, Fu-Kuen Lin, un empleado de Amgen, identificara el gen de la EPO humana [6]. En 1984, Sylvia Lee-Huang, de la Universidad de Nueva York, informó por primera vez la clonación y expresión de EPO recombinante humana (rhuEpo) en la bacteria Escherichia coli [7]; lo que luego fue logrado también en células de mamífero (células CHO) [6]. De esta forma, se hizo posible la producción de rhu-Epo en grandes cantidades hasta el presente.

2. Funciones no eritropoyética de la EPO

La EPO, además de estimular la proliferación, diferenciación y maduración de los eritrocitos y otras células hematopoyéticas, lo cual le confiere reconocida eficacia para el tratamiento de la anemia, se le han atribuido otros efectos fisiológicos que la relacionan con el tratamiento de la isquemia cerebral a través de una cascada de fosforilación que incluye la vía de la Janus kinasa-2 y la familia de serina/treonina kinasa [8], y vías de transducción de señales y activadores de la transcripción [9] que convergen en el efecto sobre la familia de las proteínas BCL, las cuales protegen las neuronas de la apoptosis.

Desafortunadamente, estos efectos se han logrado con la EPO que tienen un elevado contenido de ácido siálico (resto de carbohidratos) en su estructura que lo protege del metabolismo hepático y por tanto es capaz de inducir la eritropoyesis. Lo cual es un hecho indeseado ante un evento vascular. Ya que cualquier incremento en la viscosidad de la sangre pude favorecer un nuevo proceso trombótico y complicar el cuadro clínico del paciente. Esta realidad se hace más crítica por el hecho de que la EPO no atraviesa con facilidad la barrera hematoencefálica, no existiendo una ventana de dosis terapéutica que permita alcanzar niveles terapéuticos de la EPO en el SNC sin tener un efecto proliferativo en las células sanguíneas. Así las cosas, en la última década se han desarrollado un creciente número de derivados de la EPO que no presentan capacidad eritropoyética pero si capacidad Neuroprotectora en el SNC.

3. Variantes No eritropoyéticas con capacidad Neuroprotectora de la EPO

Recientemente, algunas nuevas eritropoyetinas sin la actividad eritropoyética han sido desarrolladas. Estas nuevas moléculas, conservan su habilidad de proteger el tejido nervioso ante diferentes lesiones, como la hipóxia. Estas nuevas moléculas son: la Asialo Eritropoyetina (AsialoEPO) [10,11]; EPO carbamilada (CEPO) [12,13], y la EPO con Bajo contenido de ácido siálico (Neuro-EPO) [14-20].

3.1. AsialoEPO

La AsialoEPO conserva la acción de neuroprotectora y se obtiene por la desializazión total de la EPO, es decir a través de un procedimiento enzimático para la eliminación de todos sus residuos de ácido siálico. Esta molécula mantiene la misma afinidad por los receptores de la EPO y sus propiedades neuroprotectoras, su vida en sangre es muy breve por lo cual no induce la eritropoyesis [21].

Erbayraktar y colaboradores, 2003 han mostrado la actividad protectora de la AsialoEPO en modelos de isquemia cerebral, compresión de la médula espinal, y la lesión del nervio ciático. Adicionalmente, AsialoEPO protege en modelo de rata de 7 días de nacidas afectadas por isquemia hipoxia neonatal con efectividad similar a lograda por la EPO [22].

3.2. CEPO

Otra molécula modificada de EPO que manifiesta únicamente la acción neuroprotectora sin la actividad de eritropoyética es la EPO carbamilada conocida como CEPO. Esta se obtiene a través de la reacción química de carbamilación de todos los residuos del aminoácido lisina dando como resultado de EPO carbamilada (CEPO) [23].

CEPO, similar a lo AsialoEPO, carece del efecto eritropoyético, pero mantiene los efectos neuroprotectores en biomodelos de isquemia cerebral, neuropatía diabética, y encéfalo mielitis autoimmune experimental. Estos efectos son hasta cierto punto, comparables a los obtenidos con EPO [24].

Es importante notar que CEPO tiene una afinidad mínima para el receptor de la EPO y que sus efectos son mediados por un receptor diferente al receptor de la EPO (EPOR). Se postula que su acción es mediada por un monómero del EPOR unido a un dímero del receptor común (CR) [25]. Otra investigación realizada en modelo de isquemia cerebral focal en rata, demostró que el tratamiento intravenoso con CEPO logró recuperación funcional de los animales lesionados y tratados [26].

Un creciente número de resultados experimentales preclínicos avalan las propiedades neuroprotectoras de la CEPO en diferentes lesiones del SNC[27-29] así como su seguridad para no alterar sobre la homeostasis de la sangre en los modelos donde ha sido aplicada [30].

3.3. Neuro-EPO

Durante la producción biotecnológica de rHu-EPO, son obtenidas varias isoformas con contenido diferentes de ácido de siálico. Cuando el contenido de ácido siálico por mol de proteína es menor de 10, es considerada ésta EPO que tiene insuficiente protección para ser usada como agente eritropoyético, ya que su vida en sangre será relativamente corta y será degradada en el hígado. A través un proceso tecnológico que se explica más adelante en este capítulo, esta proteína es obtenida a través de diferentes pasos de purificación hasta obtener una forma de eritropoyetina con bajo contenido de ácido siálico que hemos denominado Neuro-EPO. Este nombre viene dado por su similitud a la que se sintetiza en el cerebro mamífero [16]. La Neuro-EPO cuando pasa a la sangre es rápidamente degradada por las proteasas hepáticas, por lo cual no puede hacer su efecto inductor de la síntesis de nuevos eritrocitos.

Por lo tanto, esta molécula debería ser administrada por una ruta no sistémica, como la ruta de intranasal, para prevenir su degradación hepática. La administración intranasal de Neuro-EPO ha demostrado ser segura; la molécula alcanza el cerebro rápidamente, no estimula la eritropoyesis después de los tratamientos agudos, y ha evidenciado la necesaria eficacia en algunos modelos de roedor con isquemia cerebral y en primates no humanos su paso al cerebro. La Neuro-EPO ha sido efectiva en los estudios preclínicos en diferentes biomodelos de enfermedades neurodegenerativas. La Neuro-EPO se ha desarrollado como un nuevo producto para el tratamiento de la fase aguda del infarto cerebral [14,15 y 17] así como en modelos no transgénicos de la enfermedad de Alzheimer [31]. Una descripción más detallada de los efectos en modelo de la enfermedad de Alzheimer aparece en el Capítulo "I" de este libro.

4. La Neuroprotección endógena y la relación Neuro-EPO y Neuroglobina

Como enfrentar el daño que produce la concomitante perdida del nivel crítico de oxígeno y de glucosa, por la caída súbita del flujo sanguíneo cerebral en una determinada región del encéfalo, constituyen un reto no superado por las neurociencias del siglo XXI.

Es nuestro criterio que potenciar la neuroprotección endógena es una de las estrategias más prometedoras para lograr en el menor tiempo posible, el menor daño al cerebro después de una isquemia cerebral. Sin lugar a dudas, esto constituye una alternativa terapéutica rápida y segura. En esta sesión pretendemos de forma muy breve explicar nuestra visión de como realizar ésta estrategia y explicar los avances logrados por nuestro grupo y de otros colectivos científicos que trabajan también en esta dirección.

Existe hoy un amplio consenso de que la Neuroglobina (Ngb) tiene función neuroprotectora endógena sobre las neuronas del SNC de los mamíferos [32]. La Ngb es una de las proteínas de la gran familia de las globulinas y está expresada específicamente en las neuronas del cerebro.

Un creciente número de evidencias han demostrado que la Ngb es un único neuroprotector endógeno que se sobre expresa al nivel de las neuronas después de un ataque isquémico, lo cual, fuertemente sugiere su importante contribución en los mecanismos endógenos, a nivel neuronal en la respuesta al infarto cerebral.

Es conocido que en los últimos 20 años, más de cien ensayos clínicos desarrollados para evaluar putativos neuroprotectores contra la isquemia cerebral, con acción demostrada en disímiles puntos de la denominada cascada de la isquemia cerebral *(Figura 1)*, con acción inhibidora o bloqueadora de pasos aparentemente críticos en esta cascada han tenido un fallo rotundo. Así las cosas, hemos llegados hasta la segunda década del siglo XXI sin poder asignar la esperada categoría de neuroprotector isquémico a ninguno de los fármacos desarrollados y-o evaluados hasta el presente.

Sin embargo, todo este esfuerzo ha permitido disponer de un nivel de conocimiento a nivel molecular, que lo podemos considerar como enorme y tal vez para algunos insuficientes para el propósito deseado. Pero para otros, existen nuevas posibilidades de lograr la anhelada neuroprotección partiendo del conocimiento alcanzado en las múltiples investigaciones. En particular, los estudios de precondicionamiento han demostrado la activación de mecanismos proteccionistas endógenos, que pueden prevenir o sensiblemente limitar el daño al cerebro post isquemia.

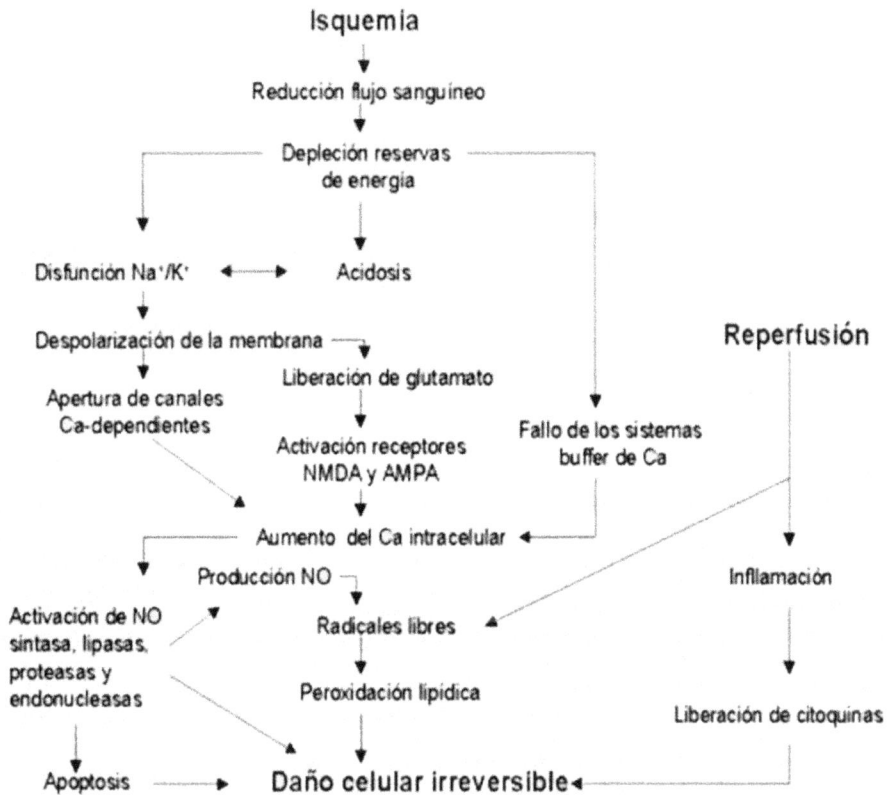

Figura 1: *Cascada de eventos bioquímicos que se producen en la isquemia cerebral.*

El potenciar estos mecanismos de la protección endógena podría ser la más prometedora de las estrategias para desarrollar las nuevas terapias contra la isquemia cerebral y otros desordenes como la Enfermedad de Alzheimer y el envejecimiento. Con este punto de vista, se nos presenta con absoluta claridad la Ngb (globina oxígeno-obligatoria) la cual favorablemente y específicamente se expresan en las neuronas del cerebro.

La expresión del gen de la Ngb se correlaciona inversamente con la severidad del daño histológico y con el déficit funcional después del ataque isquémico [33-36]. Adicionalmente, la perdida Ngb acelera el deterioro del área del cerebro afectada por la hipoxia isquémica [37].

Por ser la Ngb una proteína del intracelular, la posibilidad de incrementar sus niveles por aporte exógeno es considerada una terapéutica impracticable, sobre todo si tenemos en consideración las características del encéfalo y su selectiva protección y complejidad funcional y la disímil y notable alteración reinante, que pudiéramos considerar como un caos celular que se genera por el evento de la hipoxia-isquémica. A pesar de las realidades expresadas, nuevos acercamiento han dado indicios que se pueden potenciar, al menos al nivel preclínico los niveles de expresión de la Ngb en diferentes modelos de isquemia cerebral.

Recientes publicaciones demostraron que la Ngb participa en los mecanismos de la neuroprotección logradas por algunos compuesto, logrando un incremento de los niveles de expresión de la Ngb en regiones específica del encéfalo hipóxico–isquémico. Entre los fármacos utilizados está el ácido Valproico [38]; 17 beta-estradiol [39] y nuestros resultados con la aplicación nasal de la Neuro-EPO [40].

Proponer una explicación de los mecanismos de acción de la Neuro-EPO intranasal en la modulación de la expresión de la Ngb durante el tratamiento de la fase aguda de la isquemia, constituye uno de los objetivos a desarrollar. Sin embargo podemos especular que estas moléculas (Neuro-EPO y Ngb) pueden favorecer los mecanismos de restauración y neuroplasticidad en los animales isquémicos, postulados por nuestro grupo de investigación [16].

Un putativo mecanismo a nivel neuronal que explica incremento de los niveles de Ngb por la aplicación de Neuro-EPO en modelos de isquemia cerebral se ilustra en la *Figura 2*.

De confirmarse ésta hipótesis a nivel clínico, abriría nuevas posibilidades terapéuticas para estimular la regeneración del tejido y la recuperación de áreas cerebrales usando un método seguro y no invasivo, como es la vía intranasal. Constituyendo la aplicación de la Neuro-EPO una forma eficiente y segura de potenciar la neuroprotección endógena en el cerebro isquémico [40].

Los resultados obtenidos en los modelos de isquemia cerebral con la aplicación de la Neuro-EPO por la vía intranasal, demuestran el paso de la molécula al SNC.

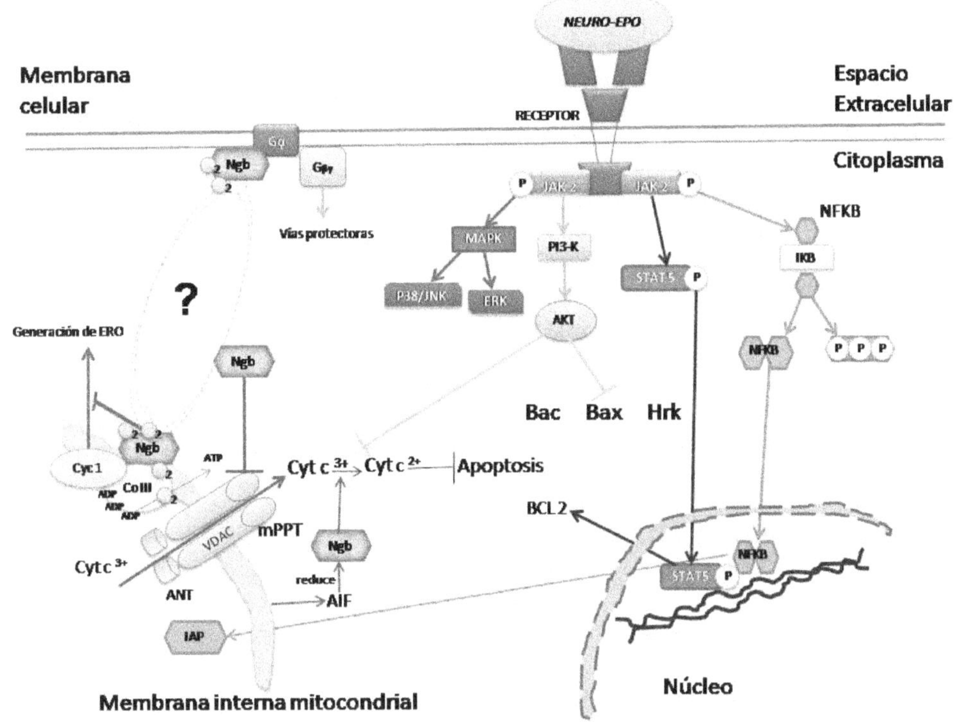

Figura 2: La Neuro-EPO se enlaza al receptor dimérico de la EPO y estimula la actividad quinasa JAK2 dando como resultado la fosforilación de JAK2 y del receptor de la EPO. La JAK2 activada iniciará una traducción de señales moleculares tales como: STAT-5, MAPK, ERK, PI (3) K/AKT y IKB, el cual adquiere la forma disociada NFKB. El NFKB y STAT5 penetran al núcleo neuronal, se enlazan al DNA y transcriben genes neuroprotectores como EPO; EPOR; bcl2 y posiblemente el gen de la Ngb, el cual evitará la muerte neuronal por apoptosis a nivel mitocondrial, interactuando por ejemplo Cyc 1 e inhibiendo la generación de especies reactivas del oxígeno en el complejo III mitocondrial y evitando la liberación del Cyt c3 al espacio citoplasmático y el desencadenamiento de mecanismos de apoptosis. Probablemente, otras funciones a este nivel como lograr una mayor eficiencia de la cadena respiratoria, al nivel del Complejo 2 y 3 garantizando los niveles de oxígeno para la formación de ATP. Nuestra hipótesis es que existe un ciclo de la Ngb a nivel de membrana citoplasmática hasta la membrana mitocondrial para el transporte de oxígeno (representado con flechas discontinuas), el cual se estimula por la Neuro-EPO en condiciones de hipoxia.

Su efecto terapéutico en la estructura morfológica y la función cerebral y su seguridad en la fase aguda del infarto cerebral tanto en modelos de isquemia e isquemia reperfusión, sugiriendo así el efecto neuroprotector y su capacidad de potenciar la neuroprotección endógena a través de un incremento sostenido de los niveles de expresión de la Ngb, al menos hasta 5 semanas post infarto isquémico y con tratamiento de Neuro-EPO por la vía intranasal [40].

A continuación describiremos los aspectos tecnológicos más relevantes de la obtención de la Neuro-EPO.

La Neuro-EPO es una solución de la Eritropoyetina humana recombinante de bajo contenido de ácido siálico (EPObás) en una solución polimérica de HPMC que se administra por vía nasal. El ingrediente farmacéutico activo es la Eritropoyetina humana recombinante de bajo contenido de ácido siálico (EPObás) la cual se obtiene de la purificación de Eritropoyetina a escala industrial en el paso cromatográfico de intercambio iónico. Con este ingrediente activo se ha desarrollado una formulación neuroprotectora contra daños al sistema nervioso central (SNC) que ha sido evaluada en diferentes modelos animales. Este efecto se logra a través de la potenciación de mecanismos antiapoptóticos, antiinflamatorios, neurotróficos y modulatorios de la excitabilidad neuronal. Su acción esta mediada por los receptores que se encuentran en las paredes de los vasos sanguíneos cerebrales; los astrocitos y las neuronas.

5. Descripción del proceso productivo

5.1. Proceso de fermentación para la producción de Eritropoyetina Humana Recombinante isoformas básicas para la tecnología de tanque agitado.

5.1.1. Descongelación

El primer paso del proceso de producción es la descongelación de un ámpula del banco de trabajo. Las ámpulas deben contener una cantidad de células $\geq 5 \times 10^6$ células con una viabilidad ≥ 80 %. Una vez descongeladas, las células se resuspenden en medio libre de proteínas, luego se siembran en frascos "T" para comenzar la expansión. La operación se realiza en cabina de flujo laminar.

5.1.2. Expansión en frascos "T"

Las células resuspendidas en medio fresco libre de suero, se incuban en frascos "T" de cultivo de 175 ó 225 cm2 a una concentración inicial $\geq 0.25 \times 10^6$ células/mL. El proceso debe durar entre 48 y 96 horas hasta alcanzar una masa celular confluente. La operación se realiza en condiciones asépticas bajo cabina de flujo laminar.

5.1.3. Expansión en Botellas Rotatorias

Una vez confluente la suspensión celular proveniente de los frascos "T" de 175 ó 225 cm2 se une para ser sembrada en botellas rotatorias ≥ 0,25 x 106 células/mL. Esta etapa debe durar alrededor de 7- 9 días y se alcanza una masa celular total ≥ 500 x 106 células. A continuación las células se transfieren a otras botellas rotatorias con medio de cultivo fresco. Luego de 3 ó 4 días de cultivo, debe alcanzarse una densidad celular ≥ 0,6 x 106 células/mL.

5.2. Inóculo a partir de Botellas Rotatorias

Se toma una muestra de 1 mL de cada botella rotatoria para cuantificar a las células y determinar la viabilidad celular. Se seleccionan las botellas rotatorias que se emplearan en la confección de inóculo teniendo en cuenta que el número de células totales debe ser ≥ 3 000 x 106, la viabilidad celular ≥ 80 % y el volumen de suspensión celular total es 5 L. La suspensión celular proveniente de cada botella rotatoria de 500 mL es trasvasada hacia el frasco de inóculo de 5 L.

5.2.1. Fermentación de producción en fermentador de 30 L

Verificada la esterilización se comienza el proceso de inóculo del fermentador a partir de botellas rotatorias. Una vez que el inóculo esté listo y ha sido aceptado se transfiere al fermentador semilla. Una vez que las células alcanzan la densidad celular máxima ≥ 1,0 x106 células/mL, se comienza a adicionar el medio de cultivo hasta alcanzar el volumen de trabajo de 30 L y la población celular sea mayor que 24 000 x 106 células. Una vez completado el volumen de trabajo se inicia el proceso de perfusión con el objetivo de incrementar la biomasa. Cuando se alcance una cantidad de células totales mayor de 60 000 millones se procederá a transferir el volumen de sobrenadante que contiene la cantidad de células requeridas hacia el fermentador de 1000L. Durante la fermentación, alrededor de 4 días se dedican a crecer el cultivo en la fase a templa y más de 15 días al proceso en perfusión.

5.2.2. Fermentación a escala de producción de 1000 L

El propósito del Fermentador de Tanque Agitado 1000L, es la obtención de sobrenadante rico en Eritropoyetina humana recombinante (EPOhr) a partir del cultivo de las células CHO-TA encargadas de su excreción. (*Figura 3*)

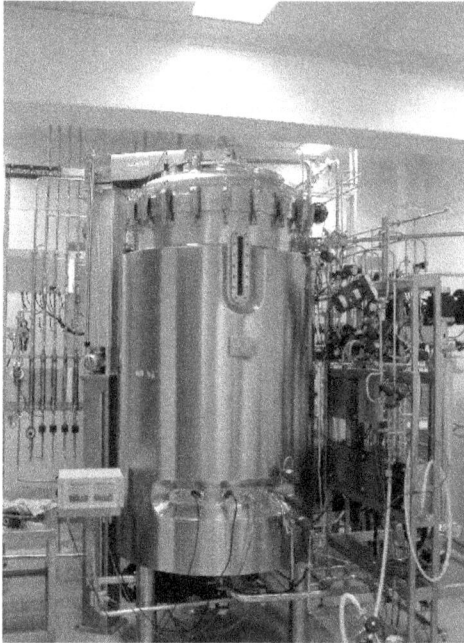

Figura 3: *Vista del Fermentador.*

5.2.3. Cosechas

La cosecha se comienza una vez que se inicia la perfusión y/o el cultivo continuo. Se colecta en bolsas estériles y apirogénicas de 500 L, 1000 L ó 2 500 L. Una vez llena la bolsa de cosecha, se retira la misma y se filtra por una batería de filtros cuyo poro inferior es de 0,22 μm.

5.3. Proceso de purificación para la producción de Eritropoyewtina Humana Recombinante isoformas básicas para la tecnología de tanque agitado.

5.3.1. Cromatografía de pseudo-afinidad Blue sepharose Fast Flow

El primer paso se realiza empleando la cromatografía de afinidad. El objetivo de este paso es la captura de Eritropoyetina y la eliminación parcial de los principales contaminantes presentes en el sobrenadante.

5.3.2. Cromatografía de pseudo-afinidad por quelatos metálicos

Este paso se realiza empleando la cromatografía de afinidad por quelatos metálicos. El objetivo de este paso es la captura de la Eritropoyetina y la eliminación total de la fracción de contaminantes que no fueron removidos en los pasos anteriores del proceso.

Después de equilibrada la columna, se aplica la elución del paso anterior y finalizada la aplicación, se continúa pasando solución de equilibrio, luego se hace circular a través de la columna buffer de elución permitiendo que eluya el ingrediente activo. La elución de la matriz se filtra y almacena a 4oC, para su posterior tratamiento.

5.3.3. Cromatografía de intercambio iónico

Este paso se realiza empleando la cromatografía de intercambio iónico. El objetivo de este paso es la separación de las isoformas ácidas de las básicas, la remoción de ADN y realizar la concentración del producto. En este paso se eleva la pureza del ingrediente activo por encima del 98 %.

5.3.4. Cromatografía de filtración en gel

Esta operación se realiza empleando una cromatografía de exclusión por tamaño. Este paso tiene como objetivo realizar un cambio de buffer de la proteína, dando lugar así a la materia prima activa.

Una vez terminado el paso cromatográfico se realiza la filtración esterilizante del producto.

Finalmente se realiza la higienización, la limpieza y el mantenimiento de la columna.

Para la higienización se aplica la solución NaOH 0,5 M, para la limpieza se emplea la solución NaOH 1 M y la solución de mantenimiento es NaOH 0,01 M.

5.3.5. Ultrafiltración/Diafiltración. (Etapa de concentración)

El pool de MPA es concentrado a través de una membrana de polyetersulfona de 10 kDa, hasta alcanzar una concentración de proteína dentro del intervalo establecido en las especificaciones del IFA.

La etapa de concentración consiste en reducir el volumen total del pool de la elución de las isoformas básicas hasta alcanzar un intervalo de concentración de proteína entre 1,8 y 2,4 g/L.

Ajuste de la concentración final y adición de Tween 80.

Luego de obtener la concentración deseada, se procede a la adición de Tween 80 según la masa de proteína, con el objetivo de estabilizar la proteína en el tiempo.

5.3.6. Filtración esterilizante

El objetivo de este paso es mantener el producto libre de contaminación microbiana hasta que se someta al proceso de formulación. El paso de filtración se realiza con filtros cuya membrana tiene una porosidad de 0,2 μm y su material de construcción es inerte con relación al producto, los mismos están acoplados a bolsas de 5L estériles y apirogénicas en donde será almacenado el producto a 4oC (*Figura 4*).

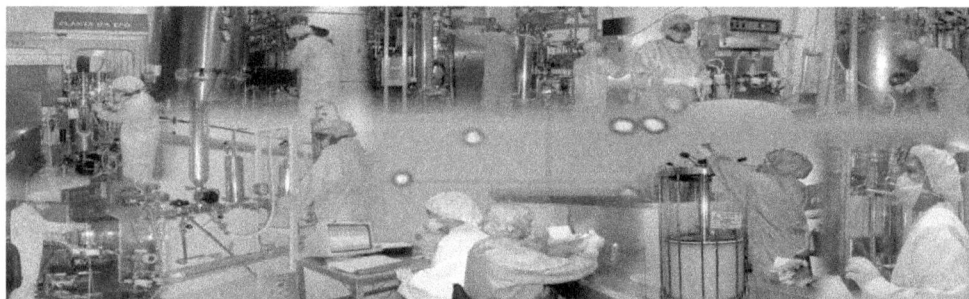

Figura 4: *Vistas de los diferentes procesos industriales de obtención de la Neuro-EPO.*

5.3.7. Formulación

La formulación de la Neuro-EPO está compuesta por varios excipientes, los cuales tienen un proceso previo de preparación antes de ser utilizados en el formulado. Estas preparaciones consisten en la obtención del polímero concentrado y la obtención de la solución estéril concentrada de isotonizante, promotor de absorción. (Patente: Formulaciones nasales de EPOrh con bajo contenido de ácido siálico para el tratamiento de enfermedades del sistema nervioso central. No.2758-2008, 2009).

Finalmente presentamos un enfoque económico de la actividad de neuroprotección farmacológica con el objetivo de minimizar las barreras de acceso a los sistemas de salud pública. en aras de proporcionar las necesarias evidencias para un proceso de toma de decisiones informado por parte de las autoridades sanitarias a los diferentes niveles.

6. Los aspectos económicos en el entorno de la evaluación e introducción de las tecnologías sanitarias

La mólecula Neuro-EPO se inserta en un entramado complejo de potencialidades de intervención farmacológica dirigidas a la neuroprotección que va desde: el reconocimiento de la cascada isquémica que ha representado una de las oportunidades de intervención farmacológica [41] los flavonoides para los que se han descrito efectos protectores en diversas condiciones patológicas como la isquemia cardiovascular, diabetes mellitus, hipercolesteremia, la ateroesclerosis y el cáncer [42], hasta las potencialidades aportadas por las nanotecnologías como estructuras transportadoras de sustancias activas con fines neuroprotectores ó como potenciadores de la neurogénesis y migración de células de una zona del cerebro a otra [42] No obstante, este aparente prometedor y prolijo entorno, desafortunadamente hasta hoy no muestra resultados clínicos concluyentes a favor de ninguno de los candidatos.

El éxito del enfrentamiento del problema de salud que representan hoy las enfermedades neuro y heredo degenerativas dependerá no sólo de que finalmente se logre contar con una terapia que "genere beneficios y efectos perdurables por influir de manera favorable sobre la etiología o patogenia subyacente impidiendo o demorando el inicio de la enfermedad o el deterioro clínico gradual", de manera segura, eficaz y efectiva, sino que será necesario que devenga en una tecnología eficiente tal que se viabilice el acceso a ella por parte de grandes poblaciones.

En consecuencia, la contemporaneidad se distingue por que al evaluar una tecnología sanitaria se examinan las consecuencias clínicas, sociales, económicas y legales que se producen a corto y largo plazo derivadas de su uso. En este contexto se visualiza cada vez con mayor fuerza y claridad la incorporación de preguntas tales como: ¿qué tecnología deberá introducirse para el uso por las grandes poblaciones? y ¿quién deberá asumir el financiamiento de estas? Entre los elementos a considerar para responder estas interrogantes están los de naturaleza económica. Por ello cada vez con mayor frecuencia se puede encontrar en las agendas, tanto de las agencias o autoridades reguladoras de medicamentos, los directivos de los sistemas de salud como de la población en general la exigencia de considerar aspectos relativos a los costos y su relación con los resultados en salud aportados por las nuevas propuestas farmacológicas.

Desde la última mitad del siglo pasado y hasta nuestros días se observa cómo aumentan los países que reconocen desde su marco legal que para el registro de una nueva tecnología sanitaria, digamos por ejemplo un medicamento, deberá contarse con elementos probatorios ya no solo de su seguridad, eficacia y efectividad sino que también deberán aportarse evidencias de la eficiencia. Este último requisito alcanza especial relevancia para fines como establecer precios, incluir tecnologías entre aquellas financiadas por los fondos públicas o definir políticas reembolso. Esto se basa en que generalmente los recursos disponibles no alcanzan para financiar todas las nuevas tecnologías que se necesitan y han probado ser seguras y eficaces. Se trata de priorizar, en términos de financiamiento público y garantía de acceso aquellas tecnologías que aporten valor en relación con el coste que suponen para la sociedad [43,44].

En los años 90 del pasado siglo comenzó el proceso de incorporación de los aspectos económicos por parte de las jurisdicciones y agencias reguladoras o evaluadoras de tecnologías sanitarias. Australia, en 1993, fue el primer país en considerar los elementos adoptados por las evaluaciones económicas para la decisión del reembolso financiero de los medicamentos. En el Reino Unido, desde la creación del National Institute for Health and Clinical Excellence (NICE) en 1999, dependiente del Servicio Nacional de Salud, constituye probablemente la piedra angular en la formalización de los aspectos económicos a través de la exigencia de la presentación de resultados de evaluaciones económicas como soporte para la toma de decisiones en salud para Inglaterra y Gales. Además países como: Bélgica, Dinamarca, Finlandia, Irlanda, Holanda, Noruega, Portugal, Suecia, Hungría, Nueva Zelanda, Korea, Canadá, Suecia y Alemania han incorporado de manera formal el uso de la evaluación económica de tecnologías sanitarias [45]. En Chile, recientemente, economistas de la salud han propuesto que la naciente Agencia Nacional de Medicamentos incorpore la solicitud de los elementos de corte económico [46]. Otra de las expresiones de cómo el tema va ganando espacio ha sido la emisión de guías metodológicas a nivel nacional. En la región de Latinoamérica, Brasil, México, Colombia y Cuba ya han establecido los lineamientos esenciales para la evaluación económica a través de la emisión de guías metodológicas locales [47,48].

En la actualidad existen dos indicadores fundamentales que constituyen la evidencia de en qué medida puede considerarse eficiente una nueva tecnología sanitaria: el impacto presupuestario y la razón costo efectividad. El primero se refiere a la necesidad de contar con un estudio que permita evaluar si la autoridad puede efectivamente financiar la introducción de la nueva tecnología para toda la población. El segundo se calcula a través de la realización de una evaluación económica (EE).

Una EE se define como un análisis comparativo de cursos alternativos de acción, en términos de sus costos y consecuencias [49] .

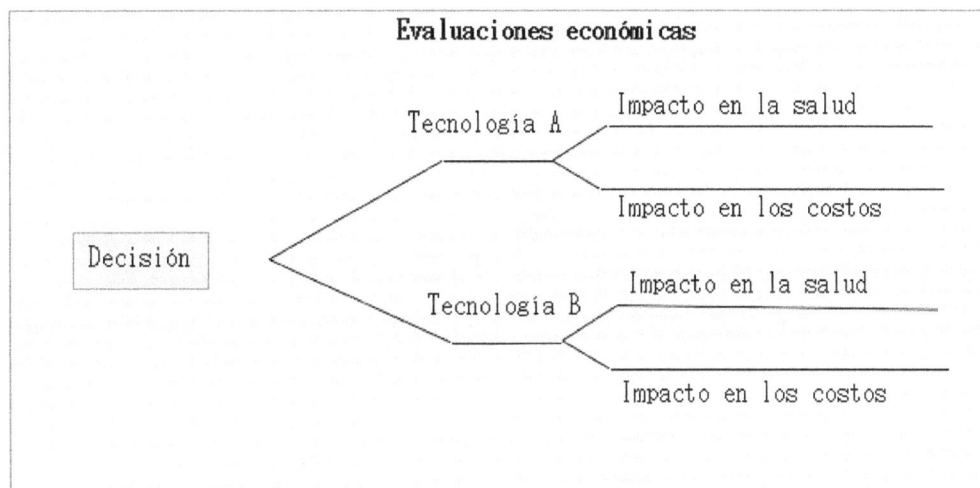

Figura 5. *Representación esquemática de la evaluación económica como análisis comparativo de cursos de acción alternativos sobre la base de la relación entre sus efectos en la salud y sus costos.*

Existen 4 tipos fundamentales de estudios de evaluación económica:

• Estudio de minimización de costos (EMC): Se comparan una o más opciones que tiene el mismo resultado sanitario en igualdad de circunstancias y con los mismos riesgos y efectos secundarios. Solo se comparan los costos netos directos de las alternativas para identificar la menos costosa.

- Estudio de costo-beneficio (ECB): Forma de evaluación económica en la que tanto los costos como las consecuencias vienen expresados en términos monetarios.

- Estudio costo-efectividad (ECE): Se identifican y cuantifican los costos y los resultados de diversas opciones o procedimientos alternativos para alcanzar un mismo objetivo, donde los costos vienen expresados en términos monetarios y las consecuencias (efectos) en unidades físicas o naturales.

- Estudio de costo-utilidad (ECU): Se identifican y cuantifican los costos y los resultados de procedimientos alternativos para alcanzar un mismo objetivo, donde los costos vienen expresados en términos monetarios y las consecuencias (utilidades percibidas y valoradas subjetivamente por los usuarios) en términos de calidad de vida percibida o períodos de tiempo saludable. Por ejemplo: Años de vida ajustados por calidad (QUALYS o AVAC) y Años de vida ajustados por discapacidad (DALYS o AVAD).

Una vez identificados y valorados los resultados en la salud y los recursos, es necesario relacionarlos para comparar la eficiencia de cada opción. Para esto se debe en primer lugar calcular los valores medios de las razones costos efectividad de cada opción en estudio y posteriormente realizar el análisis incremental donde se comparan, entre pares, las razones costos/resultados de las opciones 50.

La razón costo efectividad incremental, se calcula a través de la siguiente fórmula:

$$CEI = \frac{(costo_A - costo_B)}{(efectividad_A - efectividad_B)}$$

donde: CEI: razón costo efectividad incremental

costoA: costo de la tecnología A

costoB: costo de la tecnología B

efectividadA: efectividad de la tecnología A

efectividadB: efectividad de la tecnología B

Otra opción para el análisis de esta razón es la representación gráfica en un plano denominado de costo efectividad.

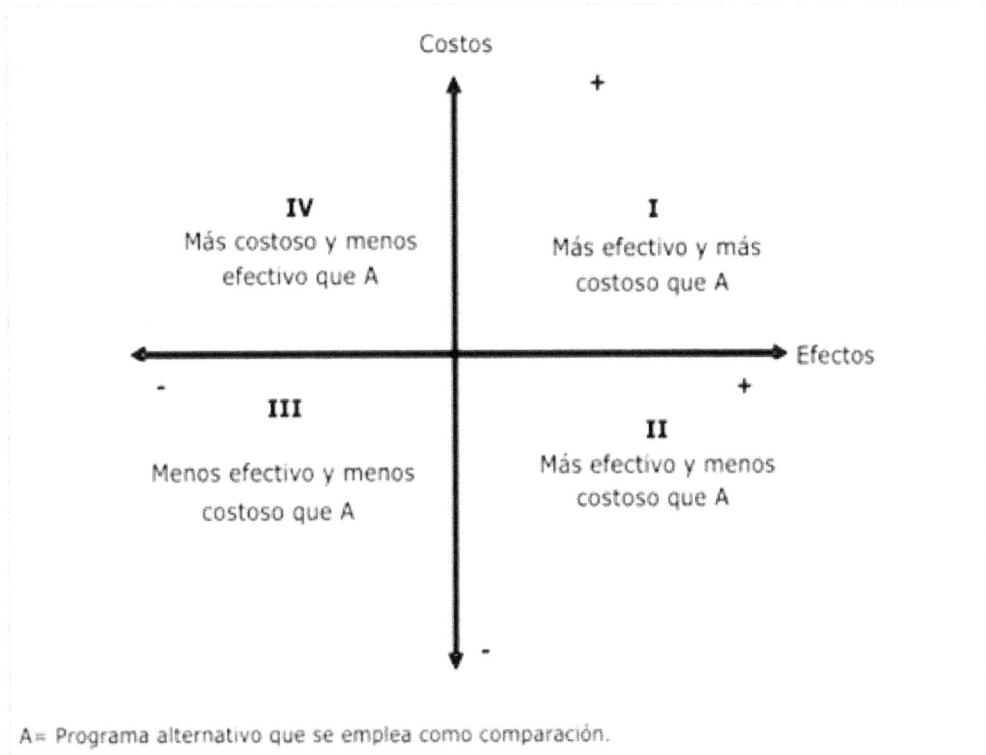

Figura 6. *Plano del costo efectividad*

Cuando la tecnología en estudio clasifica en los cuadrantes II y IV la toma de decisión no representa grandes complicaciones. Por una parte, si la nueva tecnología se ubica en el cuadrante II significa que "domina" a la referencia en tanto logra mayor efectividad a menor costo, lo que la convierte en la opción a elegir desde la perspectiva de la eficiencia, esta situación es muchas veces la deseada pero pocas veces se observa en la práctica; por otra parte si la nueva tecnología se ubica en el IV cuadrante se considera como "dominada" o superada por la de referencia, pues representa mayores costos para lograr menores efectos, lo cual inclina la decisión hacia su desestimación. Cuando las nuevas tecnologías sanitarias toman valores de costos y efectos tales que las ubican en los cuadrantes I y III la decisión pasa por la definición previa de criterios de decisión. En el cuadrante III se logran menores efectos a menores costos vs. la ubicación en el cuadrante I que representa el logro de mayores efectos pero esto a su vez implica costos mayores, para juzgar en que medida el incremento en la efectividad justifica o compensa el costo adicional es necesario un criterio de juicio o regla de decisión.

En principio, cuanto mayor sea la razón costo efectividad, menos eficiente será la tecnología respecto de su comparador, no obstante la valoración absoluta del valor se torna difícil pues el juicio de si elegir o no una tecnología dependerá inexorablemente del comparador empleado, lo cual se complica en el escenario público donde la asignación del financiamiento incluye tecnologías dirigidas a diversos problemas de salud donde no siempre se cuenta con comparadores comunes. De aquí que el análisis persé de las razones costo efectividad media o incremental presenta un desafío adicional. ¿Cómo establecer si un valor dado de costo por unidad de efectividad es demasiado alto o bajo para determinado contexto histórico y geográfico? Ante esta preocupación algunos investigadores han tomado como referencia el valor del PIB per cápita, por ejemplo Brasil, Uruguay y México y han fundamentado el análisis en que cualquier opción que represente un costo por unidad de resultado mayor que la producción media del país no debería considerase como viable. Esta solución no es compartida por todos los estudiosos del tema, otros países, por ejemplo Inglaterra, han establecido un valor umbral (entre 20000. oolibras y 30000.oolibras) por debajo del cual se considera pertinente el financiamiento de la tecnología sanitaria con fondos públicos, Australia estableció 50000.00 dólares.

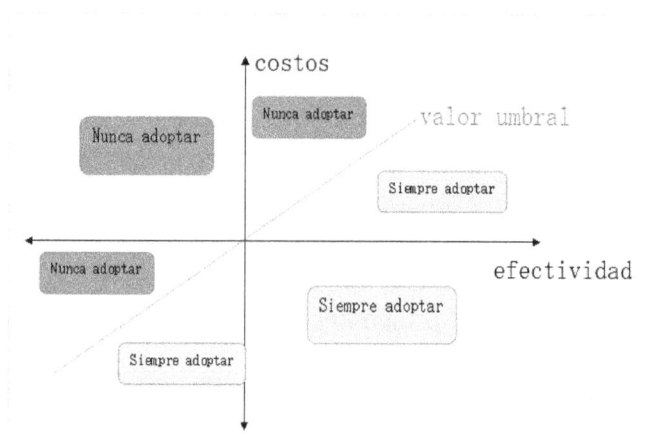

Figura 7. Plano del costo efectividad. Reglas de decisión sobre la base de un valor umbral de costo efectividad

En la actualidad el desarrollo de un neuroprotector deberá enfrentar un reto adicional: demostrar ser una alternativa costo efectiva como requisito ineludible para la sociedad contemporánea en aras de garantizar un uso racional de los recursos disponibles, así como de velar por la garantida de la equidad, al menos en términos de acceso a las tecnologías sanitarias. Este es otro de los importantes retos que ha de enfrentar la Neuro-EPO para ser conceptualizada como un neuroprotector, entonces y solo entonces habrá pasado la prueba de la vida.

7. Conclusiones

En conclusión, la estrategia de neuroproteger en el infarto cerebral y otras alteraciones neurodegenerativas es actualmente muy discutida entre los clínicos. Sin embargo, es una propuesta de la investigación en las Neurociencias con un fuerte basamento teórico y sólidos resultados preclínicos con moléculas como la Neuro-EPO donde se ha encontrado un uso muy importante en enfermedades cerebros vasculares y degenerativos que la convierte en un excelente candidato como citoprotector y potenciador de la neuroprotección endógena.

La demostrada eficacia y seguridad de la Neuro-EPO, unida a su aplicación no invasiva permiten un amplio espectro para su aplicación clínica y profiláctica. Estos incluyen la fase aguda de trastornos como la isquemia cerebral a su aplicación en tratamientos crónicos como la enfermedad de Alzheimer o el envejecimiento cerebral.

Los ensayos clínicos, ya iniciados, serán la prueba de concepto que ha de pasar la Neuro-EPO para que pueda alcanzar la categoría no lograda hasta hoy por ningún fármaco desarrollado hasta el presenta, que no es otra que la ser conceptualizado como Neuroprotector.

8. Referencias

1. Carnot, P., and Deflandre, C. (1906). Sur pactivité hémopoiétique de sérum au cours de la régenération du sang. CR Acad Sci 1, 384-386.

2. Bonsdorff, B.V., and Jalavisto, E. (1948). A humoral mechanism in anoxic erythrocytosis. Nord Med 40, 1830
• PMid:18225175

3. Erslev, A. (1953). Humoral regulation of red cell production. Blood 8, 349-357.
• PMid:13032205

4. Jacobson, L.O., and Goldwasser, E. (1957). The dynamic equilibrium of erythropoiesis. Brookhaven symposia in biology, 110-131.
• PMid:13546674

5. Miyake, T., Kung, C.K., and Goldwasser, E. (1977). Purification of human erythropoietin. The Journal of biological chemistry 252, 5558-5564.
• PMid:18467

6. Lin, F.K., Suggs, S., Lin, C.H., Browne, J.K., Smalling, R., Egrie, J.C., Chen, K.K., Fox, G.M., Martin, F., Stabinsky, Z., et al. (1985). Cloning and expression of the human erythropoietin gene. Proceedings of the National Academy of Sciences of the United States of America 82, 7580-7584.
• http://dx.doi.org/10.1073/pnas.82.22.7580

7. Lee-Huang, S. (1984). Cloning and expression of human erythropoietin cDNA in Escherichia coli. Proceedings of the National Academy of Sciences of the United States of America 81, 2708-2712.
• http://dx.doi.org/10.1073/pnas.81.9.2708

8. Siren AL, Ehrenreich H. Erythropoietin -a novel concept for neuroprotection. Eur Arch Psychiatry Clin Neurosci. 2001; 251(4):179.
• http://dx.doi.org/10.1007/s004060170038

9. Digicaylioglu M, Garden G, Timberlake S, Fletcher L, Lipton SA. Acute neuroprotective synergy of erythropoietin and insulin-like growth factor I. Proc Natl Acad Sci USA. 2004; 101(26):9855-60.
• http://dx.doi.org/10.1073/pnas.0403172101
• PMid:15210945 PMCid:PMC470763

10. Kialialis, L.V. and Olsen, N.V. (2003) Erythropoietin--a new therapy in cerebral ischemia? Ugeskr. Laeger 165, 2477.
• PMid:12872467

11. Wang, X., Zhu, C., Wang, X., et al. (2004) The nonerythropoietic asialoerythropoietin protects against neonatal hypoxia-ischemia as potently as erythropoietin. J. Neurochem. 91(4), 900–910.
• http://dx.doi.org/10.1111/j.1471-4159.2004.02769.x
• PMid:15525344

12. Kirkeby, A., Torup, L., Bochsen, L., et al. (2008) High-dose erythropoietin alters platelet reactivity and bleeding time in rodents in contrast to the neuroprotective variant carbamyl-erythropoietin (CEPO). Thromb. Haemost. 99(4), 720–728.
• PMid:18392330

13. Lapchak, P.A. (2008) Carbamylated erythropoietin to treat neuronal injury: new development strategies. Expert Opin. Investig. Drugs 17(8), 1175–1186.
• http://dx.doi.org/10.1517/13543784.17.8.1175
• PMid:18616414

14. Sosa, I., García Rodríguez, J.C., Santana, J., et al. (2006) Intranasal administration of recombinant human erythropoietin exerts neuroprotective effects on post-ischemic brain injury in Mongolian gerbils. Pharmacology Online 1, 100–112.

15. Sosa, T.I., Mengana, T.Y., García, S.J.D., et al. (2008) Recombinant human erythropoietin as a neuroprotective therapy in brain ischemia. Biotecnol. Aplicada 25, 223–229.

16. Julio César García Rodríguez y Iliana Sosa Testé (2009) The Nasal Route as a Potential Pathway for Delivery of Erythropoietin in the Treatment of Acute Ischemic Stroke in Humans TheScientificWorldJOURNAL 9, 970–981 ISSN 1537-744X; DOI 10.1100/tsw.2009.103

17. Yamila Rodríguez Cruz, Yuneidys Mengana Támos, Adriana Mu-oz Cernuda, Nelvis Subirós Martines, Alina González-Quevedo4, Iliana Sosa Testé2, and Julio César García Rodríguez (2010) Treatment with Nasal Neuro-EPO Improves the Neurological, Cognitive, and Histological State in a Gerbil Model of Focal Ischemia. TheScientificWorldJOURNAL 10, 2288–2300 ISSN 1537-744X; DOI

18. Alicia Lagarto Parra y Julio César garcía Rodríguez. (2012) Nasal EPO could be a Reliable Choice for Neuroprotective Stroke Treatment. Central Nervous System Agents in Medicinal Chemistry, 12, 60-68.

19. Julio César García-Rodríguez and Yamila Rodríguez-Cruz The Therapeutic Potential of Neuro-EPO Administered Nasally on Acute Cerebrovascular Disease. Current Psychopharmacology, 2012, 1, 3; 228-232.

• http://dx.doi.org/10.2174/221155601120103022820.

20. Julio César García Rodríguez and Ramón Rama Bretón. Neuro-EPO by Nasal Route as a Neuroprotective Therapy in Brain Ischemia. Chart 3. 59-78 pp. In Acute Ischemic Stroke. Editor Julio César García Rodríguez. ISBN 978-953-307-983-7. Intench Open Access Publisher, 2012.

21. Erbayraktar, S., Grasso, G., Sfacteria, A., et al. (2003) Asialoerythropoietin is a nonerythropoietic cytokine with broad neuroprotective activity in vivo. Proc. Natl. Acad. Sci. U. S. A. 100(11), 6741–6746.
• http://dx.doi.org/10.1073/pnas.1031753100
• PMid:12746497 PMCid:PMC164517

22. Wang, X., Zhu, C., Wang, X., et al. (2004) The nonerythropoietic asialoerythropoietin protects against neonatal hypoxia-ischemia as potently as erythropoietin. J. Neurochem. 91(4), 900–910.
• http://dx.doi.org/10.1111/j.1471-4159.2004.02769.x
• PMid:15525344

23. Lundbeck, H. (2009) Safety Study of Carbamylated Erythropoietin (CEPO) to Treat Patients With Acute Ischemic Stroke. Report No. NCT00756249. ClinicalTrials.gov

24. Zhang, J., Li, Y., and Cui, Y. (2005) Erythropoietin treatment improves neurological functional recovery in EAE mice. Brain Res. 1034, 34–39.
• http://dx.doi.org/10.1016/j.brainres.2004.11.036
• PMid:15713257

25. Brines, M. and Cerami, A. (2005) Emerging biological roles for erythropoietin in the nervous system. Nat. Rev.Neurosci. 6(6), 484–494.
• http://dx.doi.org/10.1038/nrn1687
• PMid:15928718

26. Villa, P., van Beek, J., Larsen, A.K., et al. (2006) Reduced functional deficits, neuroinflammation, and secondary tissue damage after treatment of stroke by nonerythropoietic erythropoietin derivatives. J. Cereb. Blood Flow Metab. 27(3), 552–563.
• http://dx.doi.org/10.1038/sj.jcbfm.9600370
• PMid:16835629

27. Mahmood, A., Lu, D., and Qu, C. (2007) Treatment of traumatic brain injury in rats with erythropoietin and carbamylated erythropoietin. J. Neurosurg. 107(392), 397.

28. King, V.R., Averill, S.A., and Hewazy, D. (2007) Erythropoietin and carbamylated erythropoietin are neuroprotective following spinal cord hemisection in the rat. Eur. J. Neurosci. 26, 90–100.

29. Fu, Zhong-Qiu, Shao, Qing-Liang, Shen, Jing-Ling, Zhang, Yu-Jing, Zhao, Xia-XiaYao, Li (2010) Effect of carbamylated erythropoietin on major histocompatibility complex expression and neural differentiation of human neural stem cells. Journal of neuroimmunology, 221, (1-2), 15-24.
• http://dx.doi.org/10.1016/j.jneuroim.2010.01.016
• PMid:20163877

30. Kirkeby, A., Torup, L., Bochsen, L., et al. (2008) High-dose erythropoietin alters platelet reactivity and bleeding time in rodents in contrast to the neuroprotective variant carbamyl-erythropoietin (CEPO). Thromb. Haemost. 99(4), 720–728.
• PMid:18392330

31. Maurice T, Mustapha MH, De La C García-Barceló M, Rodriguez Cruz Y, Garcia Rodriguez JC (2012). Intraperitoneal and intranasal formulations of erythropoietin (EPO) showed potent protective activity against amyloid toxicity in the oligomeric Aβ25-35 nontransgenic mouse model of Alzheimer's disease. Program No. 851.11. 2012 Neuroscience Meeting Planner. New Orleans, LA: Society for Neuroscience, 2012. Online.

32. Burmester T, Weich B, Reinhardt S, Hankeln T. A vertebrate globin expressed in the brain. Nature. 2000;407:520–3.
• http://dx.doi.org/10.1038/35035093
• PMid:11029004

33. Sun Y, Jin K, Mao XO, Zhu Y, Greenberg DA. Ngb is up-regulated by and protects neurons from hypoxic-ischemic injury. Proc Natl Acad Sci USA. 2001;98:15306–11.
• http://dx.doi.org/10.1073/pnas.251466698
• PMid:11742077 PMCid:PMC65025

34. Peroni D, Negro A, Bahr M, Dietz GP. Intracellular delivery of Ngb using HIV-1 tat protein transduction domain fails to protect against oxygen and glucose deprivation. Neurosci Lett. 2007;421:110–4.
• http://dx.doi.org/10.1016/j.neulet.2007.05.046
• PMid:17566657

35. Hundahl C, Kelsen J, Kjaer K, Ronn LC, Weber RE, Geuens E, Hay-Schmidt A, Nyengaard JR. Does Ngb protect neurons from ischemic insult? A quantitative investigation of Ngb expression following transient mcao in spontaneously hypertensive rats. Brain Res. 2006;1085:19–27.
• http://dx.doi.org/10.1016/j.brainres.2006.02.040
• PMid:16647691

36. Wang X, Liu J, Zhu H, Tejima E, Tsuji K, Murata Y, Atochin DN, Huang PL, Zhang C, Lo EH. Effects of Ngb overexpression on acute brain injury and long-term outcomes after focal cerebral ischemia. Stroke. 2008;39:1869–74.
• http://dx.doi.org/10.1161/STROKEAHA.107.506022
• PMid:18403737 PMCid:PMC2727360

37. Sun Y, Jin K, Peel A, Mao XO, Xie L, Greenberg DA. Ngb protects the brain from experimental stroke in vivo. Proc Natl Acad Sci USA. 2003;100:3497–500.
• http://dx.doi.org/10.1073/pnas.0637726100
• PMid:12621155 PMCid:PMC152321

38. Jin K, Mao XO, Xie L, John V, Greenberg DA. Pharmacological induction of Ngb expression. Pharmacology. 2011;87:81–4.
• http://dx.doi.org/10.1159/000322998
• PMid:21228614 PMCid:PMC3042117

39. De Marinis E, Ascenzi P, Pellegrini M, Galluzzo P, Bulzomi P, Arevalo MA, Garcia-Segura LM, Marino M. 17b-estradiol—a new modulator of Ngb levels in neurons: role in neuroprotection against H_2O_2-induced toxicity. Neurosignals. 2010;18:223–35.
• http://dx.doi.org/10.1159/000323906
• PMid:21335947

40. Gao Y, Mengana Y, Cruz YR, Mu-oz A, Testé IS, García JD, Wu Y, Rodríguez JC, Zhang C.Different expression patterns of ngb and epor in the cerebral cortex and hippocampus revealed distinctive therapeutic effects of intranasal delivery of neuro-epo for ischemic insults to the gerbil brain. J Histochem Cytochem. 2011;59:214–27
• http://dx.doi.org/10.1369/0022155410390323
• PMid:21339183 PMCid:PMC3201137

41. F.J. Fernández-Gómez, F. Hernández, L. Argando-a, M.F. Galindo, T. Segura, J. Jordán. Farmacología de la neuroprotección en el ictus isquémico agudo. REV NEUROL 2008; 47 (5): 253-260
• PMid:18780272

42. Álvarez Fernández G, Bustos Jaimes I, Casta-eda Patlán C, Guevara Fonseca J, Romero Álvarez I, Vázquez Meza H. (eds). Mensaje Bioquímico, Vol. XXXIV, 2010, 143- 154.

43. Amado Guirado E, et al. Mejorar la calidad asistencial no implica financiar públicamente cualquier medicamento. Aten Primaria. 2012;749:1-3

44. García Rodríguez JF, García Fari-as A, Gálvez González AM, Rodríguez León GA. Herramentales de la investigación operacional en apoyo a la toma de decisiones en salud. Revista investigación operacional. 2012;33(3):245-251

45. Collazo Herrera MM, Gálvez González AM, García Fari-as A y Lara Bastanzurí C. La farmacoeconomía en Cuba. Implementación de su aplicación y proyecciones de trabajo. Revista espa-ola de Economía de la Salud. 2012;9(2)53-58

46. Espinoza S Manuel Antonio, Cabieses Báltica. Agencia nacional de medicamentos (ANAMED): una oportunidad para ser aprovechada. Rev. méd. Chile [revista en la Internet]. 2011 Dic [citado 2013 Ene 22]; 139(12): 1624-1625. Disponible en: http://www.scielo.cl/scielo.php?script=sci_arttext&pid=S0034-98872011001200015&lng=es.

47. Augustovski F, Garay OU , Pichon-Riviere A, Rubinstein A, Caporale JE. Economic evaluation guidelines in Latin America: a current snapshot. Expert Rev Pharmacoecon Outcomes Res. 2010;10(5):525-37.
• http://dx.doi.org/10.1586/erp.10.56
• PMid:20950069

48. Gálvez González AM, García Fari-as A, Portuondo Sánchez C, Lara Bastanzuri C, Collazo Herrera MM. Evaluación económica en salud y toma de decisiones en el contexto sanitario cubano. Revista Cubana de Salud Pública 2012;38(2):253-262
• http://dx.doi.org/10.1590/S0864-34662012000200008

49. Drummond MF, O'Brien B, Stoddart GL, Torrance GW. Methods for the economic evaluation of health care programs. 2° ed. Oxford: Oxford University Press; 1997.

50. García Fari-as A, Gálvez González AM, García Rodríguez JF. Aspectos metodológicos críticos en las evaluaciones económicas de salud en el contexto cubano. Revista Cubana de Salud Pública. 2010; 36(3).

OmniaScience

DOI:

http:/dx.doi.org/10.3926/oms.55

REFERENCIAR ESTE CAPÍTULO:

Alcibiades Villarreal, A., Anne Gómez, L., Grajales, S., Arrue, R., Carrillo-Pujol, G., Ferro, F., Rao, J., Britton, G.B. (2014). La aplicación de biomarcadores a la búsqueda de nuevas farmacoterapias para el tratamiento de la enfermedad de Alzheimer. En García Rodríguez, J.C. (Ed.). Neuroprotección en enfermedades Neuro y Heredo degenerativas. Barcelona, España: OmniaScience; 2014. pp.79-120.

La aplicación de biomarcadores a la búsqueda de nuevas farmacoterapias para el tratamiento de la enfermedad de Alzheimer

ALCIBIADES VILLARREAL[1,2]

LEE ANNE GÓMEZ[3]

SHANTAL GRAJALES[1]

ROSA ARRUE[4]

GABRIELA CARRILLO-PUJOL[4]

FRANK FERRO[3]

JAGANNATHA RAO[1]

GABRIELLE B. BRITTON[1]

[1] Centro de Neurociencias, Instituto de Investigaciones Científicas y Servicios de Alta Tecnología (INDICASAT AIP), Panamá.
[2] Acharya Nagarjuna University, Guntur, Andhra Pradesh, India.
[3] Servicio de Geriatría, Complejo Hospitalario Metropolitano Dr. Arnulfo Arias Madrid de la Caja de Seguro Social, Panamá.
[4] Clínica Neurofisiológica, Panamá.

Correspondencia a:

Gabrielle B. Britton, Ph.D.

E-mail: gbritton@indicasat.org.pa

INDICASAT AIP,

Centro de Neurociencias

Clayton, Ciudad del Saber | Edificio 219 | Panama Aging Research Initiative (PARI) | Panamá

Tel: +507 5170735 | Fax: +507 5070020,

RESUMEN

La enfermedad de Alzheimer (EA) es un trastorno neurodegenerativo que se caracteriza por una pérdida severa de la memoria y un declive funcional, y representa la mayoría de los casos de demencia en los adultos mayores. Se estima que los casos de la EA en todo el mundo en el año 2050 será de alrededor de 80 millones y aproximadamente el 20% de estas personas estarán ubicados en países de Centro y Sur América. Actualmente, no hay tratamiento disponible para curar la EA, y el diagnóstico definitivo sólo se puede hacer verificando los hallazgos neuropatológicos de la EA post-mortem, las placas seniles (agregados de la proteína Beta amiloide) y ovillos neurofibrilares (compuesta de proteína tau hiperfosforilada). Por otra parte, las cargas sociales y económicas asociadas con la EA apuntan a ejercer presiones significativas sobre los países desarrollados y en desarrollo por igual. Por ende, la investigación se ha enfocado en el desarrollo de nuevos biomarcadores que sean fiables para el diagnóstico de la EA en sus fases iniciales ya que es imprescindible controlar la progresión de la enfermedad. Se puede medir en líquido cefalorraquídeo (LCR) los niveles de Beta amiloide (1-42), proteína tau total (T-tau), y la proteína tau fosforilada en la treonina 181 (P-tau181), y han sido incorporados como biomarcadores para el diagnóstico de la EA en la actualización más reciente de los criterios para el diagnóstico de la EA. El uso de estos biomarcadores en combinación con técnicas de imágenes cerebrales y pruebas cognitivas representan el enfoque más eficaz para el diagnóstico de la EA, pero queda mucho por descubrir. Muchos esfuerzos están en marcha para descubrir nuevos biomarcadores medidos en sangre que son más viables en términos de costo y obtención así como en su potencial para aplicaciones en ambientes clínicos. En el presente capítulo se revisa la evidencia sobre biomarcadores de la EA y direcciones futuras en la investigación para el descubrimiento de nuevos biomarcadores.

1. Introducción

A nivel global, los patrones demográficos reflejan un aumento notable en el porcentaje de la población en la tercera edad. Este incremento en la expectativa de vida es consecuencia de tendencias positivas en los estándares socioeconómicos y avances médicos y tecnológicos, pero trae consigo un aumento en la incidencia de enfermedades crónicas asociadas a la edad avanzada. Entre las enfermedades más comunes en personas envejecidas se encuentran las neurodegenerativas, condiciones que hasta el momento no se han podido prevenir ni curar. La enfermedad de Alzheimer (EA), el trastorno neurodegenerativo más frecuente en la edad avanzada, representa un problema de salud pública de alta prioridad. Se estima que 0.5% de la población global padece de alguna forma de demencia, cifra que se duplicará en los próximos 20 años. De acuerdo a la Organización Mundial de la Salud[1], la EA contribuye a más del 11% de los años vividos con discapacidad en personas mayores de 60 años, una cifra que supera el impacto de las enfermedades cardiovasculares y el cáncer. A nivel global, el impacto económico de la demencia no discrimina entre países ricos y pobres. Actualmente, se estima que 50% de las personas con demencia vive en países de alto ingreso, y el otro 50% vive en países de mediano y bajo ingreso. Sin embargo, se espera que en las siguientes décadas 70% de los casos de demencia provengan de países de bajo y mediano ingreso[2].

El objetivo principal de la investigación relacionada a la EA es retardar o detener el progreso de la demencia. El diagnóstico temprano es esencial, ya que se conoce que los procesos neurodegenerativos se manifiestan años antes de que aparezcan síntomas conductuales. En el caso de la EA, el diagnóstico se basa en la evaluación clínica y neuropsicológica (pudiendo excluir otras causas de demencia), pero el diagnóstico definitivo solo se obtiene mediante la evaluación histopatológica del tejido cerebral. La presencia de conglomerados anormales de proteínas intracelulares (tau hiperfosforilado) y placas seniles (Beta amiloide) representan la neuropatología característica de un cerebro afectado por la EA. La literatura científica sugiere que en pacientes con la EA la precisión del diagnóstico oscila entre 60-90%, y principalmente el diagnóstico se obtiene cuando el paciente está en etapas avanzadas de deterioro funcional [1-3]. Durante etapas tempranas de la EA, cuando la intervención pudiera ser más efectiva, el diagnóstico preciso se dificulta debido a que los síntomas tienden ser indistintos y poco definidos.

Debido a que el diagnóstico de la EA no es simple, la inversión en la investigación básica, clínica y epidemiológica enfocada en el envejecimiento normal y patológico es indispensable para el desarrollo de nuevas herramientas para mejorar la detección temprana de la EA [4, 5]. Estudios básicos recientes y ensayos clínicos fracasados ponen en duda la teoría de que la agregación de la proteína Beta amiloide es el proceso responsable por desencadenar la EA. Actualmente, no existe un diagnóstico definitivo in vivo de la EA, y por lo tanto, la búsqueda de biomarca-

1 WHO. World Health Report 2003—Shaping the future. Geneva: WHO, 2003.
2 Alzheimer's Disease International World Alzheimer Report 2010. The Global Impact of Dementia.

dores es más importante que nunca para la identificación de pacientes en riesgo, el diagnóstico, y la intervención en etapas tempranas de la EA en personas sanas. Los biomarcadores son parámetros – fisiológicos, bioquímicos, anatómicos, o conductuales – que se pueden medir in vivo y que reflejan características específicas de procesos patológicos de la enfermedad.

El presente capítulo resume diversas estrategias en la aplicación de biomarcadores para detectar la EA y la manera en que los biomarcadores enriquecen la evaluación cognitiva y conductual de la EA en el entorno clínico. Estas estrategias incluyen [1] la detección de la proteínas asociadas a la neuropatología de la EA en líquido cefalorraquídeo y en plasma, [2] la aplicación de técnicas de neuroimagen (como la de imagen por resonancia magnética) para la identificación de lesiones, infarto y patrones de atrofia cerebral, [3] el uso de tomografía por emisión de positrones y tomografía computarizada por emisión de fotones individuales para visualizar depósitos de Beta amiloide, y [4] otras estrategias como la aplicación de la electroencefalografía (EEG) y la evaluación del flujo sanguíneo cerebral. Una amplia literatura indica que el proceso de neurodegeneración en la EA es multifactorial, i.e. varios procesos bioquímicos ocurren simultáneamente en diferentes etapas para producir la constelación de cambios estructurales y funcionales asociados a la EA. Por esta razón, la efectividad de biomarcadores depende de su capacidad de predecir la EA durante etapas tempranas y de monitorear la progresión de la EA. No cabe duda que la disponibilidad de biomarcadores facilitará el diagnóstico temprano y la evaluación de la eficacia de nuevas farmacoterapias.

2. Criterios de diagnóstico, evaluación clínica y déficits asociados a la EA

El envejecimiento normal se caracteriza por la pérdida de funciones como la agudeza visual, la capacidad muscular, y la memoria. En la mayoría de los casos, estos cambios son discretos y se compensan con una variedad de capacidades y experiencias adquiridas a lo largo de la vida. La pérdida de memoria y de la independencia que ocurre en un gran número de personas envejecidas solía considerarse parte del deterioro funcional que ocurre normalmente durante el proceso del envejecimiento. Sin embargo, cuando la disminución de la memoria y otras funciones cognitivas afecta el juicio y la capacidad de tomar decisiones como ocurre en la EA, la neuropatología que la subyace no es una condición del envejecimiento normal.

La EA es una enfermedad neurodegenerativa que se caracteriza por la presencia de deterioro cognitivo y conductual de inicio insidioso y curso progresivo [6]. La presencia de atrofia neuronal, pérdida de sinapsis, y la acumulación anormal de placas seniles (Beta amiloide) y proteínas intracelulares (tau hiperfosforilado) en estructuras del lóbulo temporal medial y cortezas de asociación representan la neuropatología característica de un cerebro afectado por la EA. Consistente con estos cambios neuropatológicos, las manifestaciones clínicas principales incluyen un síndrome de demencia global progresivo que se inicia a la edad de 60 ó 70 años. En el caso más común, el síndrome de demencia se caracteriza por una amnesia prominente con déficits adicionales en lenguaje y memoria semántica, razonamiento abstracto, atención y habilidades visuoespaciales. Estos déficits cognitivos y el deterioro en la función cotidiana representan los rasgos principales del síndrome de demencia de la EA y el foco de la evaluación clínica.

Históricamente el diagnóstico de la EA se ha basado en la aplicación de criterios clínicos publicados por el National Institute of Neurological and Communicative-Disorders and Stroke y el Alzheimer's Disease and Related Disorders Association [7]. Estos criterios establecen que la presencia del deterioro cognitivo y la sospecha de un síndrome de demencia deben ser confirmadas por medio de una evaluación neuropsicológica. Los criterios establecen además que la confirmación histopatológica es necesaria para realizar el diagnóstico definitivo de la EA. Estos criterios describen varios dominios cognitivos que pudieran ser afectados por la EA: la capacidad para adquirir y recordar información nueva, el razonamiento y el manejo de tareas complejas, el juicio, las funciones del lenguaje, la personalidad, la conducta o el comportamiento, y las capacidades visuoespaciales. De estos dominios cognitivos, el paciente debe manifestar un deterioro en por lo menos dos dominios para cumplir con los criterios de la EA. Los criterios incluyen el diagnóstico de «EA probable» si existe una demencia de inicio insidioso y progresivo comprobándose la ausencia de otras enfermedades sistémicas o cerebrales que puedan explicar los síntomas. El diagnóstico de «EA posible» se realiza en casos donde se presenta un síndrome de demencia de inicio atípico, pero donde no existan otras condiciones clínicas que puedan explicar el deterioro cognitivo [7]. La desventaja de estos criterios es que no incluyen el proceso previo que conduce a la EA. Por lo tanto, no toman en cuenta la fase presintomática de la EA cuando la intervención farmacológica pudiera tener mayor impacto terapéutico [8]. La necesidad de reconocer la EA durante etapas tempranas conduce a la reevaluación de los criterios de diagnóstico y a la introducción del concepto de deterioro cognitivo leve (DCL) [9]. El DCL, fase que precede una proporción significativa de los casos de la EA, ha evolucionado hasta los actuales criterios diagnósticos propuestos para la EA. El DCL es un síndrome clínico que permanece estable en algunos pacientes, pero que en otros evoluciona a la EA. Se estima que la tasa anual de conversión a la EA de pacientes con DCL es del 10-15%, con un aumento de hasta 50% después de 3 años, lo que significa que algunos pacientes mantienen su condición cognitiva y otros evolucionan hacia diferentes tipos de demencia [9]. Los criterios para el DCL no son específicos en cuanto a la metodología, las pruebas neuropsicológicas o la valoración de la funcionabilidad para realizar el diagnóstico. Sin embargo, la clasificación del DCL ha sido útil para identificar a aquellos pacientes con mayor riesgo de desarrollar la EA [10, 11]. De mayor importancia, el DCL permite encasillar a aquellos pacientes sin criterios de demencia pero con síntomas de cierto deterioro cognitivos leves quienes se encuentran en un estatus de transición que los separa del envejecimiento cerebral normal y la EA.

Los nuevos criterios diagnósticos de la EA publicados en el 2011 por el Alzheimer's Association y el National Institute on Aging [9, 12-14], están enfocados principalmente en resaltar las fases "prodrómicas" de la EA, cuando la enfermedad aún no se manifiesta notablemente pero cuando ya están ocurriendo los cambios biológicos subyacentes asociados a la EA. La evidencia actual sugiere que durante la fase que precede la EA, los cambios cerebrales que producen las manifestaciones clínicas de la EA se presentan décadas antes que de los síntomas aparezcan. En los nuevos criterios la fase prodrómica se define como la etapa que antecede a la EA, y se caracteriza por la presencia de síntomas que no son lo suficientemente graves como para cumplir con los criterios diagnósticos actuales de EA [14]. De acuerdo con estos criterios, la EA probable se define por un criterio central, que es la alteración de la memoria episódica independientemente del deterioro funcional, sumado a la alteración de un biomarcador [13]. Éstos son la evidencia de atrofia en el lóbulo temporal medial mediante imagen por resonancia magnética (IRM), alteraciones en la concentración de proteínas tau y Beta amiloide en el líquido cefalorraquídeo (LCR), hipometabolismo a nivel temporoparietal o detección de Beta amiloide evaluado mediante tomografía por emisión de positrones (PET) [15]. Mutaciones autosómicas dominantes en los cromosomas 1, 14 y 21 son criterios diagnósticos de EA definitiva. Conjuntamente, los nuevos criterios tienen como objetivo mejorar el diagnóstico de la EA, fortalecer la manera en que se reporta la neuropatología asociada a la EA, y establecer nuevos lineamientos de investigación enfocados en la detección temprana y la precisión diagnóstica [15, 16]. Estos criterios de investigación para la EA representan un gran paso en cuanto al diagnóstico. El cambio más relevante que se da con respecto a los criterios previos es el uso de biomarcadores estructurales, funcionales, bioquímicos y genéticos. Estos son de fundamental importancia ya que facilitan el diagnóstico en la fase prodrómica [17, 18]. Debido a la necesidad de nuevos tratamientos para la EA en fases tempranas, el diagnóstico precoz de la EA se ha convertido en unos de los objetivos de investigación más relevantes dentro de las enfermedades neurodegenerativas.

A pesar de la aplicación de los nuevos criterios, el diagnóstico de EA en fase prodrómica sigue siendo controversial ya que el poder discernir el envejecimiento cerebral normal de los cambios causados por la EA es complicado [19]. Este hecho se debe principalmente a la heterogeneidad de perfiles cognitivos en personas envejecidas y su respectiva reserva cognitiva [20]. Factores como el grado de escolaridad, la profesión a lo largo de la vida, la alimentación y la actividad física se asocian a una mayor reserva cognitiva que deben ser evaluados en la historia clínica [21-23]. La secuencia diagnóstica comprende la evaluación clínica, neuropsicológica, familiar, así como también los exámenes complementarios. Esto incluye un interrogatorio al paciente y sus familiares o cuidadores, y un examen físico con especial interés en la valoración neurológica. Los síntomas básicamente engloban las esferas cognitiva y conductual. En una revisión sistematizada los síntomas cognitivos más relevantes fueron el deterioro progresivo de la concentración, la memoria reciente y remota, la orientación, la praxia, la función del lenguaje, la ejecución psicomotora y las alteraciones en las actividades de la vida diaria [24]. Por otra parte los trastornos de conducta más descritos son la ideación paranoide e ilusoria, las alucinaciones visuales, trastornos de la actividad y del sueño, ansiedad y fobias. Identificar cada uno de estos síntomas sigue siendo la piedra angular de la evaluación inicial.

La evaluación del paciente se realiza desde múltiples enfoques. El examen neurológico enfatiza la exploración del estado mental, los nervios craneales, la movilidad, la sensibilidad, los reflejos y la marcha. El examen psiquiátrico está dirigido a la búsqueda de trastornos de conducta ya mencionados y al diagnóstico diferencial entre demencia, delirium y depresión. La evaluación neuropsicológica está conformada por una batería de escalas y herramientas que están indicadas dependiendo de la severidad de la demencia. Las pruebas neuropsicológicas se utilizan para el rastreo diagnóstico precoz, para determinar el tipo de perfil, y para la evaluación de la progresión y la eficacia de las drogas utilizadas para tratar la EA. La exploración neuropsicológica básica incluye el Mini Examen del estado mental de Folstein [25] el cual es de gran utilidad sobre todo en etapas moderadas, siendo su sensibilidad mucho menor para detectar DCL o estadios leves. Otros instrumentos conocidos son la escala de deterioro global para evaluar la alteración cognitiva edad-dependiente (GDS), la escala clínica de demencia (CDR), la repetición de 10 palabras (CERAD) y el ADAS cognitivo (Alzheimer's disease assessment scale) [25]. Debido a que la demencia puede surgir de una variedad de trastornos etiológicamente y neuropatológicamente distintos, el objetivo principal de la evaluación neuropsicológica es discriminar entre los patrones de deterioro cognitivo asociados a la EA y aquellos asociados a otros tipos de demencia, como la demencia frontotemporal, la demencia por cuerpos de Lewy, y la demencia vascular. En este sentido, la aplicación de otros biomarcadores junto con la evaluación neuropsicológica es de suma importancia para realizar un diagnóstico diferencial (ver Tabla 1).

3. Factores de riesgo de la EA

Existe cada vez más interés en identificar individuos sin déficit cognitivo pero con riesgo de desarrollar demencia, tomando en cuenta que las demencias tempranas responden mejor a intervenciones médicas que los estadios avanzados. Adicionalmente cada vez hay más información que apunta hacia el control de factores de riesgo cardiovascular como la hipertensión arterial, diabetes mellitus, tabaquismo y dislipidemias como prevención de la EA [26]. Se han descrito diferentes modificaciones orgánicas que están implicadas en la fisiopatología de la EA, como los cambios metabólicos de los niveles de colesterol, el metabolismo inadecuado de la glucosa y el estrés oxidativo [27]. En particular, la patología cardiovascular tiene un impacto importante en el déficit cognitivo, lo cual significa que una evaluación temprana y la respectiva corrección de la morbilidad cardiovascular pudieran tener un efecto protector en la función cognitiva [26-29].

Una amplia literatura indica que los factores de riesgo cardiovascular están implicados en la EA. La obesidad es un factor de riesgo para el deterioro de la salud cardiovascular y un factor predisponente en la diabetes tipo 2, la inducción de resistencia a la insulina, la hipertensión y la dislipidemia [30, 31]. Se ha demostrado que el deterioro de la función cognitiva y motora se acelera con el aumento de la grasa corporal total, independientemente de su distribución [32]. El riesgo de padecer una enfermedad vascular en las personas obesas aumenta cinco veces, mientras que el riesgo de padecer la EA se duplica [33]. Se ha reportado que las lesiones cerebrovasculares son comunes en pacientes con EA y en algunos casos están relacionadas con episodios hipóxicos [34]. Además, otros factores de riesgo cardiovascular, como el colesterol total elevado y concentraciones de LDL-C, se asocian con el deterioro cognitivo de manera significativa en los pacientes con EA [34].La arterosclerosis también está entre los factores de riesgo involucrados en la aparición temprana de la EA y la demencia vascular. Estudios muestran que la EA o la demencia vascular pueden ocurrir debido a procesos específicos, como un accidente cerebrovascular, una patología cerebral de los pequeños vasos, o un desencadenante de la baja perfusión cerebral que conduce a la hipoxia cerebral. La aterosclerosis está relacionada con la EA, y se ha postulado que ambas condiciones convergen en cuanto a la presentación clínica de un deterioro cognitivo [35].Un estudio de cohorte prospectivo encontró que la aterosclerosis en la arteria carótida se relacionó con un riesgo elevado de demencia a corto plazo [31]. Las características más importantes de los pacientes con aterosclerosis fueron las presentaciones de mayor grosor de la íntima media de las arterias carótidas y múltiples placas carotideas a través del vaso sanguíneo en pacientes con la EA [35].

Evidencia reciente postula la hipertensión arterial en relación a las manifestaciones patológicas de la EA y también como factor de riesgo para enfermedad cerebrovascular, lesiones isquémicas de sustancia blanca y otras enfermedades cardiovasculares [36]. Debidamente, estudios clínicos muestran que el uso de antihipertensivos puede disminuir el riesgo de EA [37]. La diabetes mellitus también se ha visto fuertemente relacionada a deterioro cognitivo y riesgo de padecer demencia vascular [34]. La alteración en la señalización de la insulina sumada a un desbalance en el metabolismo de la glucosa contribuyen a la patogénesis de la EA, evidenciando que la EA también tiene un componente neuroendocrino [28]. Algunos productos metabólicos implicados en la señalización de insulina alterada son los productos avanzados del final de la glicolización y los ligandos difusibles derivados de Beta amiloide, los cuales aumentan en estado de hiperglicemia y en la EA [38]. Un estudio evidenció que sujetos que desarrollan diabetes mellitus en la edad adulta tienen mayor riesgo de desarrollar la EA aunque no tengan la predisposición genética de la mutación del gen que codifica la apolipoproteína E4 [39]. Conjuntamente, la evidencia sustenta que reconocer y tratar patologías de riesgo cardiovascular, y hacer cambios en el estilo de vida, puede reducir el riesgo de padecer de EA [37].

4. Biomarcadores de la EA

En pacientes humanos los biomarcadores pueden ser detectados desde tejidos o fluidos corporales que al ser evaluados muestren una señal normal o anormal. Para cumplir con los criterios de ser un biomarcador el mismo debe indicar determinado proceso biológico ya sea normal o patológico. Un biomarcador efectivo en las enfermedades neurodegenerativas debe indicar un estado de buena salud o enfermedad, ser fácil de implementar, y poseer alta sensibilidad y alta especificidad. Investigaciones recientes han demostrado que para ciertas enfermedades como la EA es más efectivo utilizar varios biomarcadores en conjunto como factores de riesgo de la enfermedad [17, 40]. La creciente prevalencia a nivel mundial de enfermedades neurodegenerativas ha creado la necesidad de desarrollar nuevos biomarcadores que puedan ser utilizados para identificar patologías en sus fases iniciales. Lo más importante acerca de un biomarcador efectivo es que [1] permita detectar a los individuos con alto riesgo de desarrollar la enfermedad en etapas asintomáticas; y [2] permita discriminar entre enfermedades que poseen síntomas clínicos similares [41]. El reporte en consenso del grupo de trabajo en marcadores moleculares y bioquímicos para la enfermedad de Alzheimer (EA) detalló las siguientes recomendaciones acerca de las características del biomarcador ideal para la EA: [1] debe indicar la patología de la EA; [2] ser confiable; [3] ser fácil de realizar y analizar; y [4] tener bajo costo [42].

Numerosos estudios han evidenciado que los biomarcadores en el caso de la EA son necesarios para aumentar la sensibilidad y especificidad del diagnóstico y el monitoreo de la enfermedad. Por esta razón, se propuso la incorporación de los mismos en los criterios diagnósticos actuales ya que en principio eran solo utilizados como herramientas suplementarias a las pruebas neuropsicológicas e imágenes de estructuras cerebrales [43]. No cabe duda sobre la importancia de la utilidad de los biomarcadores en el diagnóstico de la EA. La importancia radica en poder detectar la enfermedad en los pacientes que aún no presentan signos clínicos de la enfermedad. La detección precoz de la EA incrementa la probabilidad de intervenir en etapas cuando la farmacoterapia pudiera tener mayor efectividad en detener o retrasar el deterioro cognitivo [44].

4.1. Biomarcadores estructurales

Las técnicas de imagen han jugado una amplia variedad de roles en el estudio de la EA en las últimas décadas. Inicialmente la Tomografía Computarizada (TC) y la Imagen por Resonancia Magnética (IRM) fueron utilizadas para descartar otras causas de demencia (tumor cerebral, hematoma subdural y enfermedades cerebrovasculares, como infartos cerebrales y lesiones de la sustancia blanca [45, 46]). Sin embargo, más recientemente se han introducido otras modalidades de estudios. La IRM funcional sumada a la Tomografía por Emisión de Positrones mide el metabolismo cerebral con marcadores como la fluoro-deoxi-glucosa o la cantidad de material amiloide a través del componente B de Pittsburg (PiB). Estos dos últimos, muestran cambios característicos en pacientes con EA, incluso en fases prodrómicas o presintomáticas, lo cual los hace útiles como herramientas diagnósticas en estadios tempranos [45, 47]. Los biomarcadores estructurales no solo sirven de gran ayuda diagnóstica sino también como una herramienta para la evaluación de nuevas terapias en ensayos clínicos. Otro aspecto relevante es que son procedimientos no invasivos que de forma certera evalúan los cambios neuropatológicos de la EA. Cada modalidad de neuroimagen varía en cuanto a sus fortalezas y limitantes en el diagnóstico de la EA, pero ninguna se utiliza por sí sola en el manejo del paciente [48]. Debido a la heterogeneidad de parámetros asociados con la estructura cerebral en personas de todas las edades, la investigación se ha orientado hacia la creación de consorcios multicéntricos. Estos consorcios reúnen los datos de neuroimagen tomados de muestras en múltiples sitios de investigación con el propósito de reducir el impacto que tiene la variabilidad en la estructura cerebral e incrementar la capacidad de detectar los efectos de la EA sobre la estructura cerebral. Un ejemplo de este enfoque es el Alzheimer Disease Neuroimaging Initiative [49].

4.1.1. Imagen por Resonancia Magnética (IRM)

Las estructuras del lóbulo temporal medial, en especial el hipocampo y la corteza entorrinal, se afectan de manera precoz en la EA. Estudios con IRM estructural han sugerido que la atrofia del hipocampo inicia hasta 20 años previos al inicio de los síntomas, pero se ha descrito que pacientes con EA y sujetos sanos manifiestan una disminución similar del volumen de hipocampo [18, 50]. La evidencia también demuestra que la disminución del hipocampo en pacientes con DCL aumenta el riesgo de conversión a EA [51].

Las imágenes de IRM indican como progresa la EA en el tiempo y permiten evaluar si los cambios estructurales correlacionan con la disminución de la función cognitiva. Los campos magnéticos del IRM producen imágenes de diferente intensidad dependiendo si el tejido está compuesto de agua y lípidos como el cerebro o de otro material como los huesos. El IRM resalta la atrofia en estructuras del lóbulo temporal medial y el hipocampo en pacientes con EA y DCL [45, 50]. Otras áreas anatómicas afectadas de manera precoz en la EA incluyen la corteza entorrinal, el cíngulo anterior y el surco temporal superior [50]. El valor de la medición de estas áreas anatómicas combinadas en sujetos con DCL permite predecir cuales se convertirán o no a EA con una precisión del 75% y especificidad del 80% [51]. Sin embargo otros estudios muestran resultados inconclusos al respecto [51]. Otro modo de monitorear el DCL y la progresión del deterioro cognitivo es la realización de IRM a través del tiempo. Estudios prospectivos han demostrado que realizar IRM a través del tiempo ayuda a identificar a los sujetos con DCL que van a convertir a EA [52]. Pacientes con DCL muestran atrofia de regiones afectadas en la EA, como la región hipocampal, la corteza entorrinal o el cíngulo, y el análisis de estas regiones es notablemente diferente entre los sujetos que permanecen estables y aquellos que convierten a EA [51]. Asimismo, estudios mediante IRM a través del tiempo muestran una correlación entre la tasa de atrofia hipocampal y el deterioro de la función de la memoria [52]. Las exploraciones de imagen IRM proporcionan imágenes de gran calidad que muestran los cambios físicos del cerebro; sin embargo, una desventaja de la IRM estructural es la complejidad y el costo del análisis, lo que limita su uso a centros de investigación y dificulta su implementación en el entorno clínico.

En estudios de la EA la técnica de IRM funcional se utiliza para estudiar la activación cerebral durante la aplicación de tareas que involucran procesos cognitivos. IRM funcional es una técnica de imagen no invasiva que provee un índice indirecto de la actividad neuronal partiendo de la medida de niveles de oxigenación sanguínea. La adquisición de una imagen cerebral durante una tarea cognitiva tiene el potencial de detectar de manera oportuna la disfunción cerebral relacionada a la EA y a su vez monitorear la respuesta terapéutica [45]. Estudios recientes indican que sujetos con DCL muestran incrementos y decrementos en la actividad temporal medial, mientras sujetos con la EA comúnmente muestran decrementos, durante la codificación de un estímulo visual [53]. Sujetos con DCL manifiestan mayor activación de las regiones del giro y del parahipocampo durante la codificación de una tarea visual que sujetos con la EA. La variabilidad entre sujetos con DCL en cuanto a la activación cerebral pudiera estar relacionada a diferencias en el grado de deterioro cognitivo. No está del todo claro si la hiperactivación en el lóbulo temporal medial que se observa durante la codificación es una respuesta compensatoria que se debe a la atrofia incipiente de estas estructuras o representa una disfunción de la transmisión neuronal [50, 53]. En conjunto, los hallazgos sugieren que la activación hipocampal y de estructuras temporales mediales durante la transición a la EA no sigue una trayectoria lineal [18, 45]. El reto de la investigación es precisar el significado funcional de las alteraciones que se evidencian en la función neural y dilucidar si estas alteraciones servirán como biomarcadores de la EA prodrómica. Por el momento, las exploraciones por IRM funcional no se utilizan clínicamente para diagnosticar la EA, pero en conjunto con otros biomarcadores, se acerca más al diagnóstico de la EA en un estadio más inicial de lo que es posible en la actualidad.

4.1.2. SPECT y PET

Otras técnicas de imagen permiten caracterizar los mecanismos fisiopatológicos asociados a trastornos del cerebro como la EA. Las dos más utilizadas son la medición del metabolismo cerebral de la glucosa mediante el PET y la cuantificación de la perfusión cerebral a través de la tomografía computarizada por emisión de fotón único (SPECT) [54]. En la EA ambas técnicas demuestran un hipometabolismo o una hipoperfusión en regiones temporoparietales, cingulado posterior y en zonas de asociación frontales [55]. El SPECT genera imágenes utilizando radionúcleos que emiten fotones únicos de una determinada energía. Las imágenes son capturadas desde múltiples posiciones mediante la rotación del sensor alrededor del sujeto. En pacientes con DCL el SPECT ha mostrado que los individuos que progresan a la EA presentan una hipoperfusión en la corteza cingulada anterior y posterior [55]. Algunos autores han encontrado una hiperperfusión en la región frontal inferolateral, lo cual es consistente con la hiperactivación observada en algunos sujetos con DCL mediante IRM funcional [56, 57].

El desarrollo de técnicas para detectar la EA en fases tempranas debe poder evidenciar cambios sutiles en el cerebro cuando el potencial de intervenir terapéuticamente tiene mayor beneficio. Actualmente la técnica de PET es la única que permite visualizar in vivo la patología de la EA utilizando trazadores específicos para Beta amiloide. Entre los trazadores más utilizados en PET se encuentran el F18-fluorodeoxi-D-glucosa (FDG-PET). El FDG-PET proporciona una estimación del metabolismo cerebral de la glucosa, lo cual refleja el grado de actividad neural. La técnica de FDG- PET principalmente muestra la actividad sináptica. Debido a que el cerebro se basa casi exclusivamente en glucosa como fuente de energía, el análogo de glucosa FDG es un indicador adecuado del metabolismo cerebral y, cuando están marcados con FDG cuya vida media es aproximadamente 110 min se detecta favorablemente con el PET [58].

La aplicación de PET en sujetos con DCL ha mostrado una reducción del metabolismo hipocampal [59]. En las etapas tempranas de la EA o DCL la distribución del hipometabolismo varía entre sujetos mostrando inconsistencias en la utilización del PET [60]. Aquellos sujetos con DCL que mostraron hipometabolismo progresaron a la EA en un 75 a 100% de los casos [61]. Si se presentara individualmente los resultados positivos con el PET para la EA predijeron el deterioro cognitivo de los sujetos en un 84% [62], mientras que entre el 75% y 79% de los casos que dieron resultados negativos para el PET no progresaron a la EA [63]. Estudios prospectivos mediante FDG-PET indican que los sujetos que progresan a la EA presentan hipometabolismo en la región temporoparietal, corteza cingulada posterior y lóbulo temporal medial, mientras que las áreas del cerebro que se mantienen sin cambios son el cerebelo, cuerpo estriado, ganglios basales, y la corteza visual primaria [46]. En un estudio multicéntrico se realizaron análisis individuales con FDG-PET en pacientes sin deterioro cognitivo, con la EA, con demencia frontotemporal y con demencia por cuerpos de Lewy, buscando encontrar patrones específicos de las patologías [64]. Se encontró que los patrones eran específicos en un 95% para la EA, 92% para la demencia por cuerpos de Lewy, 94% para la demencia frontotemporal y 94% específico para los sujetos que no presentaron deterior cognitivo [64]. Estos resultados respaldan la utilización del FDG-PET en el diagnóstico diferencial de las principales enfermedades neurodegenerativas que presentan demencia. La validez del FDG-PET ha surgido como un biomarcador de neurodegeneración utilizando la medición del hipometabolismo, condición que precede la aparición de los síntomas del deterioro cognitivo, además de predecir la tasa de declive cognitivo en sujetos que progresan a la EA.

Otro trazador utilizado con el PET es el PiB, un trazador derivado de la Tioflavina T con elevada afinidad por los depósitos Beta amiloide fibrilar y buena difusión en el sistema nervioso central. Aunque el lugar de unión no se conoce con precisión, la captación de PiB es un buen indicador de los depósitos de amiloides cerebrales en muestras histopatológicas de pacientes con EA [65]. En sujetos con DCL los estudios utilizando el PiB-PET indican que el patrón de respuesta del 50% de los pacientes correlaciona con la EA y el resto muestra patrones de pacientes sin deterioro cognitivo [66-68]. Entre los pacientes con DCL aquellos que padecen de DCL amnésico han mostrado mayor captación del PiB que los pacientes con DCL no amnésico [69], resaltando el valor predictivo del PiB en las etapas tempranas de la EA. En los pacientes con la EA las regiones que muestran mayor retención del PiB son la corteza frontal, parietotemporal, el precuneus, los lóbulos occipitales, el tálamo y el cuerpo estriado al ser comparados con pacientes sin deterioro cognitivo [66, 70-72]. De los pacientes que son diagnosticados clínicamente con la EA, el 90% muestra resultados positivos al ser evaluados con el PiB; por el contrario, solo el 60% de los pacientes con DCL muestra resultados positivos usando el PiB [69]. El PiB-PET se ha utilizado para diferenciar entre pacientes con la EA y pacientes con otros tipos de demencia, los pacientes que muestran patrones positivos con el PiB mejoran el diagnóstico para la EA ya que los pacientes con demencia frontotemporal y demencia por la enfermedad de Parkinson muestran patrones negativos con el PiB [66, 73]. Sin embargo la desventaja de estos patrones positivos de retención es que no solamente en la EA se pueden encontrar sino también en la demencia por cuerpos de Lewy y en la angiopatía amiloide cerebral [70, 74]. Se ha observado que la retención de PiB en la EA se correlaciona de forma inversa con los niveles de Beta amiloide 42 en el LCR, así como también se relaciona de manera inversa con el metabolismo cerebral medido mediante PET con FDG [50]. Hasta la fecha las pocas evidencias mostradas en estudios longitudinales utilizando PiB-PET indican una falta de progresión de la captación de PIB en sujetos sin deterioro cognitivo, sujetos con DCL, y sujetos con la EA [75, 76]. Otros estudios reportan que los pacientes con la EA alcanzan un máximo nivel en la retención de PIB, a pesar de la progresión de los síntomas clínicos y el empeoramiento de hipometabolismo en la PET-FDG [76]. Asimismo estos estudios longitudinales comparando sujetos sin deterioro cognitivo, sujetos con DCL y sujetos con la EA por medio de PiB-PET mostraron que no hubo diferencias entre la tasa de cambio en PIB entre los grupos clínicamente diferentes, lo cual sugiere que la deposición PIB podría ser un evento de las etapas tempranas de la EA y así como también un evento del envejecimiento [46, 77].

4.2. Biomarcadores bioquímicos/genéticos

4.2.1. T-tau en LCR

Debido a la estrecha relación que guarda la función cerebral y la composición del LCR, los biomarcadores que han demostrado mayor sensibilidad y especificidad se han evaluado en este fluido corporal. Tau total (T-tau) se encuentra localizada principalmente en los axones neuronales. Tau es una proteína que además de ser uno de los mayores componentes de los ovillos neurofibrilares también promueve la estabilidad y función de los microtúbulos. En el cerebro humano durante su funcionamiento normal se encuentran hasta 6 isoformas diferentes de tau, que varían en longitud, entre 352 y 441 aminoácidos, todas con diferentes posiciones de fosforilación, y existen cerca de 21 posiciones donde la proteína puede ser fosforilada. Por consecuencia de esta fosforilación se produce una incapacidad de la proteína de estabilizar los microtúbulos [78]. Para la medición de la proteína tau total se han desarrollado anticuerpos monoclonales que detectan todas las formas posibles de tau independientemente de su grado de fosforilación. La metodología más utilizada hasta el momento es la prueba de inmuno-absorción enzimática (ELISA, por sus siglas en inglés) [79]. Una gran cantidad de estudios, alrededor de 50, han evidenciado que esta técnica es capaz de detectar cambios considerables en los niveles de T-tau en LCR, mostrando alta sensibilidad y especificidad en pacientes con la EA [78]. Sin embargo, esta proteína no debe analizarse sin tomar en cuenta que también se eleva en pacientes con otros tipos de demencia, como la demencia por los cuerpos de Lewy y demencia frontotemporal, aunque mantiene sus niveles normales en demencia por alcohol, depresión y la enfermedad de Parkinson [3]. Estudios indican que altos niveles de T-tau están asociados con el deterioro neuronal y con otras moléculas localizadas en el axón de las neuronas como la proteína precursora amiloide (APP por sus siglas en inglés) [3]. Otros estudios han demostrado una relación directa entre los altos niveles de proteína tau y el deterioro de la memoria, como en el caso del DCL [80, 81].

Además de enfermedades neurodegenerativas, psiquiátricas y crónicas los valores elevados de T-tau también se producen como resultado de un daño cerebral por trauma, aunque los niveles se normalizan después de un tratamiento médico adecuado [82]. Sin embargo, en otras enfermedades como el Parkinson o en la depresión, los valores de T-tau se mantienen normales [79, 82-84]. En todo caso, el análisis de T-tau como biomarcador de enfermedades neurodegenerativas debe tomar en cuenta que ocurra un aumento en los niveles de esta proteína durante el envejecimiento normal [85, 86].

4.2.2. P-tau en LCR

En el cerebro humano durante condiciones normales ocurre la fosforilación de la proteína tau en la neurogénesis, e involucrados proteínas kinasas, la kinasa-dependiente de ciclina5 (CDK5) y la GSK-3β (Glicógeno sintasakinasa 3β). Ambas proteínas sirven como moduladoras de la dinámica de los microtúbulos y la organización del citoesqueleto. Al momento de presentarse una disrupción de este proceso se produce una hiperfosforilación de la proteína tau y por consecuente una degeneración neurofibrilar. Una vez producida la degeneración neurofibrilar se da una alta actividad de auto agregación que precede a la formación de los ovillos neurofibrilares localizados en el interior de la neurona, principalmente en las células de la amígdala, hipocampo y corteza entorrinal. Los ovillos neurofibrilares se constituyen por los filamentos pareados helicoidales, estructuras anómalas dentro de la neurona, y provocan trastornos en la actividad neuronal y por ende una deficiencia en la transmisión neural [79, 87-90].

La neuropatología de la EA sugiere que la hiperfosforilación de la proteína tau es uno de los mecanismos que junto a la formación de las placas seniles son responsables por el proceso neurodegenerativo. La metodología más utilizada para la detección de la forma fosforilada de la proteína tau (P-tau) en el LCR es la prueba de ELISA, usando anticuerpos monoclonales dependiendo de la posición específica de la forforilación. Todas las formas de fosforilación de la proteína tau que han sido evaluadas muestran altas concentraciones de P-tau en pacientes con la EA [79, 91-94]. A diferencia de otros biomarcadores como T-tau y Aβ 1-42, P-tau solo muestra valores elevados en pacientes con la EA, y no en otras enfermedades como depresión, enfermedad de Parkinson, esclerosis lateral amiotrófica, demencia vascular, frontotemporal y demencia por cuerpos de Lewy [78]. En estudios realizados en pacientes con la EA la evaluación de P-tau muestra sensibilidad mayor a 74% y especificidad por encima de 92% [94]. Por consiguiente, utilizar P-tau demuestra tener mayor especificidad al distinguir entre diferentes tipos de demencia. Una de las consideraciones de evaluar P-tau solamente en la EA es que puede verse elevado durante procesos isquémicos agudos; por lo tanto, la mejor forma de utilizar este biomarcador es combinándolo con otro que evidencie un proceso neurodegenerativo diferente [79, 95]. La forma de P-tau más utilizada hasta la fecha es la que detecta la fosforilación en la treonina 181 (P-tau181), INNOTEST TM PHOSPHO-TAU (181p) [86, 94,96]. Para esta metodología los pacientes se clasifican como normales cuando arrojan resultados menores de 61 pg/ml [97].

4.2.3. Aβ 1-42 en LCR

La proteína Beta amiloide 1-42 (Aβ 1-42) es un componente central en las placas seniles, uno de los hallazgos neuropatológicos más característicos en pacientes con la EA. Dicha proteína es secretada como producto del procesamiento o escisión de la PPA. Entre las funciones que se atribuyen a la PPA se encuentran [1] la inhibición de la serina proteasa, [2] la adhesión celular, y [3] las propiedades neurotrópicas y neuroprotectoras [98]. Para la formación de los fragmentos de Beta amiloide intervienen dos enzimas, la β-secretasa y la ϒ-secretasa, dando como resultado la liberación del Beta amiloide libre. De este proceso se liberan diversas formas de Beta amiloide como Aβ 1-42 y Aβ 1-40, ambas secretadas principalmente en el LCR. Una de las principales características de la porción Aβ 1-42 es que posee una alta capacidad para auto agregarse formando las placas amiloideas. Los mecanismos que componen el efecto neurotóxico de la Aβ 1-42 no son claros. Estudios han mostrado que una de las posibles causas es la inducción del daño por radicales libres [99].

Existen dos anticuerpos monoclonales para la detección de la porción Aβ 1-42, uno es el péptido 21F12 que es específico para la región C-terminal y el otro es el 3D6 específico para la región N-terminal. La medición del fragmento Aβ 1-42 no puede ser utilizado como valor diagnóstico definitivo para la EA ya que en otras enfermedades neurológicas también existe una disminución de los valores; por ejemplo, la demencia por cuerpos de Lewy, demencia frontotemporal, enfermedad de Creutzfeldt-Jakob y la esclerosis lateral amiotrófica [3, 98, 100-105]. La prueba de ELISA más utilizada hasta la fecha para el fragmento Aβ 1-42 es la INNOTEST TM β-AMYLOID (1-42). Para esta metodología los pacientes se clasifican como normales cuando arrojan resultados mayores a 500 pg/ml [97]. La mayoría de los estudios publicados hasta la fecha han mostrado resultados consistentes en que la medición del fragmento Aβ 1-42 representa una sensibilidad igual o mayor a 86% y especificidad igual o mayor a 89% para pacientes con la EA comparados con controles envejecidos normales [86, 106].

4.3. Biomarcadores genéticos en la EA

La carrera por descubrir si la EA se debe a factores genéticos se inició hace varias décadas atrás, estableciéndose que los factores que podrían explicar la EA heredable representan mutaciones autosómicas dominantes. Se identificaron mutaciones en 3 cromosomas, el cromosoma 21 (mutación en el gen que codifica la proteína precursora amiloidea), el cromosoma 14 (mutación en la presenilina 1), y el cromosoma 1 (mutación en la presenilina 2), estas dos últimas proteínas siendo las responsables por la mayoría de los casos de la EA que son heredables [107]. Sin embargo, estas mutaciones representan menos del 5% de los casos de la EA [108], y por lo tanto el reto sigue siendo la búsqueda de factores genéticos no heredables o esporádicos que puedan explicar la etiología de la mayoría de los casos de la EA. El factor de riesgo genético que mayormente se asocia a la EA es la expresión de uno o más alelos del gen que codifica la apolipoproteína E, así como aquellos individuos que también sufren de enfermedades crónicas como la hipertensión y la hipercolesterolemia, ambas a su vez influenciadas por factores genéticos entre los cuales se destaca la presencia del genotipo de la apolipoproteína E [109].

4.3.1. Apolipoproteína E-ε4 (APOE-ε4)

La APOE es un gen que posee varios alelos, entre los cuales el alelo ε4 es el que se ha vinculado directamente como un factor de riesgo para la EA [110]. De todos los genes involucrados en el desarrollo de la EA, el APOE- ε4 es el único que no se vincula de forma familiar, pero el riesgo de que los adultos mayores de 65 años que poseen este alelo sufran la enfermedad es mucho mayor que en las mutaciones de genes asociados a la formas heredables [110]. Esto demuestra que la aparición de la enfermedad no es atribuible enteramente a los factores genéticos sino a múltiples factores incluyendo las enfermedades crónicas como la diabetes mellitus, hipercolesterolemia y arterosclerosis.

Uno de los mayores inconvenientes de utilizar el APOE-ε4 es que está relacionado con las lesiones vasculares en el cerebro y con la demencia vascular [111]. Un estudio reciente demostró una mayor frecuencia de encontrar el ε4 en pacientes con

DCL y en otras demencias que no son la EA [112]. Por lo tanto, una forma de vincular directamente la relación de aparición del alelo ɛ4 de la APOE en los pacientes con la EA es buscar los signos patológicos clásicos de la enfermedad, los ovillos neurofibrilares y las placas seniles. Un estudio encontró que aquellos pacientes con uno o más alelos ɛ4 tenían mayor promedio de ovillos neurofibrilares en el área neocortical, mayor promedio de placas neuríticas, y mayor severidad en la angiopatía amiloide [113], sugiriendo que la frecuencia de aparición del alelo ɛ4 está mediado casi en su totalidad por la severidad de las lesiones en la EA [113].

4.4. Nuevos biomarcadores para la EA y el deterioro cognitivo

La búsqueda de nuevas herramientas diagnósticas para la EA que complementen a las ya existentes es de alta prioridad. La búsqueda continúa para biomarcadores que permitan identificar la EA en fases tempranas, monitorear el curso de la enfermedad, y lograr el diagnóstico definitivo para orientar las terapias y detener la progresión de la EA. Por lo tanto, nuevas metodologías se están utilizando para complementar las que ya están disponibles, y los estudios de proteómica, metabolómica, y lipidómica entre otras, ha servido para poder analizar grandes cantidades de metabolitos asociados a los procesos neurodegenerativos que hasta la fecha parecían imposibles dilucidar. Una de los principales objetivos de buscar nuevos biomarcadores es que al combinarlos con los ya existentes se pueda aumentar considerablemente la sensibilidad y especificidad al momento de diagnosticar la EA. Entre las moléculas que muestran valores alterados en pacientes con la EA, están la resistina que modela la acción de la leptina y la trombospondina-1, una molécula central en la neurogénesis inducida por los astrocitos. Para la búsqueda de estos analitos se utilizó el panel MAP por sus siglas en inglés (Rules Based Medicine Human Discovery MAPTM) [114]. Utilizando análisis de proteómica como la técnica de 2D-DIGE por sus siglas en inglés (two-dimensional difference-in-gel electrophoresis) acoplada con cromatografía líquida y espectrometría de masas en tándem un estudio manifestó cuatro nuevos biomarcadores: NrCAM, una molécula de adhesión celular neuronal y miembro de la súper familia de inmunoglobulinas; YKL-40, una molécula involucrada en procesos inflamatorios; Cromogranina A, una proteína de secreción neuroendocrina; y la carnosinasa I, una dipeptidasa neuronal encargada de la degradación de la carnosina [115]. Todas las moléculas mencionadas, NrCAM, YKL-40, cromogranina A y carnosinasa I, mostraron valores alterados en pacientes con demencia, sugiriendo que pueden ser utilizados como nuevos candidatos para aumentar el valor predictor de la enfermedad, así como también para detectar cambios en los procesos proteómicos del cerebro a nivel del LCR [115]. Utilizando la electroforesis capilar acoplada a la espectrometría de masas se han realizado búsqueda de nuevos biomarcadores en LCR para detectar la EA y otras demencias. Esta metodología permite detectar péptidos de bajo peso molecular y fragmentos de proteínas [116]. Investigaciones recientes muestran que existen ciertos péptidos que se encuentran en pacientes con la EA y que se relacionan con procesos donde hay pérdida de la sinapsis, incluyendo la cromogranina A, ya conocido como biomarcador de degeneración sináptica, y otros recién descubiertos como la proteína neurosecretora VGF, involucrada en la regulación del control energético; la clusterina o apolipoproteina J, secretada en el sistema nervioso central, que muestra niveles elevados en pacientes con la EA junto con el aumento de las placas amiloides; la ProSAAS(por sus siglas en inglés, proprotein convertase subtisilin/ kexin type 1 inhibitor), encontrada en las vesículas sinápticas y estrechamente relacionadas con la patología de tau; y testican-1 y la proteína neuroendocrina 7B2, inhibidoras de proteasas e importantes en la regulación y producción de péptidos tóxicos en enfermedades neurodegenerativas como la EA [116].

4.5. Biomarcadores utilizados en LCR para diferenciar entre un deterioro cognitivo leve (DCL) y la EA

Establecer cuál es la mejor combinación de biomarcadores para diagnosticar un paciente con DCL no es tarea fácil. Estudios recientes evidencian que T-tau y Aβ 1-42 muestran sensibilidad igual o mayor a 95% y especificidad igual o por encima del 83% para pacientes con DCL que han progresado a la EA [117]. Pacientes con valores entre 23 y 25 en el Mini Examen del Estado Mental [86] han mostrado disminuciones en los valores de Aβ 1-42 y aumento en los valores de T-tau, sugiriendo que estos biomarcadores también sirven como predictores de la EA. Otros estudios utilizando la combinación de P-tau con Aβ 1-42 mostraron que pacientes que tenían DCL que progresó a demencia mostraron valores altos para P-tau y bajos para Aβ 1-42 [85, 92,105]. Un estudio reciente utilizó la combinación de tau con Aβ 1-42, y mostró que los valores eran más bajos en controles normales que en los pacientes con un DCL y aquellos con la EA. Por el contrario, cuando solo se relacionaban los valores de Aβ 1-42 con los diferentes grupos los controles normales mostraron valores más elevados que los pacientes con DCL y aquellos que padecían la EA [118]. En el mismo estudio también se compararon los cambios morfológicos en el cerebro de pacientes con DCL y la EA en un periodo de 1 y 2 años, y los cambios morfológicos estaban correlacionados con los cambios en los valores de los biomarcadores para ambos grupos. Otro estudio utilizó el análisis de biomarcadores por conglomerados (cluster analysis) y agrupó tres biomarcadores, T-tau, P-tau y Aβ 1-42. Los valores elevados para Aβ 1-42 y bajos para T-tau y P-tau estaban asociados a un mejor desempeño en las pruebas cognitivas [80]. El grado de déficit neuropsicológico en conjunto con la medición de biomarcadores en el LCR como la Aβ 1-42 puede no solamente establecer el diagnóstico clínico de la enfermedad sino que también puede servir para monitorear el progreso de la enfermedad [97].

Otra proteína que se ha incluido dentro del tamizaje de la EA es la cistatina C. Esta proteína es ampliamente conocida como indicador de la filtración glomerular [119-121]. Estudios recientes han vinculado la presencia de la cistatina C en las paredes de las ateriolas junto con las placas amiloides en pacientes con la EA, sugiriendo su potencial diagnóstico para discriminar los pacientes con enfermedades neurodegenerativas [122]. La cistatina C puede ser detectada por diferentes metodologías como ELISA, nefelometría y turbidimetría. Los pacientes con la EA exhiben valores elevados de la proteína tanto en suero como el LCR, y esta disminución está asociada a síntomas como hemorragia congénita y amiloidósis [123, 124]. Otros estudios indican que aquellos pacientes con niveles elevados de cistatina C tuvieron puntuaciones más bajas en las pruebas cognitivas y fueron más propensos a experimentar un deterioro en la función cognitiva a más de 7 años, independiente de los datos demográficos y las comorbilidades [122]. Estos hallazgos sugieren que los niveles altos de cistatina C se asocian con el deterioro cognitivo en los adultos mayores. Nuevos estudios con tamaños de muestras más grandes son necesarios para poder evidenciar el potencial predictor de estos biomarcadores a la hora de predecir el desarrollo de la EA en pacientes con DCL.

5. La hipoxia, el deterioro cognitivo y la EA

Nuevas evidencias entre la reducción de niveles de oxígeno en el cerebro y el desarrollo de la EA se han tornado fundamentales para entender la fisiopatología de la enfermedad. Entender cómo se dan los suministros de oxígeno en el cerebro es primordial, el cerebro consume más del 20% del oxígeno que requiere el cuerpo, más que el oxígeno que consume el cuerpo durante el ejercicio físico [125]. Una mayoría de los trastornos respiratorios y cardiovasculares están relacionados con patologías neurodegenerativas. La obstrucción de sangre es la forma más grave de hipoxia que conduce a consecuencias patológicas; un ejemplo es un accidente cerebrovascular agudo. La manera en que la hipoxia afecta a la progresión de la EA aún se desconoce, pero un estudio reciente sugiere que la hipoxia aumenta los niveles de PPA y por lo tanto los niveles de Beta amiloide en la vasculatura cerebral [126].

En el proceso de envejecimiento normal hay cambios pronunciados en la estructura y función del sistema cardiovascular asociado con cambios en la función cognitiva [127]. Estudios han relacionado los factores de riesgo cerebrovasculares y el envejecimiento biológico con lesiones de sustancia blanca e infartos cerebrales silenciosos [128]. Los cambios cerebrovasculares tradicionalmente no han sido considerados como parte de la patología de la EA. Sin embargo, los estudios muestran que la enfermedad cerebrovascular puede ser un rasgo característico de la EA. Entre las anomalías en el cerebro, los cambios microvasculares se han asociado con las características patológicas de la EA y pueden preceder a la disminución de las funciones cognitivas. Evaluaciones in vivo, como los biomarcadores en sangre, pueden evidenciar la patología microvascular y ofrecen un enfoque prometedor para la detección precoz y la caracterización de patología de la EA [129].

Un estudio ha mostrado que existen sustancias importantes en la microvasculatura tales como proteoglicanos, y que estos juegan un papel importante en las interacciones de la barrera hematoencefálica, astrocitos y neuronas [130]. También muestra que los cambios patológicos en la vasculatura están presentes en la EA y en todas las enfermedades demenciales que fueron objeto de investigación, como el síndrome de Down, la demencia pugilística, la enfermedad de Picks, la enfermedad de guan, la esclerosis lateral amiotrófica y demencia por la enfermedad de Parkinson. Uno de los principales cambios estructurales que se reportó fue la patología microvascular en pacientes de demencia en comparación con los sujetos controles de la misma edad [130].

Hay dos tipos de demencias que pueden ser comparadas desde el punto de vista de sus factores de riesgo, la demencia vascular y la EA, y juntas representan más del 75% de todas las demencias [131]. Un estudio reciente muestra que estas dos patologías presentan similares factores de riesgo cardiovasculares, incluyendo un menor índice de masa corporal, hipertensión arterial y reducción de la lipoproteína de alta densidad del colesterol [131]. Una excepción fue una mayor cantidad de accidentes cerebrovasculares o isquemias en pacientes con demencia vascular [131]. Existe evidencia de que la enfermedad vascular aumenta el riesgo de demencia, y que el tratamiento de la enfermedad vascular está asociado con una disminución del riesgo de demencia por la EA [132]. Estudios en los que se relaciona el deterioro cognitivo con la salud vascular sugieren que las personas relativamente sanas con aumento del grosor de la íntima-media (IMT) muestran una mayor pérdida de memoria en el tiempo que aquellos con menor espesor de la IMT [133]. De esta manera el grosor de la íntima media también pudiera ser tomado en consideración como un factor de riesgo del desarrollo de la EA.

La hipoxia cerebral se puede deber a micro infartos. Un estudio reciente muestra que micro infartos crónicos y especialmente micro infartos múltiples incrementan la probabilidad de padecer demencia [134]. La localización de los micro infartos también puede determinar la probabilidad de padecer demencia tipo EA ya que aquellos que sufrieron de micro infartos situados en las regiones corticales del cerebro tenían una mayor probabilidad de desarrollar demencia que si los micro infartos se encontraban en las regiones subcorticales del cerebro [134]. Además, los pacientes que sufrieron de múltiples micro infartos tuvieron un bajo desempeño en las pruebas cognitivas comparados con aquellos que presentaron micro infartos crónicos [134]. Conjuntamente, los resultados muestran una relación entre los factores de riesgo vascular y la EA. Es evidente que el diagnóstico oportuno y el tratamiento de estas patologías podrían retrasar la progresión de la EA y en algunos casos hasta detenerla.

En resumen, la investigación apunta a que es poco probable que un solo biomarcador pueda identificar la EA, lo que implica el uso de múltiples marcadores para llegar a un diagnóstico. La tabla 2 resume los biomarcadores que hasta ahora han sido aplicados a la EA, y evalúa sus limitaciones en cuanto a los criterios de la efectividad de un biomarcador para la EA [40] (Ver Tabla 2).

6. La electroencefalografía en el diagnóstico de la EA

Desde su introducción en 1924, la electroencefalografía (EEG) se ha utilizado en la clínica y en estudios neurológicos. La EEG una técnica no invasiva, de bajo costo, mediante la cual se puede medir, registrar, analizar e interpretar la actividad cerebral, representada como oscilaciones de los potenciales eléctricos generados por el cerebro. A diferencia de otras técnicas, mediante la EEG puede observarse la actividad del cerebro en tiempo real. Para medir los potenciales eléctricos se colocan electrodos a lo largo del cuero cabelludo del paciente, normalmente de acuerdo al Sistema Internacional 10-20 [135, 136]. Usualmente, para el registro del EEG el paciente debe mantenerse relajado, con los ojos cerrados bajo vigilancia [136, 137]. La EEG procesa la actividad eléctrica que se registra en la corteza cerebral con una precisión de milisegundos, y estudios recientes apuntan a que pudiera ser una herramienta útil para medir el envejecimiento natural del cerebro, así como para discriminar el envejecimiento normal de los procesos neurodegenerativos.

La EEG registra ondas no estacionarias que evolucionan en el tiempo, y es necesario analizarlas en el dominio del tiempo y la frecuencia. Durante el registro del EEG se miden cuatro frecuencias de ondas: alpha, beta, delta y teta. Las ondas delta (<4 Hz) y teta (4-8 Hz) componen lo que se conoce como ondas lentas, mientras que las ondas alpha (8-13 Hz) y beta (>13 Hz) componen las ondas rápidas [136, 138]. Las ondas que se registran con el EEG provienen de la corteza cerebral y se deben a las oscilaciones del flujo de corriente iónica alrededor de las neuronas piramidales que están en una orientación perpendicular a la superficie de la corteza cerebral. Desde el descubrimiento del EEG, se ha utilizado como herramienta de apoyo en la evaluación de pacientes con deterioro cognitivo y demencia, como la EA. La EEG aún no puede ser utilizada como técnica única para realizar un diagnóstico definitivo de la EA, pero sí muestra potencial como complemento al diagnóstico y en ensayos clínicos de nuevas terapias para la EA. Estudios recientes que comparan los registros de EEG en pacientes con y sin problemas cognitivos sugieren que los patrones del EEG pueden brindar información acerca de trastornos cerebrales como la EA [139].

Dentro de los cambios consistentemente registrados mediante EEG en pacientes con EA, se encuentran una reducción en la actividad de las ondas alpha y beta y un incremento en la actividad y amplitud de las ondas theta y delta [136-138, 140]. Estudios sugieren que estos cambios aparecen a medida que la enfermedad avanza, primero presentándose el aumento en la onda theta y el decremento en la onda beta, seguido por el aumento en la onda delta y el decremento en la onda alpha [141-143]. Algunos autores sugieren que las ondas delta pueden ser un factor predictor del deterioro mental, aunque la presencia de estas puede limitarse a las últimas etapas de la enfermedad [144, 145]. Un estudio reciente en una muestra de sujetos sanos (18-85 años) evidenció un decremento de potencia de los ritmos alpha de baja frecuencia (8-10 Hz) en la región parietal, regiones occipitales y temporales, así como una disminución del poder occipital delta, que fueron asociados a la edad [146]. Otros estudios recientes han encontrado que existe una correlación significativa entre el grado de anormalidad del EEG y el deterioro cognitivo del paciente [147]. En este estudio, el deterioro cognitivo de cada paciente fue evaluado mediante el MMSE el cual mide el estado cognitivo general del sujeto, y el GDS que evalúa la alteración cognitiva dependiente de la edad. Comparando la relación de ambas pruebas con el EEG, el MMSE mostró una correlación mayor que el GDS. También se encontró que existe una correlación directa entre el grado de deterioro cognitivo y la potencia de la actividad eléctrica de las frecuencias bajas (140, 147). Conjuntamente, los resultados de estudios de la EA con EEG evidencian patrones consistentes en los cambios de la actividad cortical asociados a la EA. Sin embargo, el significado funcional de estos cambios en ondas eléctricas corticales en pacientes con la EA no es claro, y estudios adicionales son necesarios para evaluar la fiabilidad y la utilidad de la EEG en la evaluación de la EA.

7. Conclusiones

Los patrones demográficos a nivel global indican que los individuos mayores de 60 años de edad son el grupo de mayor crecimiento en la tierra. En el año 2000, la población de personas mayores de 60 años fue de 600 millones;en el año 2025 será 1.2 billones y, para el año 2050, será casi 2 billones (OMS). Una de las condiciones salientes que acompaña el envejecimiento cerebral normal es un deterioro de la función cognitiva, pero una proporción significativa de la población envejecida padecerá de un deterioro patológico como la EA. Se estima que las tasas de incidencia de EA se incrementan aproximadamente por 1% entre las personas de edades de 65 a 70 años de edad y por 6% a 8% en personas de edades mayores de 85 años [1, 148]. Más del 50% de las personas con demencia vive en países de ingresos bajos y medios, y para el 2050 esta cifra se elevará a más de 70% [149]. En países Latinoamericanos, estas tendencias señalan un surgimiento de nuevos problemas de salud con consecuencias sociales y económicas.

Las estimaciones de la prevalencia de demencia para Latinoamérica derivadas del estudio Delphi proyectan 4.1 millones de personas con demencia en el 2020 y 9.1 millones en el 2040 [148]. Estas proyecciones indican que el número de personas con demencia en la región se duplicará cada 20 años y resaltan el reto económico y social que enfrentan los países Latinoamericanos. Aunque el grado de envejecimiento de los países de la región es variable, dependiendo de la transición en las tasas de mortalidad y fertilidad en cada país, los indicadores poblacionales muestran tendencias similares en cuanto al incremento en la proporción de personas mayores de 60 años [150]. Las siguientes décadas se caracterizarán por un crecimiento en el número de personas envejecidas, y por ende, en el número de personas que padecerán de enfermedades crónicas cuyo principal factor de riesgo es la edad. Asimismo, los costos del cuidado y tratamiento de personas con demencia siguen creciendo, y la importancia de desarrollar políticas de salud adecuadas a las necesidades de la población envejecida se hace más evidente. La región Latinoamericana carece de datos epidemiológicos que reflejen la prevalencia de la EA lo que dificulta el desarrollo de políticas basadas en la realidad de cada país. Aunque existen proyecciones de la prevalencia de la EA para los países Latinoamericanos [148, 150], estas se basan en estudios que difieren ampliamente en su calidad metodológica y en el número de variables que se tomaron en cuenta para estimar las prevalencias regionales. Un informe reciente de la Organización Mundial de la Salud advierte que la región Latinoamericana está poco preparada para enfrentar los costos socioeconómicos asociados a la demencia.

Es evidente que la creciente población de personas envejecidas y la EA constituyen uno de los retos más grandes a nivel mundial del siglo XXI. Sin embargo, a pesar de los importantes avances científicos y tecnológicos del siglo pasado, aún falta mejorar el diagnóstico y tratamiento de la EA. A la fecha, la investigación de la EA enfocada en el descubrimiento de biomarcadores de diagnóstico, progresión y respuesta terapéutica ha producido resultados alentadores. Entre las aplicaciones en la investigación más prometedoras se encuentran la neuroimagen funcional y la determinación bioquímica de la proteína Beta amiloide y tau fosforilada en líquido cefalorraquídeo, pero estas pruebas son de uso limitado en el entorno clínico habitual. Asimismo, el desarrollo de enfoques como la proteómica y la metabolómica ha avanzado la búsqueda de biomarcadores en fluidos periféricos, pero su aplicación a la clínica está aún por determinar. Otros enfoques novedosos como la aplicación de la electroencefalografía y la evaluación de la salud cerebrovascular son enfoques viables en el entorno clínico y agregan información acerca de los cambios en patrones de señalización neural y flujo sanguíneo cerebral que pudieran indicar riesgos de padecer EA. El proceso de envejecimiento es afectado por múltiples factores, y la investigación hasta la fecha señala que la aplicación conjunta de enfoques basados en múltiples biomarcadores hará posible la detección temprana y la evaluación del tratamiento de la EA. Tres biomarcadores han sido incluidos en los nuevos criterios diagnósticos para la EA (T-tau, P-tau y Aβ 1-42) en LCR, y al combinarlos con los biomarcadores estructurales han creado una plataforma adecuada para nuevas líneas de investigación "omics". Se espera que de estos enfoques surjan nuevos biomarcadores diagnósticos para la EA.

Aunque existen proyecciones de la prevalencia de la EA para los países Latinoamericanos, estas se basan en estudios que difieren ampliamente en su calidad metodológica y en el número de variables que se tomaron en cuenta para estimar las prevalencias regionales. Un informe reciente de la Organización Mundial de la Salud advierte que la región Latinoamericana está poco preparada para enfrentar los costos socioeconómicos asociados a la demencia. El proceso de envejecimiento es afectado por múltiples factores, y la investigación hasta la fecha señala que la aplicación conjunta de enfoques basados en múltiples biomarcadores hará posible la detección temprana y la evaluación del tratamiento de la EA. Tres biomarcadores han sido incluidos en los nuevos criterios diagnósticos para la EA (T-tau, P-tau y Aβ 1-42) en LCR, y al combinarlos con los biomarcadores estructurales han creado una plataforma adecuada para nuevas líneas de investigación "omics". Se espera que de estos enfoques surjan nuevos biomarcadores diagnósticos para la EA.

8. Referencias

1. Ballard C, Gauthier S, Corbett A, Brayne C, Aarsland D, Jones E. Alzheimer's disease. Lancet. 2011 Mar 19;377(9770):1019-31.
- http://dx.doi.org/10.1016/S0140-6736(10)61349-9

2. Prince M, Acosta D, Ferri CP, Guerra M, Huang Y, Rodriguez JJ, et al. Dementia incidence and mortality in middle-income countries, and associations with indicators of cognitive reserve: a 10/66 Dementia Research Group population-based cohort study. Lancet. 2012 May 22.
- http://dx.doi.org/10.1016/S0140-6736(12)60399-7

3. Sjogren M, Andreasen N, Blennow K. Advances in the detection of Alzheimer's disease-use of cerebrospinal fluid biomarkers. Clin Chim Acta. 2003 Jun;332(1-2):1-10.
- http://dx.doi.org/10.1016/S0009-8981(03)00121-9

4. Britton GB, Rao KS. Cognitive aging and early diagnosis challenges in Alzheimer's disease. J Alzheimers Dis. 2011;24 Suppl 2:153-9.
- PMid:21422518

5. Fernandez PL, Britton GB, Rao KS. Potential immunotargets for Alzheimer's disease treatment strategies. J Alzheimers Dis. 2013 Jan 1;33(2):297-312.
- PMid:23001712

6. Dubois B, Picard G, Sarazin M. Early detection of Alzheimer's disease: new diagnostic criteria. Dialogues Clin Neurosci. 2009;11(2):135-9.
- PMid:19585949 PMCid:PMC3181912

7. McKhann G, Drachman D, Folstein M, Katzman R, Price D, Stadlan EM. Clinical diagnosis of Alzheimer's disease: report of the NINCDS-ADRDA Work Group under the auspices of Department of Health and Human Services Task Force on Alzheimer's Disease. Neurology. 1984 Jul;34(7):939-44.
- http://dx.doi.org/10.1212/WNL.34.7.939
- PMid:6610841

8. DeKosky ST, Carrillo MC, Phelps C, Knopman D, Petersen RC, Frank R, et al. Revision of the criteria for Alzheimer's disease: A symposium. Alzheimers Dement. 2011 Jan;7(1):e1-12.
- http://dx.doi.org/10.1016/j.jalz.2010.12.007
- PMid:21322828

9. Albert MS, DeKosky ST, Dickson D, Dubois B, Feldman HH, Fox NC, et al. The diagnosis of mild cognitive impairment due to Alzheimer's disease: recommendations from the National Institute on Aging-Alzheimer's Association workgroups on diagnostic guidelines for Alzheimer's disease. Alzheimers Dement. 2011 May;7(3):270-9.
- http://dx.doi.org/10.1016/j.jalz.2011.03.008
- PMid:21514249 PMCid:PMC3312027

10. Petersen RC. Clinical practice. Mild cognitive impairment. N Engl J Med. 2011 Jun 9;364(23):2227-34.
- http://dx.doi.org/10.1056/NEJMcp0910237
- PMid:21651394

11. Dartigues JF. [Alzheimer's disease: early diagnosis]. Rev Prat. 2011 Sep;61(7):926-30.
- PMid:22039727

12. Jack CR, Jr., Albert MS, Knopman DS, McKhann GM, Sperling RA, Carrillo MC, et al. Introduction to the recommendations from the National Institute on Aging-Alzheimer's Association workgroups on diagnostic guidelines for Alzheimer's disease. Alzheimers Dement. 2011 May;7(3):257-62.
- http://dx.doi.org/10.1016/j.jalz.2011.03.004
- PMid:21514247 PMCid:PMC3096735

13. McKhann GM, Knopman DS, Chertkow H, Hyman BT, Jack CR, Jr., Kawas CH, et al. The diagnosis of dementia due to Alzheimer's disease: recommendations from the National Institute on Aging-Alzheimer's Association workgroups on diagnostic guidelines for Alzheimer's disease. Alzheimers Dement. 2011 May;7(3):263-9.
- http://dx.doi.org/10.1016/j.jalz.2011.03.005
- PMid:21514250 PMCid:PMC3312024

14. Sperling RA, Aisen PS, Beckett LA, Bennett DA, Craft S, Fagan AM, et al. Toward defining the preclinical stages of Alzheimer's disease: recommendations from the National Institute on Aging-Alzheimer's Association workgroups on diagnostic guidelines for Alzheimer's disease. Alzheimers Dement. 2011 May;7(3):280-92.
- http://dx.doi.org/10.1016/j.jalz.2011.03.003
- PMid:21514248 PMCid:PMC3220946

15. Lopez OL, McDade E, Riverol M, Becker JT. Evolution of the diagnostic criteria for degenerative and cognitive disorders. Curr Opin Neurol. 2011 Dec;24(6):532-41.
- http://dx.doi.org/10.1097/WCO.0b013e32834cd45b
- PMid:22071334 PMCid:PMC3268228

16. Hyman BT, Phelps CH, Beach TG, Bigio EH, Cairns NJ, Carrillo MC, et al. National Institute on Aging-Alzheimer's Association guidelines for the neuropathologic assessment of Alzheimer's disease. Alzheimers Dement. 2012 Jan;8(1):1-13.
• PMid:22265587 PMCid:PMC3266529

17. Humpel C. Identifying and validating biomarkers for Alzheimer's disease. Trends Biotechnol. 2011 Jan;29(1):26-32.
• http://dx.doi.org/10.1016/j.tibtech.2010.09.007
• PMid:20971518 PMCid:PMC3016495

18. Barber RC. Biomarkers for early detection of Alzheimer disease. J Am Osteopath Assoc. 2010 Sep;110(9 Suppl 8):S10-5.
• PMid:20926738

19. Tarawneh R, Holtzman DM. The clinical problem of symptomatic Alzheimer disease and mild cognitive impairment. Cold Spring Harb Perspect Med. 2012 May;2(5):a006148.
• http://dx.doi.org/10.1101/cshperspect.a006148
• PMid:22553492 PMCid:PMC3331682

20. Stern Y. Cognitive reserve in ageing and Alzheimer's disease. Lancet Neurol. 2012 Nov;11(11):1006-12.
• http://dx.doi.org/10.1016/S1474-4422(12)70191-6

21. Patterson C, Feightner JW, Garcia A, Hsiung GY, MacKnight C, Sadovnick AD. Diagnosis and treatment of dementia: 1. Risk assessment and primary prevention of Alzheimer disease. CMAJ. 2008 Feb 26;178(5):548-56.
• http://dx.doi.org/10.1503/cmaj.070796
• PMid:18299540 PMCid:PMC2244657

22. Geldmacher DS. Alzheimer disease prevention: focus on cardiovascular risk, not amyloid? Cleve Clin J Med. 2010 Oct;77(10):689-704.
• http://dx.doi.org/10.3949/ccjm.77gr.2010
• PMid:20889807

23. Povova J, Ambroz P, Bar M, Pavukova V, Sery O, Tomaskova H, et al. Epidemiological of and risk factors for Alzheimer's disease: a review. Biomed Pap Med Fac Univ Palacky Olomouc Czech Repub. 2012 Jun;156(2):108-14.
• http://dx.doi.org/10.5507/bp.2012.055
• PMid:22837131

24. Castellani RJ, Rolston RK, Smith MA. Alzheimer disease. Dis Mon. 2010 Sep;56(9):484-546.
• http://dx.doi.org/10.1016/j.disamonth.2010.06.001
• PMid:20831921 PMCid:PMC2941917

25. Sa F, Pinto P, Cunha C, Lemos R, Letra L, Simoes M, et al. Differences between Early and Late-Onset Alzheimer's Disease in Neuropsychological Tests. Front Neurol. 2012;3:81.
• http://dx.doi.org/10.3389/fneur.2012.00081
• PMid:22593755 PMCid:PMC3350945

26. Reitz C, Tang MX, Schupf N, Manly JJ, Mayeux R, Luchsinger JA. A summary risk score for the prediction of Alzheimer disease in elderly persons. Arch Neurol. 2010 Jul;67(7):835-41.
• http://dx.doi.org/10.1001/archneurol.2010.136
• PMid:20625090 PMCid:PMC3068839

27. Luchsinger JA, Reitz C, Honig LS, Tang MX, Shea S, Mayeux R. Aggregation of vascular risk factors and risk of incident Alzheimer disease. Neurology. 2005 Aug 23;65(4):545-51.
• http://dx.doi.org/10.1212/01.wnl.0000172914.08967.dc
• PMid:16116114 PMCid:PMC1619350

28. Barnes DE, Yaffe K. Accuracy of summary risk score for prediction of Alzheimer disease: better than demographics alone? Arch Neurol. 2011 Feb;68(2):268; author reply -70.

29. Figaro MK, Kritchevsky SB, Resnick HE, Shorr RI, Butler J, Shintani A, et al. Diabetes, inflammation, and functional decline in older adults: findings from the Health, Aging and Body Composition (ABC) study. Diabetes Care. 2006 Sep;29(9):2039-45.
• http://dx.doi.org/10.2337/dc06-0245
• PMid:16936150

30. Wellman NS, Friedberg B. Causes and consequences of adult obesity: health, social and economic impacts in the United States. Asia Pac J Clin Nutr. 2002 Dec;11 Suppl 8:S705-9.
• http://dx.doi.org/10.1046/j.1440-6047.11.s8.6.x
• PMid:12534694

31. Wing RR, Matthews KA, Kuller LH, Meilahn EN, Plantinga P. Waist to hip ratio in middle-aged women. Associations with behavioral and psychosocial factors and with changes in cardiovascular risk factors. Arterioscler Thromb. 1991 Sep-Oct;11(5):1250-7.
• http://dx.doi.org/10.1161/01.ATV.11.5.1250
• PMid:1911710

32. Naderali EK, Ratcliffe SH, Dale MC. Obesity and Alzheimer's disease: a link between body weight and cognitive function in old age. Am J Alzheimers Dis Other Demen. 2009 Dec-2010 Jan;24(6):445-9.

33. Whitmer RA, Gunderson EP, Quesenberry CP, Jr., Zhou J, Yaffe K. Body mass index in midlife and risk of Alzheimer disease and vascular dementia. Curr Alzheimer Res. 2007 Apr;4(2):103-9.
- http://dx.doi.org/10.2174/156720507780362047
- PMid:17430231

34. Helzner EP, Luchsinger JA, Scarmeas N, Cosentino S, Brickman AM, Glymour MM, et al. Contribution of vascular risk factors to the progression in Alzheimer disease. Arch Neurol. 2009 Mar;66(3):343-8.
- http://dx.doi.org/10.1001/archneur.66.3.343
- PMid:19273753 PMCid:PMC3105324

35. van Oijen M, de Jong FJ, Witteman JC, Hofman A, Koudstaal PJ, Breteler MM. Atherosclerosis and risk for dementia. Ann Neurol. 2007 May;61(5):403-10.
- http://dx.doi.org/10.1002/ana.21073
- PMid:17328068

36. de la Torre JC. Carotid artery ultrasound and echocardiography testing to lower the prevalence of Alzheimer's disease. J Stroke Cerebrovasc Dis. 2009 Jul-Aug;18(4):319-28.
- http://dx.doi.org/10.1016/j.jstrokecerebrovasdis.2008.11.014
- PMid:19560690

37. Altman R, Rutledge JC. The vascular contribution to Alzheimer's disease. Clin Sci (Lond). 2010 Nov;119(10):407-21.
- http://dx.doi.org/10.1042/CS20100094
- PMid:20684749 PMCid:PMC2950620

38. Sridhar GR, Thota H, Allam AR, Suresh Babu C, Siva Prasad A, Divakar C. Alzheimer's disease and type 2 diabetes mellitus: the cholinesterase connection? Lipids Health Dis. 2006;5:28.
- http://dx.doi.org/10.1186/1476-511X-5-28
- PMid:17096857 PMCid:PMC1660566

39. Tzotzas T, Evangelou P, Kiortsis DN. Obesity, weight loss and conditional cardiovascular risk factors. Obes Rev. 2011 May;12(5):e282-9.
- http://dx.doi.org/10.1111/j.1467-789X.2010.00807.x
- PMid:21054756

40. Aluise CD, Sowell RA, Butterfield DA. Peptides and proteins in plasma and cerebrospinal fluid as biomarkers for the prediction, diagnosis, and monitoring of therapeutic efficacy of Alzheimer's disease. Biochim Biophys Acta. 2008 Oct;1782(10):549-58.
- http://dx.doi.org/10.1016/j.bbadis.2008.07.008
- PMid:18760351 PMCid:PMC2629398

41. Halperin I, Morelli M, Korczyn AD, Youdim MB, Mandel SA. Biomarkers for evaluation of clinical efficacy of multipotential neuroprotective drugs for Alzheimer's and Parkinson's diseases. Neurotherapeutics. 2009 Jan;6(1):128-40.
- http://dx.doi.org/10.1016/j.nurt.2008.10.033
- PMid:19110204

42. Consensus report of the Working Group on: "Molecular and Biochemical Markers of Alzheimer's Disease". The Ronald and Nancy Reagan Research Institute of the Alzheimer's Association and the National Institute on Aging Working Group. Neurobiol Aging. 1998 Mar-Apr;19(2):109-16.
- http://dx.doi.org/10.1016/S0197-4580(98)00022-0

43. Jellinger KA, Janetzky B, Attems J, Kienzl E. Biomarkers for early diagnosis of Alzheimer disease: 'ALZheimer ASsociated gene'--a new blood biomarker? J Cell Mol Med. 2008 Aug;12(4):1094-117.
- http://dx.doi.org/10.1111/j.1582-4934.2008.00313.x
- PMid:18363842

44. Tarawneh R, Holtzman DM. Biomarkers in translational research of Alzheimer's disease. Neuropharmacology. 2010 Sep-Oct;59(4-5):310-22.
- http://dx.doi.org/10.1016/j.neuropharm.2010.04.006
- PMid:20394760 PMCid:PMC2913164

45. Johnson KA, Fox NC, Sperling RA, Klunk WE. Brain imaging in Alzheimer disease. Cold Spring Harb Perspect Med. 2012 Apr;2(4):a006213.
- http://dx.doi.org/10.1101/cshperspect.a006213
- PMid:22474610 PMCid:PMC3312396

46. Mosconi L, McHugh PF. FDG- and amyloid-PET in Alzheimer's disease: is the whole greater than the sum of the parts? Q J Nucl Med Mol Imaging. 2011 Jun;55(3):250-64.
- PMid:21532539 PMCid:PMC3290913

47. Saykin AJ, Shen L, Foroud TM, Potkin SG, Swaminathan S, Kim S, et al. Alzheimer's Disease Neuroimaging Initiative biomarkers as quantitative phenotypes: Genetics core aims, progress, and plans. Alzheimers Dement. 2010 May;6(3):265-73.
- http://dx.doi.org/10.1016/j.jalz.2010.03.013
- PMid:20451875 PMCid:PMC2868595

48. Aisen PS, Petersen RC, Donohue MC, Gamst A, Raman R, Thomas RG, et al. Clinical Core of the Alzheimer's Disease Neuroimaging Initiative: progress and plans. Alzheimers Dement. 2010 May;6(3):239-46.
- http://dx.doi.org/10.1016/j.jalz.2010.03.006
- PMid:20451872 PMCid:PMC2867843

49. Weiner MW, Veitch DP, Aisen PS, Beckett LA, Cairns NJ, Green RC, et al. The Alzheimer's Disease Neuroimaging Initiative: a review of papers published since its inception. Alzheimers Dement. 2012 Feb;8(1 Suppl):S1-68.
• PMid:22047634 PMCid:PMC3329969

50. Ewers M, Sperling RA, Klunk WE, Weiner MW, Hampel H. Neuroimaging markers for the prediction and early diagnosis of Alzheimer's disease dementia. Trends Neurosci. 2011 Aug;34(8):430-42.
• http://dx.doi.org/10.1016/j.tins.2011.05.005
• PMid:21696834 PMCid:PMC3275347

51. Frisoni GB, Fox NC, Jack CR, Jr., Scheltens P, Thompson PM. The clinical use of structural MRI in Alzheimer disease. Nat Rev Neurol. 2010 Feb;6(2):67-77.
• http://dx.doi.org/10.1038/nrneurol.2009.215
• PMid:20139996 PMCid:PMC2938772

52. Vemuri P, Wiste HJ, Weigand SD, Knopman DS, Trojanowski JQ, Shaw LM, et al. Serial MRI and CSF biomarkers in normal aging, MCI, and AD. Neurology. 2010 Jul 13;75(2):143-51.
• http://dx.doi.org/10.1212/WNL.0b013e3181e7ca82
• PMid:20625167 PMCid:PMC2905929

53. Pihlajamaki M, Jauhiainen AM, Soininen H. Structural and functional MRI in mild cognitive impairment. Curr Alzheimer Res. 2009 Apr;6(2):179-85.
• http://dx.doi.org/10.2174/156720509787602898
• PMid:19355853

54. Mosconi L, Berti V, Glodzik L, Pupi A, De Santi S, de Leon MJ. Pre-clinical detection of Alzheimer's disease using FDG-PET, with or without amyloid imaging. J Alzheimers Dis. 2010;20(3):843-54.
• PMid:20182025 PMCid:PMC3038340

55. Caselli RJ, Chen K, Lee W, Alexander GE, Reiman EM. Correlating cerebral hypometabolism with future memory decline in subsequent converters to amnestic pre-mild cognitive impairment. Arch Neurol. 2008 Sep;65(9):1231-6.
• http://dx.doi.org/10.1001/archneurol.2008.1
• PMid:18779428

56. Weih M, Degirmenci U, Kreil S, Lewczuk P, Schmidt D, Kornhuber J, et al. Perfusion Imaging with SPECT in the Era of Pathophysiology-Based Biomarkers for Alzheimer's Disease. Int J Alzheimers Dis. 2010;2010:109618.

57. Murray ME, Vemuri P, Preboske GM, Murphy MC, Schweitzer KJ, Parisi JE, et al. A quantitative postmortem MRI design sensitive to white matter hyperintensity differences and their relationship with underlying pathology. J Neuropathol Exp Neurol. 2012 Dec;71(12):1113-22.
• http://dx.doi.org/10.1097/NEN.0b013e318277387e
• PMid:23147507

58. Sibson NR, Dhankhar A, Mason GF, Behar KL, Rothman DL, Shulman RG. In vivo 13C NMR measurements of cerebral glutamine synthesis as evidence for glutamate-glutamine cycling. Proc Natl Acad Sci U S A. 1997 Mar 18;94(6):2699-704.
• http://dx.doi.org/10.1073/pnas.94.6.2699
• PMid:9122259 PMCid:PMC20152

59. Chetelat G, Desgranges B, de la Sayette V, Viader F, Eustache F, Baron JC. Mild cognitive impairment: Can FDG-PET predict who is to rapidly convert to Alzheimer's disease? Neurology. 2003 Apr 22;60(8):1374-7.
• http://dx.doi.org/10.1212/01.WNL.0000055847.17752.E6
• PMid:12707450

60. Kim EJ, Cho SS, Jeong Y, Park KC, Kang SJ, Kang E, et al. Glucose metabolism in early onset versus late onset Alzheimer's disease: an SPM analysis of 120 patients. Brain. 2005 Aug;128(Pt 8):1790-801.
• http://dx.doi.org/10.1093/brain/awh539
• PMid:15888536

61. Minoshima S, Giordani B, Berent S, Frey KA, Foster NL, Kuhl DE. Metabolic reduction in the posterior cingulate cortex in very early Alzheimer's disease. Ann Neurol. 1997 Jul;42(1):85-94.
• http://dx.doi.org/10.1002/ana.410420114
• PMid:9225689

62. Terry RD, Masliah E, Salmon DP, Butters N, DeTeresa R, Hill R, et al. Physical basis of cognitive alterations in Alzheimer's disease: synapse loss is the major correlate of cognitive impairment. Ann Neurol. 1991 Oct;30(4):572-80.
• http://dx.doi.org/10.1002/ana.410300410
• PMid:1789684

63. Alexander GE, Chen K, Pietrini P, Rapoport SI, Reiman EM. Longitudinal PET Evaluation of Cerebral Metabolic Decline in Dementia: A Potential Outcome Measure in Alzheimer's Disease Treatment Studies. Am J Psychiatry. 2002 May;159(5):738-45.
• http://dx.doi.org/10.1176/appi.ajp.159.5.738
• PMid:11986126

64. Mosconi L, Tsui WH, Herholz K, Pupi A, Drzezga A, Lucignani G, et al. Multicenter standardized 18F-FDG PET diagnosis of mild cognitive impairment, Alzheimer's disease, and other dementias. J Nucl Med. 2008 Mar;49(3):390-8.
• http://dx.doi.org/10.2967/jnumed.107.045385
• PMid:18287270 PMCid:PMC3703818

65. Frisoni GB, Giannakopoulos P. The specificity of amyloid imaging in the diagnosis of neurodegenerative diseases. Neurobiol Aging. 2012 Jun;33(6):1021-2.
• http://dx.doi.org/10.1016/j.neurobiolaging.2010.09.007
• PMid:20965612

66. Mintun MA, Larossa GN, Sheline YI, Dence CS, Lee SY, Mach RH, et al. [11C]PIB in a nondemented population: potential antecedent marker of Alzheimer disease. Neurology. 2006 Aug 8;67(3):446-52.
• http://dx.doi.org/10.1212/01.wnl.0000228230.26044.a4
• PMid:16894106

67. Kemppainen NM, Aalto S, Wilson IA, Nagren K, Helin S, Bruck A, et al. PET amyloid ligand [11C]PIB uptake is increased in mild cognitive impairment. Neurology. 2007 May 8;68(19):1603-6.
• http://dx.doi.org/10.1212/01.wnl.0000260969.94695.56
• PMid:17485647

68. Li Y, Rinne JO, Mosconi L, Pirraglia E, Rusinek H, DeSanti S, et al. Regional analysis of FDG and PIB-PET images in normal aging, mild cognitive impairment, and Alzheimer's disease. Eur J Nucl Med Mol Imaging. 2008 Dec;35(12):2169-81.
• http://dx.doi.org/10.1007/s00259-008-0833-y
• PMid:18566819 PMCid:PMC2693402

69. Lowe VJ, Kemp BJ, Jack CR, Jr., Senjem M, Weigand S, Shiung M, et al. Comparison of 18F-FDG and PiB PET in cognitive impairment. J Nucl Med. 2009 Jun;50(6):878-86.
• http://dx.doi.org/10.2967/jnumed.108.058529
• PMid:19443597 PMCid:PMC2886669

70. Rowe CC, Ng S, Ackermann U, Gong SJ, Pike K, Savage G, et al. Imaging beta-amyloid burden in aging and dementia. Neurology. 2007 May 15;68(20):1718-25.
• http://dx.doi.org/10.1212/01.wnl.0000261919.22630.ea
• PMid:17502554

71. Kemppainen NM, Aalto S, Wilson IA, Nagren K, Helin S, Bruck A, et al. Voxel-based analysis of PET amyloid ligand [11C]PIB uptake in Alzheimer disease. Neurology. 2006 Nov 14;67(9):1575-80.
• http://dx.doi.org/10.1212/01.wnl.0000240117.55680.0a
• PMid:16971697

72. Pike KE, Savage G, Villemagne VL, Ng S, Moss SA, Maruff P, et al. Beta-amyloid imaging and memory in non-demented individuals: evidence for preclinical Alzheimer's disease. Brain. 2007 Nov;130(Pt 11):2837-44.
• http://dx.doi.org/10.1093/brain/awm238
• PMid:17928318

73. Johansson A, Savitcheva I, Forsberg A, Engler H, Langstrom B, Nordberg A, et al. [(11)C]-PIB imaging in patients with Parkinson's disease: preliminary results. Parkinsonism Relat Disord. 2008;14(4):345-7.
• http://dx.doi.org/10.1016/j.parkreldis.2007.07.010
• PMid:17855149

74. Johnson KA, Gregas M, Becker JA, Kinnecom C, Salat DH, Moran EK, et al. Imaging of amyloid burden and distribution in cerebral amyloid angiopathy. Ann Neurol. 2007 Sep;62(3):229-34.
• http://dx.doi.org/10.1002/ana.21164
• PMid:17683091

75. Engler H, Forsberg A, Almkvist O, Blomquist G, Larsson E, Savitcheva I, et al. Two-year follow-up of amyloid deposition in patients with Alzheimer's disease. Brain. 2006 Nov;129(Pt 11):2856-66.
• http://dx.doi.org/10.1093/brain/awl178
• PMid:16854944

76. Jack CR, Jr., Lowe VJ, Senjem ML, Weigand SD, Kemp BJ, Shiung MM, et al. 11C PiB and structural MRI provide complementary information in imaging of Alzheimer's disease and amnestic mild cognitive impairment. Brain. 2008 Mar;131(Pt 3):665-80.
• http://dx.doi.org/10.1093/brain/awm336
• PMid:18263627 PMCid:PMC2730157

77. Jack CR, Jr., Knopman DS, Jagust WJ, Shaw LM, Aisen PS, Weiner MW, et al. Hypothetical model of dynamic biomarkers of the Alzheimer's pathological cascade. Lancet Neurol. 2010 Jan;9(1):119-28.
• http://dx.doi.org/10.1016/S1474-4422(09)70299-6

78. Vigo-Pelfrey C, Seubert P, Barbour R, Blomquist C, Lee M, Lee D, et al. Elevation of microtubule-associated protein tau in the cerebrospinal fluid of patients with Alzheimer's disease. Neurology. 1995 Apr;45(4):788-93.
• http://dx.doi.org/10.1212/WNL.45.4.788
• PMid:7723971

79. Formichi P, Battisti C, Radi E, Federico A. Cerebrospinal fluid tau, A beta, and phosphorylated tau protein for the diagnosis of Alzheimer's disease. J Cell Physiol. 2006 Jul;208(1):39-46.
• http://dx.doi.org/10.1002/jcp.20602
• PMid:16447254

80. van der Vlies AE, Verwey NA, Bouwman FH, Blankenstein MA, Klein M, Scheltens P, et al. CSF biomarkers in relationship to cognitive profiles in Alzheimer disease. Neurology. 2009 Mar 24;72(12):1056-61.
• http://dx.doi.org/10.1212/01.
wnl.0000345014.48839.71
• PMid:19307538

81. Andreasen N, Vanmechelen E, Vanderstichele H, Davidsson P, Blennow K. Cerebrospinal fluid levels of total-tau, phospho-tau and A beta 42 predicts development of Alzheimer's disease in patients with mild cognitive impairment. Acta Neurol Scand Suppl. 2003;179:47-51.
• http://dx.doi.org/10.1034/j.1600-0404.107.
s179.9.x
• PMid:12603251

82. Zemlan FP, Rosenberg WS, Luebbe PA, Campbell TA, Dean GE, Weiner NE, et al. Quantification of axonal damage in traumatic brain injury: affinity purification and characterization of cerebrospinal fluid tau proteins. J Neurochem. 1999 Feb;72(2):741-50.
• http://dx.doi.org/10.1046/j.1471-
4159.1999.0720741.x
• PMid:9930748

83. Hesse C, Rosengren L, Vanmechelen E, Vanderstichele H, Jensen C, Davidsson P, et al. Cerebrospinal fluid markers for Alzheimer's disease evaluated after acute ischemic stroke. J Alzheimers Dis. 2000 Nov;2(3-4):199-206.
• PMid:12214084

84. Kapaki E, Kilidireas K, Paraskevas GP, Michalopoulou M, Patsouris E. Highly increased CSF tau protein and decreased beta-amyloid (1-42) in sporadic CJD: a discrimination from Alzheimer's disease? J Neurol Neurosurg Psychiatry. 2001 Sep;71(3):401-3.
• http://dx.doi.org/10.1136/jnnp.71.3.401
• PMid:11511720 PMCid:PMC1737566

85. Buerger K, Zinkowski R, Teipel SJ, Arai H, DeBernardis J, Kerkman D, et al. Differentiation of geriatric major depression from Alzheimer's disease with CSF tau protein phosphorylated at threonine 231. Am J Psychiatry. 2003 Feb;160(2):376-9.
• http://dx.doi.org/10.1176/appi.ajp.160.2.376
• PMid:12562590

86. Andreasen N, Sjogren M, Blennow K. CSF markers for Alzheimer's disease: total tau, phospho-tau and Abeta42. World J Biol Psychiatry. 2003 Oct;4(4):147-55.
• http://dx.doi.org/10.1080/15622970310029912
• PMid:14608585

87. Spillantini MG, Goedert M. Tau protein pathology in neurodegenerative diseases. Trends Neurosci. 1998 Oct;21(10):428-33.
• http://dx.doi.org/10.1016/S0166-2236(98)01337-X

88. Goedert M. Tau protein and the neurofibrillary pathology of Alzheimer's disease. Trends Neurosci. 1993 Nov;16(11):460-5.
• http://dx.doi.org/10.1016/0166-2236(93)90078-Z

89. Mandelkow EM, Biernat J, Drewes G, Gustke N, Trinczek B, Mandelkow E. Tau domains, phosphorylation, and interactions with microtubules. Neurobiol Aging. 1995 May-Jun;16(3):355-62; discussion 62-3.
• http://dx.doi.org/10.1016/0197-4580(95)00025-A

90. Patrick GN, Zukerberg L, Nikolic M, de la Monte S, Dikkes P, Tsai LH. Conversion of p35 to p25 deregulates Cdk5 activity and promotes neurodegeneration. Nature. 1999 Dec 9;402(6762):615-22.
• http://dx.doi.org/10.1038/45159
• PMid:10604467

91. Blennow K, Wallin A, Agren H, Spenger C, Siegfried J, Vanmechelen E. Tau protein in cerebrospinal fluid: a biochemical marker for axonal degeneration in Alzheimer disease? Mol Chem Neuropathol. 1995 Dec;26(3):231-45.
• http://dx.doi.org/10.1007/BF02815140
• PMid:8748926

92. Morikawa Y, Arai H, Matsushita S, Kato M, Higuchi S, Miura M, et al. Cerebrospinal fluid tau protein levels in demented and nondemented alcoholics. Alcohol Clin Exp Res. 1999 Apr;23(4):575-7.
• http://dx.doi.org/10.1111/j.1530-0277.1999.
tb04156.x
• PMid:10235290

93. Kohnken R, Buerger K, Zinkowski R, Miller C, Kerkman D, DeBernardis J, et al. Detection of tau phosphorylated at threonine 231 in cerebrospinal fluid of Alzheimer's disease patients. Neurosci Lett. 2000 Jun 30;287(3):187-90.
• http://dx.doi.org/10.1016/S0304-3940(00)01178-2

94. Vanmechelen E, Vanderstichele H, Davidsson P, Van Kerschaver E, Van Der Perre B, Sjogren M, et al. Quantification of tau phosphorylated at threonine 181 in human cerebrospinal fluid: a sandwich ELISA with a synthetic phosphopeptide for standardization. Neurosci Lett. 2000 May 5;285(1):49-52.
• http://dx.doi.org/10.1016/S0304-3940(00)01036-3

95. Sjogren M, Gisslen M, Vanmechelen E, Blennow K. Low cerebrospinal fluid beta-amyloid 42 in patients with acute bacterial meningitis and normalization after treatment. Neurosci Lett. 2001 Nov 13;314(1-2):33-6.
• http://dx.doi.org/10.1016/S0304-3940(01)02285-6

96. Bateman RJ, Xiong C, Benzinger TL, Fagan AM, Goate A, Fox NC, et al. Clinical and Biomarker Changes in Dominantly Inherited Alzheimer's Disease. N Engl J Med. 2012 Jul 11.
• http://dx.doi.org/10.1056/NEJMoa1202753
• PMCid:PMC3474597

97. Engelborghs S, Maertens K, Vloeberghs E, Aerts T, Somers N, Marien P, et al. Neuropsychological and behavioural correlates of CSF biomarkers in dementia. Neurochem Int. 2006 Mar;48(4):286-95.
• http://dx.doi.org/10.1016/j.neuint.2005.11.002
• PMid:16434124

98. Maccioni RB, Munoz JP, Barbeito L. The molecular bases of Alzheimer's disease and other neurodegenerative disorders. Arch Med Res. 2001 Sep-Oct;32(5):367-81.
• http://dx.doi.org/10.1016/S0188-4409(01)00316-2

99. Blass JP. Cerebrometabolic abnormalities in Alzheimer's disease. Neurol Res. 2003 Sep;25(6):556-66.
• http://dx.doi.org/10.1179/016164103101201995
• PMid:14503009

100. Andreasen N, Minthon L, Davidsson P, Vanmechelen E, Vanderstichele H, Winblad B, et al. Evaluation of CSF-tau and CSF-Abeta42 as diagnostic markers for Alzheimer disease in clinical practice. Arch Neurol. 2001 Mar;58(3):373-9.
• http://dx.doi.org/10.1001/archneur.58.3.373
• PMid:11255440

101. Kanemaru K, Kameda N, Yamanouchi H. Decreased CSF amyloid beta42 and normal tau levels in dementia with Lewy bodies. Neurology. 2000 May 9;54(9):1875-6.
• http://dx.doi.org/10.1212/WNL.54.9.1875
• PMid:10802808

102. Sjogren M, Minthon L, Davidsson P, Granerus AK, Clarberg A, Vanderstichele H, et al. CSF levels of tau, beta-amyloid(1-42) and GAP-43 in frontotemporal dementia, other types of dementia and normal aging. J Neural Transm. 2000;107(5):563-79.
• http://dx.doi.org/10.1007/s007020070079
• PMid:11072752

103. Otto M, Esselmann H, Schulz-Shaeffer W, Neumann M, Schroter A, Ratzka P, et al. Decreased beta-amyloid1-42 in cerebrospinal fluid of patients with Creutzfeldt-Jakob disease. Neurology. 2000 Mar 14;54(5):1099-102.
• http://dx.doi.org/10.1212/WNL.54.5.1099
• PMid:10720281

104. Citron M, Diehl TS, Gordon G, Biere AL, Seubert P, Selkoe DJ. Evidence that the 42- and 40-amino acid forms of amyloid beta protein are generated from the beta-amyloid precursor protein by different protease activities. Proc Natl Acad Sci U S A. 1996 Nov 12;93(23):13170-5.
• http://dx.doi.org/10.1073/pnas.93.23.13170
• PMid:8917563 PMCid:PMC24065

105. Andreasen N, Minthon L, Clarberg A, Davidsson P, Gottfries J, Vanmechelen E, et al. Sensitivity, specificity, and stability of CSF-tau in AD in a community-based patient sample. Neurology. 1999 Oct 22;53(7):1488-94.
• http://dx.doi.org/10.1212/WNL.53.7.1488
• PMid:10534256

106. Vanmechelen E, Vanderstichele H. Towards an earlier diagnosis of Alzheimer's disease. J Biotechnol. 1998 Dec 11;66(2-3):229-31.
• PMid:9866871

107. Levy-Lahad E, Wasco W, Poorkaj P, Romano DM, Oshima J, Pettingell WH, et al. Candidate gene for the chromosome 1 familial Alzheimer's disease locus. Science. 1995 Aug 18;269(5226):973-7.
• http://dx.doi.org/10.1126/science.7638622
• PMid:7638622

108. Ashford JW, Mortimer JA. Non-familial Alzheimer's disease is mainly due to genetic factors. J Alzheimers Dis. 2002 Jun;4(3):169-77.
• PMid:12226536

109. Roses AD. Apolipoprotein E alleles as risk factors in Alzheimer's disease. Annu Rev Med. 1996;47:387-400.
• http://dx.doi.org/10.1146/annurev.med.47.1.387
• PMid:8712790

110. Wang XP, Ding HL. Alzheimer's disease: epidemiology, genetics, and beyond. Neurosci Bull. 2008 Apr;24(2):105-9.
• http://dx.doi.org/10.1007/s12264-008-0105-7
• PMid:18369390

111. Qi JP, Wu H, Yang Y, Wang DD, Chen YX, Gu YH, et al. Cerebral ischemia and Alzheimer's disease: the expression of amyloid-beta and apolipoprotein E in human hippocampus. J Alzheimers Dis. 2007 Dec;12(4):335-41.
• PMid:18198420

112. Borenstein AR, Mortimer JA, Ding D, Schellenberg GD, DeCarli C, Qianhua Z, et al. Effects of apolipoprotein E-epsilon4 and -epsilon2 in amnestic mild cognitive impairment and dementia in Shanghai: SCOBHI-P. Am J Alzheimers Dis Other Demen. 2010 May;25(3):233-8.
• http://dx.doi.org/10.1177/1533317509357736
• PMid:20142627 PMCid:PMC2872993

113. Mortimer JA, Snowdon DA, Markesbery WR. The effect of APOE-epsilon4 on dementia is mediated by Alzheimer neuropathology. Alzheimer Dis Assoc Disord. 2009 Apr-Jun;23(2):152-7.
• http://dx.doi.org/10.1097/WAD.0b013e318190a855
• PMid:19484916 PMCid:PMC2752689

114. Hu WT, Chen-Plotkin A, Arnold SE, Grossman M, Clark CM, Shaw LM, et al. Novel CSF biomarkers for Alzheimer's disease and mild cognitive impairment. Acta Neuropathol. 2010 Jun;119(6):669-78.
• http://dx.doi.org/10.1007/s00401-010-0667-0
• PMid:20232070 PMCid:PMC2880811

115. Perrin RJ, Craig-Schapiro R, Malone JP, Shah AR, Gilmore P, Davis AE, et al. Identification and validation of novel cerebrospinal fluid biomarkers for staging early Alzheimer's disease. PLoS One. 2011;6(1):e16032.
• http://dx.doi.org/10.1371/journal.pone.0016032
• PMid:21264269 PMCid:PMC3020224

116. Jahn H, Wittke S, Zurbig P, Raedler TJ, Arlt S, Kellmann M, et al. Peptide fingerprinting of Alzheimer's disease in cerebrospinal fluid: identification and prospective evaluation of new synaptic biomarkers. PLoS One. 2011;6(10):e26540.
• http://dx.doi.org/10.1371/journal.pone.0026540
• PMid:22046305 PMCid:PMC3202544

117. Hansson O, Zetterberg H, Buchhave P, Londos E, Blennow K, Minthon L. Association between CSF biomarkers and incipient Alzheimer's disease in patients with mild cognitive impairment: a follow-up study. Lancet Neurol. 2006 Mar;5(3):228-34.
• http://dx.doi.org/10.1016/S1474-4422(06)70355-6

118. Fjell AM, Walhovd KB, Fennema-Notestine C, McEvoy LK, Hagler DJ, Holland D, et al. CSF biomarkers in prediction of cerebral and clinical change in mild cognitive impairment and Alzheimer's disease. J Neurosci. 2010 Feb 10;30(6):2088-101.
• http://dx.doi.org/10.1523/JNEUROSCI.3785-09.2010
• PMid:20147537 PMCid:PMC2828879

119. Horio M, Imai E, Yasuda Y, Watanabe T, Matsuo S. GFR Estimation Using Standardized Serum Cystatin C in Japan. Am J Kidney Dis. 2013 Feb;61(2):197-203.
• http://dx.doi.org/10.1053/j.ajkd.2012.07.007
• PMid:22892396

120. Masson I, Maillard N, Tack I, Thibaudin L, Dubourg L, Delanaye P, et al. GFR Estimation Using Standardized Cystatin C in Kidney Transplant Recipients. Am J Kidney Dis. 2013 Feb;61(2):279-84.
• http://dx.doi.org/10.1053/j.ajkd.2012.09.010
• PMid:23141866

121. Zhang Z, Ni H, Lu B, Jin N. Elevated serum Cystatin C at continuous renal replacement therapy initiation predicts lack of renal recovery. Clin Nephrol. 2013 Jan 15.
• http://dx.doi.org/10.5414/CN107651

122. Yaffe K, Lindquist K, Shlipak MG, Simonsick E, Fried L, Rosano C, et al. Cystatin C as a marker of cognitive function in elders: findings from the health ABC study. Ann Neurol. 2008 Jun;63(6):798-802.
• http://dx.doi.org/10.1002/ana.21383
• PMid:18496846 PMCid:PMC2584446

123. Izumihara A, Ishihara T, Hoshii Y, Ito H. Cerebral amyloid angiopathy associated with hemorrhage: immunohistochemical study of 41 biopsy cases. Neurol Med Chir (Tokyo). 2001 Oct;41(10):471-7; discussion 7-8.
• http://dx.doi.org/10.2176/nmc.41.471

124. Galteau MM, Guyon M, Gueguen R, Siest G. Determination of serum cystatin C: biological variation and reference values. Clin Chem Lab Med. 2001 Sep;39(9):850-7.
• http://dx.doi.org/10.1515/CCLM.2001.141
• PMid:11601685

125. Zhang X, Le W. Pathological role of hypoxia in Alzheimer's disease. Exp Neurol. 2010 Jun;223(2):299-303.
• http://dx.doi.org/10.1016/j.expneurol.2009.07.033
• PMid:19679125

126. Peers C, Dallas ML, Boycott HE, Scragg JL, Pearson HA, Boyle JP. Hypoxia and neurodegeneration. Ann N Y Acad Sci. 2009 Oct;1177:169-77.
• http://dx.doi.org/10.1111/j.1749-6632.2009.05026.x
• PMid:19845619

127. Ainslie PN, Cotter JD, George KP, Lucas S, Murrell C, Shave R, et al. Elevation in cerebral blood flow velocity with aerobic fitness throughout healthy human ageing. J Physiol. 2008 Aug 15;586(16):4005-10.
• http://dx.doi.org/10.1113/jphysiol.2008.158279
• PMid:18635643 PMCid:PMC2538930

128. Wiberg B, Lind L, Kilander L, Zethelius B, Sundelof JE, Sundstrom J. Cognitive function and risk of stroke in elderly men. Neurology. 2010 Feb 2;74(5):379-85.
• http://dx.doi.org/10.1212/WNL.0b013e3181ccc516
• PMid:20124202

129. Ewers M, Mielke MM, Hampel H. Blood-based biomarkers of microvascular pathology in Alzheimer's disease. Exp Gerontol. 2010 Jan;45(1):75-9.
• http://dx.doi.org/10.1016/j.exger.2009.09.005
• PMid:19782124 PMCid:PMC2815204

130. Buee L, Hof PR, Bouras C, Delacourte A, Perl DP, Morrison JH, et al. Pathological alterations of the cerebral microvasculature in Alzheimer's disease and related dementing disorders. Acta Neuropathol. 1994;87(5):469-80.
• http://dx.doi.org/10.1007/BF00294173
• PMid:8059599

131. Purandare N, Burns A, Daly KJ, Hardicre J, Morris J, Macfarlane G, et al. Cerebral emboli as a potential cause of Alzheimer's disease and vascular dementia: case-control study. BMJ. 2006 May 13;332(7550):1119-24.
• http://dx.doi.org/10.1136/bmj.38814.696493.AE
• PMid:16648133 PMCid:PMC1459546

132. Li J, Wang YJ, Zhang M, Xu ZQ, Gao CY, Fang CQ, et al. Vascular risk factors promote conversion from mild cognitive impairment to Alzheimer disease. Neurology. 2011 Apr 26;76(17):1485-91.
• http://dx.doi.org/10.1212/WNL.0b013e318217e7a4
• PMid:21490316

133. Wendell CR, Zonderman AB, Metter EJ, Najjar SS, Waldstein SR. Carotid intimal medial thickness predicts cognitive decline among adults without clinical vascular disease. Stroke. 2009 Oct;40(10):3180-5.
• http://dx.doi.org/10.1161/STROKEAHA.109.557280
• PMid:19644063 PMCid:PMC2753681

134. Arvanitakis Z, Leurgans SE, Barnes LL, Bennett DA, Schneider JA. Microinfarct pathology, dementia, and cognitive systems. Stroke. 2011 Mar;42(3):722-7.
• http://dx.doi.org/10.1161/STROKEAHA.110.595082
• PMid:21212395 PMCid:PMC3042494

135. Essl M, Rappelsberger P. EEG coherence and reference signals: experimental results and mathematical explanations. Med Biol Eng Comput. 1998 Jul;36(4):399-406.
• http://dx.doi.org/10.1007/BF02523206
• PMid:10198521

136. Babiloni C, Binetti G, Cassetta E, Cerboneschi D, Dal Forno G, Del Percio C, et al. Mapping distributed sources of cortical rhythms in mild Alzheimer's disease. A multicentric EEG study. Neuroimage. 2004 May;22(1):57-67.
• http://dx.doi.org/10.1016/j.neuroimage.2003.09.028
• PMid:15109997

137. Kwak YT. Quantitative EEG findings in different stages of Alzheimer's disease. J Clin Neurophysiol. 2006 Oct;23(5):456-61.
• http://dx.doi.org/10.1097/01.wnp.0000223453.47663.63
• PMid:17016157

138. Jeong J. EEG dynamics in patients with Alzheimer's disease. Clin Neurophysiol. 2004 Jul;115(7):1490-505.
• http://dx.doi.org/10.1016/j.clinph.2004.01.001
• PMid:15203050

139. Vialatte FB, Dauwels J, Maurice M, Musha T, Cichocki A. Improving the Specificity of EEG for Diagnosing Alzheimer's Disease. Int J Alzheimers Dis. 2011;2011:259069.
• http://dx.doi.org/10.4061/2011/259069
• PMid:21660242 PMCid:PMC3109519

140. Knott V, Mohr E, Mahoney C, Ilivitsky V. Quantitative electroencephalography in Alzheimer's disease: comparison with a control group, population norms and mental status. J Psychiatry Neurosci. 2001 Mar;26(2):106-16.
• PMid:11291527 PMCid:PMC1407756

141. Coben LA, Danziger WL, Berg L. Frequency analysis of the resting awake EEG in mild senile dementia of Alzheimer type. Electroencephalogr Clin Neurophysiol. 1983 Apr;55(4):372-80.
• http://dx.doi.org/10.1016/0013-4694(83)90124-4

142. Hier DB, Mangone CA, Ganellen R, Warach JD, Van Egeren R, Perlik SJ, et al. Quantitative measurement of delta activity in Alzheimer's disease. Clin Electroencephalogr. 1991 Jul;22(3):178-82.
• PMid:1879056

143. Penttila M, Partanen JV, Soininen H, Riekkinen PJ. Quantitative analysis of occipital EEG in different stages of Alzheimer's disease. Electroencephalogr Clin Neurophysiol. 1985 Jan;60(1):1-6.
• http://dx.doi.org/10.1016/0013-4694(85)90942-3

144. Leuchter AF, Cook IA, Newton TF, Dunkin J, Walter DO, Rosenberg-Thompson S, et al. Regional differences in brain electrical activity in dementia: use of spectral power and spectral ratio measures. Electroencephalogr Clin Neurophysiol. 1993 Dec;87(6):385-93.
• http://dx.doi.org/10.1016/0013-4694(93)90152-L

145. Rodriguez G, Nobili F, Arrigo A, Priano F, De Carli F, Francione S, et al. Prognostic significance of quantitative electroencephalography in Alzheimer patients: preliminary observations. Electroencephalogr Clin Neurophysiol. 1996 Aug;99(2):123-8.
• http://dx.doi.org/10.1016/0013-4694(96)95723-5

146. Woon WL, Cichocki A, Vialatte F, Musha T. Techniques for early detection of Alzheimer's disease using spontaneous EEG recordings. Physiol Meas. 2007 Apr;28(4):335-47.
• http://dx.doi.org/10.1088/0967-3334/28/4/001
• PMid:17395990

147. Sandmann MC, Piana ER, Sousa DS, De Bittencourt PR. [Digital EEG with brain mapping in Alzheimer's dementia and Parkinson's disease. A prospective controlled study]. Arq Neuropsiquiatr. 1996 Mar;54(1):50-6.
• http://dx.doi.org/10.1590/S0004-282X1996000100009
• PMid:8736145

148. Ferri CP, Prince M, Brayne C, Brodaty H, Fratiglioni L, Ganguli M, et al. Global prevalence of dementia: a Delphi consensus study. Lancet. 2005 Dec 17;366(9503):2112-7.
• http://dx.doi.org/10.1016/S0140-6736(05)67889-0

149. Kalaria RN, Maestre GE, Arizaga R, Friedland RP, Galasko D, Hall K, et al. Alzheimer's disease and vascular dementia in developing countries: prevalence, management, and risk factors. Lancet Neurol. 2008 Sep;7(9):812-26.
• http://dx.doi.org/10.1016/S1474-4422(08)70169-8

150. Palloni A, Pinto-Aguirre G, Pelaez M. Demographic and health conditions of ageing in Latin America and the Caribbean. Int J Epidemiol. 2002 Aug;31(4):762-71.
• http://dx.doi.org/10.1093/ije/31.4.762
• PMid:12177016

151. Thambisetty M, Simmons A, Velayudhan L, Hye A, Campbell J, Zhang Y, et al. Association of plasma clusterin concentration with severity, pathology, and progression in Alzheimer disease. Arch Gen Psychiatry. 2010 Jul;67(7):739-48.
• http://dx.doi.org/10.1001/archgenpsychiatry.2010.78
• PMid:20603455 PMCid:PMC3111021

152. Korf ES, Wahlund LO, Visser PJ, Scheltens P. Medial temporal lobe atrophy on MRI predicts dementia in patients with mild cognitive impairment. Neurology. 2004 Jul 13;63(1):94-100.
• http://dx.doi.org/10.1212/01.WNL.0000133114.92694.93
• PMid:15249617

153. Drzezga A, Grimmer T, Riemenschneider M, Lautenschlager N, Siebner H, Alexopoulus P, et al. Prediction of individual clinical outcome in MCI by means of genetic assessment and (18)F-FDG PET. J Nucl Med. 2005 Oct;46(10):1625-32.
• PMid:16204712

Tabla 1. Criterios Diagnósticos de la Enfermedad de Alzheimer incluyendo Biomarcadores (9, 12)

Criterio mayor*

Presencia temprana y significativa de trastornos en la memoria episódica:

1. Cambio en la memoria gradual o progresiva reportado por paciente o familiar en los últimos 6 meses

2. Evidencia objetiva de deterioro significativo en la memoria episódica

3. El deterioro de la memoria episódica puede ser aislado o asociado a otros cambios cognitivos al inicio o conforme avance la EA

Criterios menores

1. Presencia de atrofia del lóbulo temporal medial: Pérdida de volumen del hipocampo, corteza entorrinal y amígdala evidenciada por IRM

2. Biomarcadores de LCR anormales: Concentraciones bajas de Beta amiloide 1-42, aumento de proteínas tau totales y/o aumento de concentración de proteínas tau fosforilada

3. Patrón específico en neuroimagen con PET: metabolismo de la glucosa reducido en regiones temporoparietales bilaterales. Hallazgos con otros ligandos como PiB o FDG

4. Mutación autosómica dominante

*Un criterio mayor más un criterio menor son diagnósticos de la enfermedad de Alzheimer.

EA: Enfermedad de Alzheimer

IRM: Imagen por resonancia magnética

PET: Tomografía por emisión de positrones

PiB: Componente B de Pittsburg

LCR: Líquido cefalorraquídeo

FDG: Fluorodeoxiglucosa

Tabla 2. Clasificación de biomarcadores para la EA

Clasificación	Biomarcador (Metodología)	Valor predictivo	Limitaciones	Ref.
Biomarcadores genéticos heredables	Mutaciones en los genes, PS1, PS2 y EPA (secuenciación, PCR)	Diagnóstico temprano en pacientes con la mutación	Representa menos del 5% de los pacientes con la EA	(107, 108)
Biomarcadores genéticos no heredables	Presencia de la APOE- (secuenciación, PCR, ELISA)	Factor de riesgo que representa más del 60% de las EA	Relacionado con otras enfermedades (hipercolesterolemia, arterosclerosis)	(108-110)
Biomarcadores bioquímicos	T-tau en LCR (ELISA)	↑ En la EA y DCL	↑ En demencia por cuerpos de Lewy, demencia frontotemporal y trauma cerebral	(3, 79-81, 84, 86)
	P-tau en LCR (ELISA)	↑ En la EA	↑ En isquemias agudas	(79, 91-93)
	Aβ 1-42 en LCR (ELISA)	↓ En la EA	↓ En Demencia por cuerpos de Lewy, demencia frontotemporal, enfermedad de Creutzfeldt-Jakob y esclerosis lateral amiotrófica	(86, 97, 99, 106)
	Cistatina C en suero y LCR (ELISA, nefelometría y turbidimetría)	↑ En la EA y DCL	Se requiere mayor evidencia y validación científica en pacientes con la EA	(122, 124)

Proteómica	NrCAM, YKL-40, Cromogranina A, Carnosinasa I, proteína VGF, Clusterina o APOJ, ProSAAS, testican-1, proteína 7B2 (2D-DIGE y EC-MS)	Se utilizan para aumentar la sensibilidad y especificidad de los biomarcadores convencionales para la EA	Valores alterados en otros procesos neurodegenerativos	(114, 115, 151)
Biomarcadores estructurales y funcionales	IRM	Atrofia de lóbulos temporales mediales e hipocampo	Hallazgos similares en envejecimiento cerebral normal y otras demencias No correlaciona con hallazgos histopatológicos Claustrofobia	(45, 152)
	PET y SPECT	Hipoperfusión y disminución del metabolismo de la glucosa a nivel Parietal Presencia de proteínas Beta amiloidea	Costoso	(45, 54, 56, 153)

PS1: prenisilin 1, PS2: prenisilin 2, PPA: proteína precursora amiloidea, PCR: reacción en cadena de la polimerasa, APOE-ε4: apolipoproteína E, alelo 4, ELISA: ensayo de inmunoabsorción enzimática, LCR: líquido cefalorraquídeo, DCL: deterioro cognitivo leve, ProSAAS: por sus siglas en inglés (proprotein convertase subtisilin/kexin type 1 inhibitor), 2D-DIGE: por sus siglas en inglés (two-dimensional difference-in-gel electrophoresis), EC-MS: electroforesis capilar acoplada a espectrometría de masas, IRM: imagen por resonancia magnética, PET: tomografía por emisión de positrones, y SPECT: tomografía computarizada por emisión de fotón único.

OmniaScience

DOI:

http://dx.doi.org/10.3926/oms.47

REFERENCIAR ESTE CAPÍTULO:

Rubio Pérez J.M., Morillas Ruiz J.M. (2014).
Proceso inflamatorio en la enfermedad de Alzheimer. Papel
de las citoquinas. En García Rodríguez, J.C. (Ed.). Neuroprotección en enfermedades Neuro y Heredo degenerativas.
Barcelona, España: OmniaScience; 2014. pp.121-156.

Proceso inflamatorio en la enfermedad de Alzheimer. Papel de las citoquinas

JOSÉ MIGUEL RUBIO PÉREZ

JUANA MARÍA MORILLAS RUIZ

Departamento de Tecnología de la Alimentación y Nutrición,
Facultad de Ciencias de la Salud, Universidad Católica San Antonio de Murcia, España.
jmrubio@ucam.edu
jmmorillas@ucam.edu

1. Introducción

En noviembre de 1906, en Tubinga, Alemania, Alois Alzheimer (1864-1915) describió por primera vez los hallazgos clínicos y neuropatológicos de un trastorno neurológico, entonces novedoso, en una de sus pacientes llamada Auguste Deter. Institucionalizada por su familia a la edad de 51 años, falleció de una demencia progresiva sólo cuatro años más tarde [1]. Aunque las características clínicas de esta enfermedad eran conocidas desde la antigüedad, y a menudo era referida como una "psicosis senil", "locura relacionada con la edad" o "enfermedad del veterano", Alzheimer fue probablemente el primero en correlacionar la placa senil y los ovillos neurofibrilares dentro del neocórtex con el diagnóstico y la gravedad de la enfermedad [1-5]. Alois Alzheimer también asoció la participación cerebrovascular y la angiogénesis con su primera descripción de la neuropatología de la enfermedad de Alzheimer (EA), características que él llamó "lesiones focales en el endotelio" y "formación de nuevos vasos" en el cerebro enfermo [1].

La EA es una afección cerebral progresiva que afecta a las regiones del cerebro que controlan la memoria y las funciones cognitivas, destruyendo gradualmente la memoria de la persona y su capacidad para aprender, razonar, comunicarse, y llevar a cabo las actividades diarias.

Los costes socioeconómicos de la EA son un problema muy grave y cada vez mayor, ya que nuestros ancianos representan en la actualidad el segmento de crecimiento más rápido de la población occidental. Estudios epidemiológicos recientes muestran que hoy en día, a nivel mundial, cerca de 25 millones de personas padecen EA, con aproximadamente 5 millones de nuevos casos de demencia cada año, y con un nuevo caso de EA cada 7 segundos [6, 8]. Se estima que a nivel mundial, el número total de personas afectadas por la EA se duplicará cada 20 años hasta llegar a 81 millones en 2040, estando las civilizaciones occidentales y los países en desarrollo en especial riesgo [6, 7].

Las dos principales características neuropatológicas de la EA son las placas extracelulares de β-amiloide (Aβ) y los ovillos neurofibrilares intracelulares. La producción de Aβ, un acontecimiento fundamental en la EA [9], es resultado de la fragmentación de la proteína precursora de amiloide (APP), cuya cantidad está elevada en la EA. La APP tiene importantes funciones de desarrollo en la diferenciación celular y, posiblemente, en el establecimiento de las sinapsis [10, 11], pero la función de la APP en el cerebro adulto está menos clara. Lo que sí se sabe, sin embargo, es que es expresada por las neuronas en respuesta a la lesión celular. La APP es, por ejemplo, un marcador de daño axonal después de una lesión craneal [12, 13], y su expresión está notablemente incrementada en las áreas afectadas del cerebro en la epilepsia del lóbulo temporal [14]. Por otro lado, los ovillos neurofibrilares están compuestos de la proteína tau (τ). En las neuronas sanas, τ es un componente integral de los microtúbulos, los cuales son las estructuras de apoyo internas que transportan nutrientes, vesículas, mitocondrias y cromosomas del cuerpo celular hacia los extremos del axón. En la EA, sin embargo, τ se vuelve hiperfosforilada. Esta fosforilación permite a τ unirse y formar ovillos enredados [15].

La gliosis también se observa en la EA. Los astrocitos y microglía activados se caracterizan por encontrarse en abundancia cerca de las neuronas y las placas. Una vez activados, los astrocitos y la microglía producen diferentes moléculas de señalización proinflamatorias, incluyendo citoquinas, factores de crecimiento, moléculas de complemento, quimioquinas, y moléculas de adhesión celular [16-20]. Se cree que esta activación es el resultado de la reacción glial a los eventos relacionados con la deposición continua de Aβ [21-23].

2. Proceso inflamatorio en la enfermedad de Alzheimer

La inflamación es una respuesta del organismo utilizada para eliminar la causa inicial de la lesión celular, así como las células y tejidos necróticos. Si la salud de los tejidos no se restablece, la inflamación se convierte en una condición crónica que erosiona continuamente los tejidos circundantes. En este tipo de inflamación, la lesión tisular y la cicatrización se producen simultáneamente. El daño causado normalmente tiende a acumularse lentamente, a veces incluso de forma asintomática durante años, por lo que puede conducir a un deterioro severo del tejido [24].

La inflamación del cerebro es una característica patológica de la EA, sin embargo, las características inflamatorias tales como hinchazón, calor y dolor no están presentes en el cerebro y por lo tanto, nos referimos a una inflamación crónica en lugar de una inflamación aguda [19]. Un rasgo característico de los tejidos inflamados de forma crónica es la presencia de un mayor número de monocitos, así como derivados de monocitos macrófagos tisulares, es decir, células de microglía en el sistema nervioso central (SNC) [19, 24]. La inflamación se produce claramente en las regiones patológicamente vulnerables del cerebro con EA, con una mayor expresión de proteínas de fase aguda y citoquinas proinflamatorias que son apenas evidentes en el cerebro sano [25-28]. Microglía, astrocitos y neuronas son responsables de la reacción inflamatoria.

Las células fuertemente activadas producen mediadores inflamatorios tales como citoquinas proinflamatorias, quimioquinas, proteínas inflamatorias de macrófagos, proteínas quimioatrayentes de monocitos, prostaglandinas, leucotrienos, tromboxanos, factores de coagulación, especies reactivas de oxígeno (y otros radicales), óxido nítrico (ON), factores de complemento, proteasas , inhibidores de proteasa, pentraxinas, y la proteína C reactiva [18, 19, 23, 29, 30].

La hipótesis es que la naturaleza de las placas de Aβ y los ovillos neurofibrilares estimulan una reacción inflamatoria crónica en el cerebro para limpiar estos desechos [30]. Estas placas contienen neuritas distróficas, microglía activada y astrocitos reactivos [19, 20, 31]. Las fibrillas amiloides agregadas y los mediadores inflamatorios secretados por las células microgliales y astrocíticas contribuyen a la distrofia neuronal que aparece en el cerebro con EA [32, 33]. La glía activada de forma crónica, además, puede matar a las neuronas adyacentes mediante la liberación de productos altamente tóxicos como especies reactivas de oxígeno, ON, enzimas proteolíticas o aminoácidos excitatorios [34]. Los mediadores inflamatorios y las condiciones de estrés, a su vez, aumentan la producción de APP y el procesamiento amiloidogénico de APP para inducir la producción de péptido amiloide-β-42 (Aβ-42). Estas circunstancias también inhiben la formación de la fracción de APP soluble que tiene un efecto protector neuronal [35-40]. Por otra parte, Aβ induce la expresión de citoquinas proinflamatorias en las células gliales en un círculo vicioso [23, 41], la activación de la cascada del complemento [42-44], y la estimulación de los sistemas de enzimas inflamatorias tales como la óxido nítrico sintasa inducible (iNOS) y la enzima ciclooxigenasa (COX) -2. Varias líneas de evidencia sugieren que todos estos factores pueden contribuir a la disfunción neuronal y a la muerte celular [45-47].

2.1. Microglía

La microglía constituye alrededor del 10% de las células en el sistema nervioso. Estas células representan la primera línea de defensa contra la invasión de agentes patógenos u otros tipos de lesiones en el tejido cerebral. En situaciones patológicas, tales como enfermedades neurodegenerativas, apoplejía, lesión traumática e invasión tumoral, estas células se activan, migran y rodean a las células dañadas o muertas, y posteriormente limpian los desechos celulares de esas zonas. Esta acción es similar a la realizada por los macrófagos fagocíticos activos del sistema inmune periférico [48].

La evidencia actual apunta hacia un papel central de la inflamación en la EA. Esta inflamación está mediada por citoquinas proinflamatorias que crean una interacción inflamatoria crónica y autosostenible entre la microglía y los astrocitos activados, las neuronas estresadas y las placas de Aβ.

Se ha sugerido que la microglía se asocia preferentemente a ciertos tipos de placa amiloide [49], y que los péptidos amiloides y su proteína precursora APP son potentes activadores gliales [50, 51], sin embargo, la alteración del gen APP y sus productos proteolíticos retrasan y disminuyen la activación microglial [52]. Esta activación es directamente dependiente de la carga amiloide. También se ha observado que el tratamiento con péptidos rompedores de hojas beta se traduce en la reducción de la inflamación cerebral [53].

Aβ es capaz de estimular el factor nuclear kappa B dependiente de la vía que se requiere para la producción de citoquinas [54]. La posterior activación de la vía de la proteína quinasa activada por mitógeno (MAPK) por la unión de Aβ a la superficie de la célula microglial induce la expresión de genes proinflamatorios y conduce a la producción de citoquinas y quimioquinas [55].

En algunas situaciones el papel de la microglía es beneficioso, ya que la microglía activada puede reducir la acumulación de Aβ mediante el aumento de su fagocitosis, su aclaramiento y su degradación [56, 57]. La microglía también puede secretar una serie de factores solubles, tales como los factores neurotróficos derivados de la glía (GDNF), que son potencialmente beneficiosos para la supervivencia de las neuronas [58]. Se propuso, por lo tanto, que la activación microglial por inmunización activa podría ser un mecanismo válido para la eliminación de las placas seniles [59], sin embargo, debido a que un ensayo en humanos de una vacuna contra Aβ produjo en algunos pacientes meningoencefalitis, este tratamiento se interrumpió [60]. Se ha descubierto recientemente que la vacunación nasal en ratones es capaz de disminuir Aβ. El grado de esta reducción se correlacionó con la activación microglial, lo que sugiere que puede ser un enfoque prometedor para la inmunización humana contra Aβ [61].

2.2. Astrocitos

Se sabe que los astrocitos son células importantes para el aclaramiento y la degradación de Aβ, para proporcionar soporte trófico a las neuronas, y para formar una barrera protectora entre los depósitos de Aβ y las neuronas [62]. La presencia de un gran número de astrocitos asociados con los depósitos de Aβ en la EA sugiere que estas lesiones generan moléculas quimiotácticas que median el reclutamiento de astrocitos.

Bajo ciertas condiciones relacionadas con el estrés crónico, sin embargo, el papel de los astrocitos puede no ser beneficioso. Un estudio sugiere que los astrocitos también podrían ser una fuente para Aβ, debido a que sobreexpresan la enzima β-secretasa de APP (BACE1) en respuesta al estrés crónico [62]. Experimentos in vitro e in vivo sugieren, sin embargo, que los astrocitos inflamatorios activos no generan cantidades significativas de estas moléculas.

2.3. Sistema del complemento

El sistema del complemento representa un sistema de ataque complejo y regulado, diseñado para destruir a los invasores y para ayudar en la fagocitosis de los materiales de desecho. Los componentes de este sistema llevan a cabo cuatro funciones principales: el reconocimiento, la opsonización, la estimulación inflamatoria y la destrucción directa a través del complejo de ataque de membrana [63]. Las proteínas del complemento interactúan con receptores de superficie celular para promover una respuesta inflamatoria local que contribuye a la protección y a la curación del huésped. La activación del complemento produce inflamación y daño celular, sin embargo, es esencial para eliminar restos de células y agregados de proteínas potencialmente tóxicas [64].

El sistema del complemento se compone de unas 30 proteínas asociadas a la membrana celular que pueden ser activadas por diferentes vías: la vía clásica (que implica a los componentes C1q, C1r, C1s, C4, C2 y C3) se activa principalmente por la interacción de C1q con complejos inmunes (antígenos de anticuerpos), pero la activación también se puede lograr después de la interacción de C1q con moléculas no inmunes, tales como moléculas de ADN, ARN, proteína C reactiva, amiloide P del suero, lipopolisacáridos bacterianos, y algunas membranas de hongos y virus. El inicio de la vía alternativa (que implica a C3, factor B, factor D, y properdina) no requiere la presencia de complejos inmunes y conduce a la deposición de fragmentos de C3 en las células diana. La red molecular de las cascadas del complemento clásica y alternativa, con el reconocimiento de patrones, la activación proteolítica, las funciones de los fragmentos en la fagocitosis y estimulación de la defensa inmune del huésped, se han revisado en detalle en otros informes [65-67].

Muchas proteínas y receptores del complemento pueden sintetizarse localmente en el cerebro [68-71]. La activación del sistema del complemento se ha observado en el cerebro en diferentes enfermedades inflamatorias y degenerativas, por ejemplo, en la EA, en la esclerosis múltiple y en el derrame cerebral [64, 70, 72]. Sorprendentemente, la defensa del complemento más potente en el cerebro humano parece estar localizada en los astrocitos, los cuales pueden expresar todos los componentes de las vías clásica y alternativa, tales como C1-C9, factores reguladores B, D, H, I, y varios receptores del complemento, como por ejemplo, C1qR, C3aR y C5aR [68, 70]. En cambio, las células microgliales exhiben un conjunto más reducido de las proteínas del complemento, como por ejemplo, C1q, C3 y los receptores C1qR, CR3, y C5aR, que apoyan la captación fagocítica de estructuras específicas. Curiosamente, las neuronas también expresan varias proteínas reguladoras, tales como factores H y S, así como los receptores C1qR, C3aR y C5aR [70, 71, 73, 74].

Diversos artículos de investigación han descrito como el sistema del complemento del cerebro está activado en la EA [64, 72, 75, 76]. Además, parece ser que este sistema es activado en una etapa muy temprana de la enfermedad. Los péptidos Aβ pueden activar la cascada del complemento sin la presencia de anticuerpos. Estos péptidos, además, pueden producir componentes del complemento [77]. La proteína C1q se localiza principalmente en las neuronas, junto con las placas neuríticas, tanto en la corteza frontal como en el hipocampo [78]. Curiosamente, la proteína C1q está presente sólo en las placas amiloides thioflavin-positivas que contienen la conformación de hojas beta [78], mostrando que C1q puede afectar el proceso de agregación de amiloide.

Por otro lado, existe una amplia literatura que demuestra que el sistema del complemento también tiene un papel neuroprotector en la neuroinflamación [64, 65, 76, 79]. Por ejemplo, la inhibición del sistema del complemento claramente podría aumentar la formación de la placa amiloide y la neurodegeneración en ratones transgénicos con EA [80]. Se observó también que la inhibición del complemento C3 agravó la neuropatología en ratones con EA [81]. La actividad de la proteína C1q en el aclaramiento de las células apoptóticas y los agregados de Aβ en las células gliales puede ser la causa principal de la neuroprotección.

2.4. Quimioquinas

Experimentos recientes se han centrado en comprender el papel que juegan las quimioquinas y sus receptores en la neuroinflamación que aparece en la EA.

La familia de las quimioquinas se compone de más de 50 moléculas diferentes que se encargan de la quimiotaxis, de la extravasación de tejidos, y de la modulación de la función de los leucocitos durante la inflamación [82, 83]. La importancia de la generación de quimioquinas en el cerebro de pacientes con EA es subrayada por el hecho de que estas moléculas pueden ser fuertes reguladores de la migración microglial y del reclutamiento de los astrocitos en el área de la neuroinflamación. Por tanto, son responsables de la extensión de la inflamación local.

Si bien se ha informado de que las quimioquinas ejercen una acción fisiológica en el cerebro sano [84], la mayoría de los estudios se han centrado en el patrón de expresión de las quimioquinas y de sus respectivos receptores en enfermedades neurológicas tales como la esclerosis múltiple, la lesión cerebral traumática y el derrame cerebral. Todos estos trastornos comparten la interrupción de la barrera hematoencefálica como un suceso patogénico importante, permitiendo posteriormente que los leucocitos periféricos se infiltren en el lugar de la lesión [85]. Por el contrario, no existe evidencia convincente para la alteración de la barrera hematoencefálica o la infiltración significante de leucocitos en el cerebro con EA.

Sin embargo, se ha observado que varias quimioquinas y receptores de quimioquinas pueden ser reguladas en el cerebro con EA [86]. Las quimioquinas pueden desempeñar un papel importante en el reclutamiento de la microglía y astroglía al lugar de la deposición de Aβ. Aβ estimula los monocitos humanos generando quimioquinas como la interleuquina (IL)-8, la proteína quimiotáctica de monocitos (MCP) -1, la proteína inflamatoria de macrófagos (MIP) -1α y MIP-1β in vitro. La microglía cultivada a partir de autopsias de pacientes con EA y pacientes sin demencia revelan un aumento de la expresión de IL-8, MCP-1 y MIP-1α después de la exposición experimental a Aβ. Apoyando la hipótesis de que los astrocitos contribuyen activamente al componente inflamatorio de la enfermedad, se ha detectado la proteína MIP-1α en astrocitos reactivos cercanos a las placas de Aβ.

2.5. Neuronas

Antiguamente se creía que las neuronas eran meros espectadores pasivos en la neuroinflamación, sin embargo, la evidencia más reciente sugiere que las neuronas pueden generar moléculas inflamatorias. Así, las neuronas pueden servir como fuente de complemento, de prostanoides derivados de COX-2 [87-89], de varias citoquinas [90-98] y del factor estimulante de colonias de macrófagos (MCSF) [99].

Aunque la expresión de COX-2 es impulsada por la actividad fisiológica sináptica [98], y por lo tanto puede ser considerada como una proteína expresada de forma fisiológica en una subclase de neuronas, la inflamación inducida por la generación de prostanoides puede contribuir a la destrucción neuronal. Como un factor adicional, la expresión de la enzima inflamatoria iNOS puede degenerar neuronas en el cerebro con EA [100-102]. También existen pruebas contundentes sobre la iNOS relacionadas con la formación a largo plazo de ON y la liberación de ON dependiente del peroxinitrito [103]. Se ha demostrado que los derivados gliales y neuronales de ON son la causa de disfunción neuronal y muerte celular in vitro e in vivo [104, 105].

2.6. Citoquinas

Las citoquinas son pequeñas proteínas no estructurales, con pesos moleculares que varían de 8.000 a 40.000 Da. Originalmente llamadas linfoquinas y monoquinas para indicar sus fuentes celulares, pronto quedó claro que el término "citoquina" era la mejor descripción, ya que casi todas las células nucleadas son capaces de sintetizar estas proteínas y, a su vez, también son capaces de responder a estas moléculas. Sus actividades biológicas nos permiten agruparlas en clases diferentes.

Las citoquinas son secretadas por una variedad de células inmunes (por ejemplo, linfocitos T, macrófagos, células asesinas naturales) y células no inmunes (por ejemplo, células de Schwann y fibroblastos). Los efectos biológicos inducidos por las citoquinas incluyen la estimulación o inhibición de la proliferación celular, la citotoxicidad/apoptosis, la actividad antiviral, el crecimiento y la diferenciación celular, las respuestas inflamatorias, y la regulación de la expresión de proteínas de membrana de superficie. La función principal de las citoquinas es la regulación de la diferenciación de células T a partir de células no diferenciadas para dar células

T-helper 1 y 2, células T reguladoras, y células T-helper 17 [106]. Estas proteínas reguladoras incluyen IL, interferones (IFN), factores estimulantes de colonias (CSF), factor de necrosis tumoral (TNF), y ciertos factores de crecimiento (GF) [107, 108].

Se ha demostrado que muchas de estas citoquinas son producidas por las neuronas o células gliales, y hay una serie de estudios que indican los cambios en sus niveles en el cerebro con EA, sangre y líquido cefalorraquídeo (CF). Los niveles de IL-1α, IL-1β, IL-6, TNF-α, factor estimulante de colonias de granulocitos y macrófagos (GMSF), IFN-α, el tipo B del receptor de IL-8 (IL-8RB), y el receptor de CSF-1 se encuentran aumentados en el tejido cerebral con EA [109, 110].

Se han descrito un gran número de interacciones entre las citoquinas y los componentes de las placas seniles en la EA, sugiriéndose que un círculo vicioso podría ser generado [110]. Así, la proteína Aβ de las placas seniles potencia la secreción de IL-6 e IL-8 por la IL-1β activada por las células de astrocitoma, la secreción de IL-6 y TNF-α por los astrocitos [111], y la IL-8 por los monocitos. Las citoquinas también pueden estimular la secreción de otras proteínas que se encuentran en las placas seniles [110]. Por otra parte, también se pueden producir efectos sinérgicos entre las citoquinas y Aβ. Por ejemplo, IFN-γ está en sinergia con Aβ para provocar la liberación de TNF-α y especies reactivas de nitrógeno que son tóxicas para las neuronas, y la IL-1 aumenta la toxicidad de Aβ en las células PC12.

Algunas citoquinas promueven claramente la inflamación y se denominan citoquinas proinflamatorias, mientras que otras citoquinas suprimen la actividad de citoquinas proinflamatorias y son llamadas citoquinas antiinflamatorias. Por ejemplo, IL-4, IL-10, e IL-13 son potentes activadores de los linfocitos B, sin embargo, IL-4, IL-10 e IL-13 también son potentes agentes antiinflamatorios. Estas son citoquinas antiinflamatorias en virtud de su capacidad para suprimir los genes de citoquinas proinflamatorias tales como IL-1, TNF, y las quimioquinas. IFN-γ es otro ejemplo de la naturaleza pleiotrópica de las citoquinas. IFN-γ posee actividad antiviral, de la misma manera que IFN-α e IFN-β. IFN-γ es también un activador de la vía que afecta a las células T citotóxicas, sin embargo, se considera a IFN-γ una citoquina proinflamatoria, ya que aumenta la actividad de TNF e induce ON. El concepto de que unas citoquinas tienen la función de inducir la inflamación, mientras que otras citoquinas tienen la función principal de suprimir la inflamación es fundamental para la biología de las citoquinas y también para la medicina clínica.

Este concepto se basa en los genes que se codifican para la síntesis de pequeñas moléculas mediadoras que están reguladas durante la inflamación. Por lo tanto, un "balance" entre los efectos de las citoquinas proinflamatorias y antiinflamatorias puede determinar el resultado de la enfermedad, ya sea a corto o a largo plazo. De hecho, los datos de algunos estudios sugieren que la susceptibilidad a la enfermedad está genéticamente determinada por el equilibrio o la expresión de cualquiera de las citoquinas proinflamatorias y antiinflamatorias. Sin embargo, se debe considerar que algunos estudios genéticos a menudo son difíciles de interpretar.

2.6.1. Principales citoquinas proinflamatorias

El grupo de citoquinas de mediadores inflamatorios es secretado por la microglía y los astrocitos que rodean a las placas neuríticas de Aβ. Su producción se incrementa en los estados inflamatorios y funcionan mediante la regulación de la intensidad y duración de la respuesta inmune [18]. La familia de las citoquinas IL-1 incluye dos proteínas agonistas, la IL-1α y la IL-1β, las cuales desencadenan la activación celular tras la unión con receptores específicos de membrana. También se incluye a la IL-1ra, que es una proteína secretora glicosilada de 23 kDa que contrarresta la acción de la IL-1 [112].

La IL-1 es una importante citoquina iniciadora de la respuesta inmune, que juega un papel clave en la aparición y desarrollo de una compleja cascada inflamatoria hormonal y celular. Se han detectado elevados niveles de IL-1α en el CF y el parénquima cerebral dentro de las primeras horas después de una lesión cerebral, tanto en seres humanos como en roedores [113, 114]. Sin embargo, se ha documentado que la IL-1 desempeña un papel importante en la degeneración neuronal. En los astrocitos, la IL-1 induce la producción de IL-6, estimula la actividad de iNOS [115], e induce la producción de MCSF. Además, la IL-1 aumenta la actividad de la acetilcolinesterasa neuronal, la activación microglial y una producción adicional de IL-1, la activación de más astrocitos, y la expresión de la subunidad beta de la proteína S100 (S100β), estableciéndose de ese modo un ciclo de auto-propagación [23, 116].

La citoquina IL-6 es una citoquina multifuncional que desempeña un papel importante en la defensa del organismo [117], con importantes efectos reguladores de la respuesta inflamatoria [118]. La IL-6 pertenece a la familia de las citoquinas neuropoietinas [119], y tiene efectos neurotróficos directos e indirectos en las neuronas [120]. Esta citoquina promueve, además, la astrogliosis [121], activa la microglía [122], y estimula la producción de proteínas de fase aguda [123].

TNF-α juega un papel central en la iniciación y regulación de la cascada de citoquinas durante una respuesta inflamatoria. Esta citoquina se produce como una molécula precursora unida a la membrana celular de 26 kDa que se escinde por una enzima de conversión para producir una citoquina activa de 17 kDa [124]. Los niveles de TNF-α en el cerebro sano son bajos, lo que hace difícil determinar su función en condiciones fisiológicas. En estados inflamatorios o de enfermedad, TNF-α, junto con otros mediadores proinflamatorios y sustancias neurotóxicas, es producido por la microglía activada. Se ha demostrado la producción neuronal de TNF-α [91], aunque su producción en el cerebro se realiza principalmente en las células gliales en respuesta a estímulos patológicos. Estas células gliales secretan tanto TNF-α como IL-1, que a su vez, activan estas células de una manera autocrina para inducir la producción de más citoquinas y más astrogliosis, aunque, por otra parte, TNF-α también puede tener propiedades neuroprotectoras [19] en el cerebro con EA.

Además de la función general de las citoquinas, las interacciones específicas en la EA de ciertas citoquinas y quimioquinas con Aβ pueden ser patofisiológicamente relevantes. Por ejemplo, la IL-1 puede regular el procesamiento de APP y la producción de Aβ in vitro [125]. A su vez, Aβ puede aumentar los niveles de productos neurotóxicos, citoquinas proinflamatorias y especies reactivas de oxígeno [126-128]. Se ha observado, en el cultivo de células gliales corticales de ratas, niveles elevados de mRNA de IL-6 tras su exposición a APP [129]. En la misma situación, los niveles de IL-1, IL-6, TNF-α, MIP-1α y MCP-1 estaban aumentados después de la incubación de microglía cultivada con Aβ. La producción de IL, otras citoquinas y quimioquinas también puede conducir a la activación microglial, a la astrogliosis, y a la secreción adicional de moléculas proinflamatorias y amiloide, lo que perpetúa la cascada inflamatoria[55].

2.6.2. Principales citoquinas antiinflamatorias

Una segunda categoría general de la acción de las citoquinas es manifestada por las citoquinas antiinflamatorias, tales como IL-1ra, IL-4, IL-10 y el factor de crecimiento transformante β (TGF-β). Estas citoquinas inhibidoras pueden suprimir la producción y la acción de las citoquinas proinflamatorias, un efecto que es fundamental para el concepto de equilibrio entre las citoquinas pro y antiinflamatorias. La consecuencia clínica de una desregulación de este equilibrio en el SNC (niveles elevados de citoquinas proinflamatorias, y bajos niveles o baja actividad de citoquinas antiinflamatorias) puede conducir a la producción de citoquinas y a la actuación sinérgica de citoquinas, y puede inducir un ciclo de amplificación de la activación celular y la citotoxicidad [130]. Por lo tanto, las interacciones citoquina-citoquina y las interacciones de las citoquinas con la patología de la EA, pueden jugar un papel crítico en la neuroinflamación en la EA.

La citoquina IL-1ra es una proteína de 152 aminoácidos que funciona como un inhibidor específico de los otros dos miembros funcionales de la familia IL-1, la IL-1α y la IL-1β [131, 132]. La IL-1ra es producida por monocitos y macrófagos y es liberada en la circulación sistémica, bloqueando la acción de los ligandos funcionales de la IL-1α y de la IL-1β, por inhibición competitiva a nivel del receptor de la IL-1. IL-1ra se une con una afinidad igual o mayor que la unión de la IL-1α e IL-1β con el tipo I (80 kDa) del receptor de membrana de IL-1. En cambio, la IL-1ra no se une con tan alta afinidad al tipo II (68 kDa) del receptor de membrana de IL-1 [133, 134].

Las acciones biológicas de la IL-1β son reguladas in vivo por la citoquina IL-1ra [135]. Esta acción se lleva a cabo mediante la prevención de la unión de IL-1β al receptor tipo I de la IL-1 [136]. In vitro, IL-1ra suprime la producción de TNF-α inducida por la IL-1β, y la expresión de iNOS en los astrocitos [137]. IL-1ra también protege contra neurotoxicidad de la IL-1β [138]. Además, se ha observado in vivo que la IL-1ra atenúa el daño neuronal isquémico y excitotóxico [139].

IL-4 es una glicoproteína de 20 kDa producida por las células Th2 maduras y por las células procedentes de los mastocitos o del linaje basófilo, que es capaz de influir en la diferenciación de las células Th. La IL-4 dirige las respuestas de las Th2, media el reclutamiento y la activación de los mastocitos, y estimula la producción de anticuerpos IgE a través de la diferenciación de las células B en células secretoras de IgE [140, 141]. Además, la IL-4 tiene importantes efectos inhibitorios sobre la expresión y la liberación de citoquinas proinflamatorias, es capaz de bloquear o suprimir las citoquinas derivadas de los monocitos, incluyendo la IL-1, TNF-α, IL-6, IL-8, y MIP-1α [140, 141], y estimula la síntesis de la citoquina IL-1ra [142]. Otro mecanismo por el cual IL-4 podría ejercer su efecto neuroprotector está relacionado con la inhibición de la IFN-γ, y la consiguiente disminución de la concentración de TNF-α y ON [143].

La citoquina IL-10 es una de las principales citoquinas antiinflamatorias. El mRNA de IL-10 es detectable en el lóbulo frontal y parietal del cerebro sano [144], y se ha sugerido que desempeña un papel importante en la homeostasis neuronal y en la supervivencia celular [145]. La IL-10 media en las células mediante la interacción con receptores específicos de la superficie celular, presentes en todas las poblaciones principales de células gliales en el cerebro [145], y limita la inflamación mediante la reducción de la síntesis de citoquinas proinflamatorias, tales como IL-1 y TNF-α, por la supresión de la expresión de receptores de citoquinas y la inhibición de la activación de estos receptores en el cerebro. Aβ no parece estimular la producción de IL-10 por las células gliales in vitro [146], pero la preexposición de las células gliales a la IL-10 inhibe la producción de citoquinas proinflamatorias inducidas por Aβ o LPS [144], lo que sugiere que los receptores de la citoquina IL-10 están presentes en los cultivos de células gliales [147]. IL-10 inhibe las citoquinas TNF-α, IL-1, IL-6, IL-8, IL-12, GMSF, MIP-1α, y MIP-2α derivadas de los monocitos/macrófagos [148-150]. Además de estas actividades, IL-10 atenúa la expresión de los receptores de superficie de TNF y promueve el desprendimiento de estos receptores en la circulación sistémica [151, 152].

TGF-β es sintetizado como un precursor inactivo y requiere la activación antes de ejercer su efecto [153]. La molécula activa es un homodímero de 25 kDa formado por dos monómeros unidos por disulfuro de 12,5 kDa, y pertenece a una familia de más de 20 proteínas diméricas que comparten una estructura similar [154]. TGF-β es un importante regulador de la proliferación celular, la diferenciación, y la formulación de la matriz extracelular [155]. También es capaz de convertir un sitio activo de inflamación en uno dominado por reparaciones [155]. Además, el TGF-β suprime la proliferación y diferenciación de células T y células B, y limita la producción de IL-2, IFN-γ, y TNF.

Las tres isoformas conocidas en mamíferos de TGF-β, es decir, TGF-β1, 2, y 3, se expresan en el SNC y están implicadas en la patogénesis de la EA. Se ha demostrado que TGF-β modula una amplia gama de procesos que están implicados en la EA, incluyendo la respuesta a la lesión cerebral y astrocitosis, la respuesta inflamatoria cerebral y la activación microglial, la producción de matriz extracelular, la distribución y acumulación de amiloide, la regulación de conocidos o potenciales factores de riesgo en la EA (por ejemplo, APP, COX-2), y la inhibición de la muerte celular. Por ejemplo, en la EA, TGF-β1 ha sido detectado en las placas de Aβ [156], y se han encontrado niveles superiores de TGF-β1 en el CF [157] y en el suero [158] de pacientes con EA respecto a controles sin demencia. La inmunotinción para el TGF-β2 fue observado en astrocitos reactivos, microglía ramificada, y en una parte de las neuronas en los casos de EA [159]. Por último, hay que señalar que las inmunorreactividades para los receptores de TGF-β1 y 2 fueron más altas en las células gliales reactivas de los casos de EA que en los de los controles sin demencia [160].

2.7. Factores de crecimiento

Los factores de crecimiento son proteínas que mantienen la supervivencia de las células del SNC y periférico. Los factores de crecimiento juegan un papel en el desarrollo del cerebro, estimulando el crecimiento axonal y regulando el crecimiento de diferentes tipos de células en el cerebro y la periferia. En muchos casos, el mismo factor de crecimiento y el correspondiente sistema de señalización del receptor pueden desarrollar diferentes funciones en el organismo.

El factor de crecimiento nervioso (NGF) es el factor de crecimiento más potente, capaz de contrarrestar la muerte celular de neuronas colinérgicas in vitro e in vivo [161]. Se ha encontrado un aumento de NGF en el CF de pacientes con EA [162-164]. A pesar de que se ha sugerido la disfunción de NGF como uno de los factores de desarrollo de la EA, se observó que los ratones con el NGF bloqueado no mostraban claros déficits cognitivos. NGF ha sido considerado, no obstante, como un candidato para el tratamiento de la EA, de hecho, el NGF purificado se infundió en algunos pacientes con EA [165]. Este factor de crecimiento está sobre-regulado en el cerebro [166] y en el CF [163] de los pacientes con EA, mientras que el receptor de alfa afinidad de NGF (trkA) está bajo-regulado [167]. Curiosamente, el aumento de NGF fue específico para la EA en comparación con controles sanos y fue dependiente del alcance de la neurodegeneración, expresado como el ratio tau fosforilada 181/Aβ-42 [162]. Aunque los datos aislados de NGF no revelaron una diferencia significativa, la comparación de NGF en pacientes con EA que tenían un ratio tau fosforilada 181/Aβ-42 > 10 con controles sanos (ratio < 6) reveló una diferencia significativa [162]. Esto podría sugerir que el NGF se acumula en la neurodegeneración sólo en una cierta etapa de la enfermedad.

El factor de crecimiento endotelial vascular (VEGF) es un factor de crecimiento importante, que regula la angiogénesis en el sistema nervioso, y se encuentra incrementado en la EA [168, 169], lo que da como resultado una densidad microvascular mejorada en el desarrollo de la enfermedad. La desregulación de otros factores de crecimiento también puede contribuir en la EA. Por ejemplo, el factor de crecimiento derivado de plaquetas (PDGF), el cual es mitogénico para las células de origen mesenquimal, sobre-regula APP en el hipocampo mediante la inducción de secretasas [170-172]. Finalmente, el factor de crecimiento insulínico tipo I (IGF-I) regula los niveles de Aβ y muestra efectos protectores contra su toxicidad [173, 174].

3. Terapia antiinflamatoria y enfermedad de Alzheimer

Basado en la evidencia convincente de que los procesos inflamatorios están involucrados en la patogénesis de la EA, la investigación ha examinado el uso de fármacos antiinflamatorios como una opción de tratamiento para los pacientes con EA. Los fármacos tales como los antiinflamatorios no esteroideos (AINES) y los esteroides glucocorticoides han sido estudiados para determinar si ofrecen beneficios a los pacientes con EA.

3.1. AINES

Los AINES son un grupo de fármacos que incluyen el salicilato, ácido propiónico, ácido acético, fenamato, oxicam, y las clases de inhibidores de la COX-2. Tienen propiedades analgésicas, antipiréticas y antiinflamatorias mediante la inhibición de la enzima COX que cataliza el primer paso de la conversión del ácido araquidónico en varios eicosanoides, incluyendo tromboxanos, leucotrienos y prostaglandinas. Los eicosanoides desempeñan importantes papeles reguladores en las funciones celulares incluyendo funciones inmunes e inflamatorias.

La enzima COX existe como dos isoenzimas, la COX-1 y la COX-2, ambas producidas en el cerebro, pero sus funciones aún no son bien conocidas. COX-1 es responsable de la producción homeostática de prostanoides. COX-2 es inducible y su expresión puede ser modificada dependiendo del estímulo, pero también puede tener un papel en el desarrollo de la homeostasis [175]. Con la excepción de los inhibidores de COX-2, todas las clases de AINES inhiben tanto la enzima COX-1 como la COX-2. Los inhibidores de COX-2, como su nombre indica, inhiben selectivamente la enzima COX-2.

La evidencia epidemiológica indica que los AINES pueden reducir el riesgo de desarrollar EA [176-179]. Puesto que los pacientes con artritis reumatoide y osteoartritis son típicamente tratados y están expuestos a los AINES durante largos períodos de tiempo, los estudios epidemiológicos han examinado la asociación de estas enfermedades y la EA. Muchos de estos estudios mostraron una relación inversa entre tener artritis (y estar en tratamiento con AINES) y la EA [180]. Un estudio prospectivo basado en la población también ha demostrado una reducción significativa en el riesgo de EA en los sujetos que habían tomado AINES durante un tiempo acumulado de 24 meses o más [181].

Los estudios post-mortem también han demostrado la capacidad de los AINES para reducir la inflamación que se observa constantemente en el tejido cerebral de los enfermos de Alzheimer [182]. Un posible modo de acción que justifica la eficacia de los AINES es mediante el bloqueo de la enzima COX-2 en el cerebro. Se ha demostrado que el mRNA de la COX-2 es regulado considerablemente en las zonas afectadas del cerebro de los enfermos de Alzheimer [183, 184], con la inmunorreactividad de la COX-2 localizada principalmente en las neuronas piramidales de la corteza cerebral y la formacion hipocampal [185], lo que sugiere la implicación de la COX-2 en la EA.

Se ha demostrado que los AINES pueden afectar directamente la producción de Aβ a través de varios mecanismos. Por ejemplo, el ibuprofeno, la indometacina, y el sulfuro de sulindac, disminuyen el péptido Aβ-42 hasta un 80% en cultivos celulares (efecto que no se ha observado con el naproxeno, celecoxib, o la aspirina) [186]. Dado que no todos los AINES tienen este efecto, parece ser que este se produce a través de un proceso que es independiente de su actividad COX-antiinflamatoria. El tratamiento con ibuprofeno en ratones que sobreexpresan APP mostró una reducción de la placa amiloide en la corteza junto con una reducción de la activación de la microglía [187].

Un estudio que analiza la capacidad de los AINES comunes y los enantiómeros de flurbiprofeno para disminuir los niveles de Aβ en células de neuroglioma y en ratones transgénicos de APP, mostró que algunos, pero no todos, los AINES testeados disminuyeron los niveles de Aβ en las células y fueron capaces de reducir los niveles de Aβ en los ratones [188]. Las neuronas que fueron pretratadas con ibuprofeno mostraron una disminución de la producción de Aβ tras la exposición a la citoquina TNF-α, en comparación con neuronas no tratadas [189]. Otro estudio mostró que las neuronas que fueron tratadas con inhibidores de la COX-

1, tales como el ibuprofeno y el ácido acetil salicílico, fueron más resistentes a los efectos de Aβ que las neuronas que fueron tratadas con los inhibidores de la COX-2 [190]. Este estudio también mostró una disminución de la producción de prostaglandina E2 en las neuronas por el tratamiento tanto de los inhibidores de la COX-1 como de la COX-2.

Los AINES también funcionan mediante la activación de los receptores activadores de la proliferación de peroxisomas (PPAR), un grupo de receptores nucleares de hormonas que actúan inhibiendo la transcripción de genes proinflamatorios. Por ejemplo, los agonistas de PPARα han demostrado inhibir la IL-6, TNF-α, y la expresión de COX-2 en cultivos celulares [191]. También se ha demostrado que PPARγ inhibe la activación microglial y una multitud de agentes proinflamatorios, tales como citoquinas, iNOS, y COX-2 [192].

Desafortunadamente, los ensayos clínicos con AINES en pacientes con EA no han sido muy fructíferos [193]. Esto fue especialmente decepcionante en el caso de los inhibidores de la COX-2. Un estudio aleatorizado, doble ciego, controlado con placebo que evalúa el efecto inhibidor de la COX-2 con rofecoxib y el efecto inhibidor de la COX-1 y COX-2 con naproxeno versus placebo en la progresión de EA, no frenó el deterioro cognitivo de los pacientes con EA en fase leve y moderada [194]. Otro estudio aleatorizado, doble ciego, controlado con placebo, utilizando el inhibidor de COX-2 rofecoxib, no detuvo el avance de la EA [195]. Los AINES específicos para disminuir Aβ deberían utilizarse en futuros ensayos clínicos para ver si son clínicamente eficaces. Una posible hipótesis sería que los AINES ayudan en la reducción de la incidencia de la enfermedad, pero no serían tan útiles una vez que ya está establecida la enfermedad.

3.2. Esteroides glucocorticoides

Los esteroides son considerados como potentes agentes antiinflamatorios y funcionan mediante la regulación de la transcripción de una variedad de moléculas inflamatorias, inhibiendo la producción de las enzimas que median la producción de prostaglandinas. Los esteroides también tienen un efecto en la reducción de la expresión de citoquinas y proteínas del complemento que son proinflamatorias [182]. Por tanto, es sorprendente encontrar que los datos epidemiológicos, sobre los efectos del uso de esteroides glucocorticoides en el cerebro de enfermos de

Alzheimer, muestren un beneficio muy débil en el paciente [196] o incluso podrían mostrar un efecto perjudicial [197].

Mientras que los glucocorticoides muestran una inhibición de la inducción de Aβ de las quimioquinas y citoquinas en el SNC [198], un estudio aleatorizado y controlado con placebo fue realizado para determinar si el tratamiento con prednisona reducía la tasa de deterioro cognitivo en pacientes con EA. Este estudio mostró que no había diferencia en la disminución cognitiva entre el grupo tratado y el grupo control [199]. De hecho, se encontraron que los niveles totales del glococorticoide cortisol en el CF y el suero de pacientes con EA eran significativamente elevados en comparación con controles sin demencia [200, 201], lo que sugiere que unos mayores niveles de esteroides pueden estar asociados con la EA.

4. Flavonoides: Una estrategia natural

Un medio por el que se pueden contrarrestar las respuestas proinflamatorias, y por lo tanto reducir la gravedad de la EA, es a través de un grupo de compuestos naturales derivados de las plantas conocidos como polifenoles, específicamente los que se conocen como "flavonoides" derivados de la planta del té verde. Los flavonoides son una gran familia de compuestos sintetizados por las plantas que tienen una estructura química común [202].

Los flavonoides del té verde como el galato de epigalocatequina (EGCG) parecen promover la regulación a la baja de las funciones innatas de las células inmunes. Entre los supuestos mecanismos de acción de los flavonoides en el sistema inmune innato se incluye la captura directa de radicales libres [203, 204], así como la reducción de la producción de citoquinas inflamatorias tales como TNF-α e IL-1β, y la reducción de la prostaglandina E2 [205]. En consonancia con estos resultados, las células de neuroblastoma co-cultivadas con células de la microglía activada fueron menos neurotóxicas en presencia del flavonoide fisetina, lo que sugiere que algunos flavonoides pueden actuar inhibiendo la respuesta inmune innata proinflamatoria [205, 206].

Algunos flavonoides, incluyendo el EGCG, pueden modular la respuesta de las células T por la regulación a la baja de la respuesta inmune innata, mediante la estimulación de las citoquinas que promueven la inmunidad Th1 (por ejemplo, TNF-α) y mediante la promoción de citoquinas Th2. Se cree que estos efectos es-

tán mediados, en parte, a través de la regulación de la señal de NFkB [207-209].
EGCG inhibe la producción de MCP-1 inducido por TNF-α en las células del endotelio vascular [210]. Además, el EGCG también muestra la capacidad de suprimir la
muerte neuronal mediada por la microglía activada [211].

Aunque las dietas ricas en flavonoides y la administración de flavonoides previenen el deterioro cognitivo, asociado con la inflamación en estudios con animales [212-214], los estudios de cohortes retrospectivos son inconsistentes para demostrar una asociación inversa entre el consumo de flavonoides de la dieta (por
ejemplo, el té verde) y la demencia o el riesgo de enfermedad neurodegenerativa
en humanos [215-218]. Por ejemplo, un estudio epidemiológico con adultos holan-
deses encontró que el consumo total de flavonoides de la dieta no se asociaba
con el riesgo de desarrollar EA [215-216]. Esta relación no incluye a los fumadores
actuales, cuyo riesgo de padecer EA se reduce a la mitad por cada aumento de 12
mg en la ingesta de flavonoides diarios. Por otro lado, ancianos y ancianas fran-
ceses mostraron que, con los menores consumos de flavonoides, tenían un 50%
más de riesgo de desarrollar demencia en los próximos 5 años que aquellos con
las mayores ingestas [217].

Por lo tanto, son necesarios futuros estudios en humanos con ensayos clínicos
aleatorizados. Estos estudios deberían involucrar la suplementación con dosis relativamente altas de flavonoides purificados específicos, para aclarar la relación,
aparentemente inversa, con el riesgo de contraer la EA (y si esto se produce mediante la reducción de la inflamación) y también para determinar si dichos compuestos son terapéuticamente beneficiosos.

Los antioxidantes constituyen una parte fundamental del panel de fármacos clínicos y experimentales que actualmente se consideran para la prevención y la terapia de la EA. El último apartado de este capítulo se ha focalizado en estructuras
de antioxidantes fenólicos que pertenecen a la clase de antioxidantes directos,
sin embargo, en la actualidad están surgiendo estudios sobre el poder que los
antioxidantes polifenólicos podrían mostrar como reguladores genéticos, implicados en la expresión de determinadas enzimas relacionadas con el sistema antioxidante endógeno del organismo.

Los polifenoles ejercen estas acciones a través de mecanismos que involucran una
modulación de la expresión de genes que codifican la síntesis de proteínas, las
cuales controlan la producción o eliminación de especies reactivas involucradas

en los procesos de oxidación. Ciertos polifenoles inducen la expresión de genes que codifican las enzimas antioxidantes superóxido dismutasa, catalasa, glutation peroxidasa, glutation reductasa, glutatión S-transferasa y también el tripéptido glutation (principal antioxidante hidrosoluble de las células). También se ha observado que bajas concentraciones de algunos polifenoles son capaces de inhibir la expresión de genes que codifican enzimas prooxidantes involucradas en la síntesis de especies reactivas como la NADPH oxidasa, la xantina oxidasa y la mieloperoxidasa [219-221]. Además, varios polifenoles pueden inhibir la actividad de enzimas proinflamatorias como la COX-2 y la mieloperoxidasa [222], propiedad antiinflamatoria que a nivel vascular es muy importante.

5. Conclusión

Existe una creciente evidencia científica que sugiere que la inflamación contribuye significativamente en la patogénesis de la EA. La generación y la secreción de mediadores proinflamatorios pueden interactuar con la neurodegeneración en múltiples niveles. Así, las citoquinas proinflamatorias no sólo contribuyen a la muerte neuronal, sino que también pueden influir en las vías neurodegenerativas clásicas tales como el procesamiento de APP y la fosforilación de τ.

La liberación de mediadores antiinflamatorios puede antagonizar, en parte, la acción de los mediadores proinflamatorios que, en última instancia, conducen a la enfermedad crónica. Así, estudios futuros deben determinar si el curso de la EA puede ser influenciado por las estrategias de tratamiento antiinflamatorias, y si las nuevas estrategias clínicas para analizar la neuroinflamación temprana en el cerebro humano son necesarias para mejorar la manera de supervisar y controlar las estrategias de tratamiento que están dirigidas a los mecanismos inflamatorios.

6. Referencias

1. Alzheimer A, Stelzmann RA, Schnitzlein HN, Murtagh FR. An English translation of Alzheimer's 1907 paper, "Uber eine eigenartige Erkankung der Hirnrinde". Clin Anat 1995;8:429-31.
• http://dx.doi.org/10.1002/ca.980080612
• PMid:8713166

2. Iqbal K, Grundke-Iqbal I. Discoveries of tau, abnormally hyperphosphorylated tau and others of neurofibrillary degeneration: a personal historical perspective. J Alzheimers Dis 2006;9:219-42.
• PMid:16914861

3. Hardy J. A hundred years of Alzheimer's disease research. Neuron 2006;52:3-13.
• http://dx.doi.org/10.1016/j.neuron.2006.09.016
• PMid:17015223

4. Mott RT, Hulette CM. Neuropathology of Alzheimer's disease. Neuroimaging Clin N Am 2005;15:755-65.
• http://dx.doi.org/10.1016/j.nic.2005.09.003
• PMid:16443488

5. Tanzi RE, Bertram L. Twenty years of the Alzheimer's disease amyloid hypothesis: a genetic perspective. Cell 2005;120:545-55.
• http://dx.doi.org/10.1016/j.cell.2005.02.008
• PMid:15734686

6. Ferri CP, Prince M, Brayne C, Brodaty H, Fratiglioni L, Ganguli M, et al. Alzheimer's Disease International. Global prevalence of dementia: a Delphi consensus study. Lancet 2005;366:2112-117.
• http://dx.doi.org/10.1016/S0140-6736(05)67889-0

7. Zhu CW, Scarmeas N, Torgan R, Albert M, Brandt J, Blacker D, et al. Longitudinal study of effects of patient characteristics on direct costs in Alzheimer disease. Neurology 2006;67:998-1005.
• http://dx.doi.org/10.1212/01.
wnl.0000230160.13272.1b
• PMid:16914696

8. Thal LJ. Prevention of Alzheimer disease. Alzheimer Dis Assoc Disord 2006;20:S97-S99.
• http://dx.doi.org/10.1097/00002093-200607001-00015
• PMid:16917204

9. Joachim CL, Selkoe DJ. The seminal role of beta-amyloid in the pathogenesis of Alzheimer disease. Alzheimer Dis Assoc Disord 1992;6:7-34.
• http://dx.doi.org/10.1097/00002093-199205000-00003

10. Löffler J, Huber G. Beta-amyloid precursor protein isoforms in various rat brain regions and during brain development. J Neurochem 1992;59:1316-24.
• http://dx.doi.org/10.1111/j.1471-4159.1992.tb08443.x

11. Selkoe DJ, Podlisny MB, Joachim CL, Vickers EA, Lee G, Fritz LC, et al. Beta-amyloid precursor protein of Alzheimer disease occurs as 110- to 135-kilodalton membrane-associated proteins in neural and non-neural tissues. Proc Natl Acad Sci U S A 1988;85:7341-5.
• http://dx.doi.org/10.1073/pnas.85.19.7341
• PMid:3140239 PMCid:PMC282182

12. Graham DI, Gentleman SM, Nicoll JAR, Royston MC, McKenzie JE, Roberts GW, et al. Altered beta-APP metabolism after head injury and its relationship to the aetiology of Alzheimer's disease. In: Baethmann A, Kempski O, Plesnila N, Staub F, editors. Mechanisms of Secondary Brain Damage in Cerebral Ischemia and Trauma. Vienna: Springer; 1996. p. 96-102.
• http://dx.doi.org/10.1007/978-3-7091-9465-2_17
• PMid:8780805

13. Gentleman SM, Nash MJ, Sweeting CJ, Graham DI, Roberts GW. Beta-amyloid precursor protein (beta-app) as a marker for axonal injury after head-injury. Neurosci Lett 1993;160:139-44.
• http://dx.doi.org/10.1016/0304-3940(93)90398-5

14. Sheng JG, Boop FA, Mrak RE, Griffin WST. Increased neuronal beta-amyloid precursor protein expression in human temporal-lobe epilepsy - association with interleukin-1-alpha immunoreactivity. J Neurochem 1994;63:1872-9.
• http://dx.doi.org/10.1046/j.1471-4159.1994.63051872.x
• PMid:7931344 PMCid:PMC3833617

15. Braak H, Braak E, Strothjohann M. Abnormally phosphorylated tau-protein related to the formation of neurofibrillary tangles and neuropil threads in the cerebral-cortex of sheep and goat. Neurosci Lett 1994;171:1-4.
• http://dx.doi.org/10.1016/0304-3940(94)90589-4

16. Griffin WST, Stanley LC, Ling C, White L, Macleod V, Perrot LJ, et al. Brain interleukin-1 and s-100 immuno-reactivity are elevated in down syndrome and alzheimer-disease. Proc Natl Acad Sci U S A 1989;86:7611-5.
• http://dx.doi.org/10.1073/pnas.86.19.7611
• PMid:2529544 PMCid:PMC298116

17. McGeer PL, Itagaki S, Tago H, McGeer EG. Reactive microglia in patients with senile dementia of alzheimer type are positive for the histocompatibility glycoprotein hla-dr. Neurosci Lett 1987;79:195-200.
• http://dx.doi.org/10.1016/0304-3940(87)90696-3

18. Tuppo EE, Arias HR. The role of inflammation in Alzheimer's disease. Int J Biochem Cell Biol 2005;37:289-305.
• http://dx.doi.org/10.1016/j.biocel.2004.07.009
• PMid:15474976

19. Akiyama H, Barger S, Barnum S, Bradt B, Bauer J, Cole GM, et al. Inflammation and Alzheimer's disease. Neurobiol Aging 2000;21:383-421.
• http://dx.doi.org/10.1016/S0197-4580(00)00124-X

20. Rogers J, Lubernarod J, Styren SD, Civin WH. Expression of immune system-associated antigens by cells of the human central nervous-system - relationship to the pathology of alzheimers-disease. Neurobiol Aging 1988;9:339-49.
• http://dx.doi.org/10.1016/S0197-4580(88)80079-4

21. Heneka MT, O'Banion MK. Inflammatory processes in Alzheimer's disease. J Neuroimmunol 2007;184:69-91.
• http://dx.doi.org/10.1016/j.jneuroim.2006.11.017
• PMid:17222916

22. Wyss-Coray T. Inflammation in Alzheimer disease: driving force, bystander or beneficial response? Nat Med 2006;12:1005-15.
• PMid:16960575

23. Griffin WST, Sheng JG, Royston MC, Gentleman SM, McKenzie JE, Graham DI, et al. Glial-neuronal interactions in Alzheimer's disease: The potential role of a 'cytokine cycle' in disease progression. Brain Pathol 1998;8:65-72.
• http://dx.doi.org/10.1111/j.1750-3639.1998.tb00136.x
• PMid:9458167

24. Mitchell R, Cotran R. Acute and chronic inflammation. In: Kumar V, Cotran R, Robbins S, editors. Robbins basic pathology. Philadelphia, USA: Saunders; 2003.

25. Griffin WST, Mrak RE. Interleukin-1 in the genesis and progression of and risk for development of neuronal degeneration in Alzheimer's disease. J Leukoc Biol 2002;72:233-8.
• PMid:12149413 PMCid:PMC3835694

26. Cacquevel M, Lebeurrier N, Cheenne S, Vivien D. Cytokines in neuroinflammation and Alzheimer's disease. Curr Drug Targets 2004;5:529-34.
• http://dx.doi.org/10.2174/1389450043345308
• PMid:15270199

27. Mrak RE, Griffin WST. Glia and their cytokines in progression of neurodegeneration. Neurobiol Aging 2005;26:349-54.
• http://dx.doi.org/10.1016/j.neurobiolaging.2004.05.010
• PMid:15639313

28. Finch CE, Morgan TE. Systemic inflammation, infection, ApoE alleles, and Alzheimer disease: a position paper. Curr Alzheimer Res 2007;4:185-9.
• http://dx.doi.org/10.2174/156720507780362254

29. Mrak RE, Sheng JG, Griffin WS. Glial cytokines in Alzheimer's disease: review and pathogenic implications. Hum Pathol 1995;26:816-23.
• http://dx.doi.org/10.1016/0046-8177(95)90001-2

30. Town T, Nikolic V, Tan J. The microglial "activation" continuum: from innate to adaptive responses. J Neuroinflammation 2005;2:24.
• http://dx.doi.org/10.1186/1742-2094-2-24
• PMid:16259628 PMCid:PMC1298325

31. Dickson DW, Farlo J, Davies P, Crystal H, Fuld P, Yen SH. Alzheimer's disease. A double-labeling immuno-histochemical study of senile plaques. Am J Pathol 1988;132:86-101.
• PMid:2456021 PMCid:PMC1880629

32. Nussbaum RL, Ellis CE. Alzheimer's disease and Parkinson's disease. N Engl J Med 2003;348:1356-64.
• http://dx.doi.org/10.1056/NEJM2003ra020003
• PMid:12672864

33. Findeis MA. The role of amyloid beta peptide 42 in Alzheimer's disease. Pharmacol Ther 2007;116:266-86.
• http://dx.doi.org/10.1016/j.pharmthera.2007.06.006
• PMid:17716740

34. Halliday G, Robinson SR, Shepherd C, Kril J. Alzheimer's disease and inflammation: a review of cellular and therapeutic mechanisms. Clin Exp Pharmacol Physiol 2000;27:1-8.
• http://dx.doi.org/10.1046/j.1440-1681.2000.03200.x
• PMid:10696521

35. Del Bo R, Angeretti N, Lucca E, De Simoni MG, Forloni G. Reciprocal control of inflammatory cytokines, IL-1 and IL-6, and beta-amyloid production in cultures. Neurosci Lett 1995;188:70-4.
• http://dx.doi.org/10.1016/0304-3940(95)11384-9

36. Ringheim GE, Szczepanik AM, Petko W, Burgher KL, Zhu SZ, Chao CC. Enhancement of beta-amyloid precursor protein transcription and expression by the soluble interleukin-6 receptor/interleukin-6 complex. Brain Res Mol Brain Res 1998;55:35-44.
• http://dx.doi.org/10.1016/S0169-328X(97)00356-2

37. Fassbender K, Masters C, Beyreuther K. Alzheimer's disease: an inflammatory disease? Neurobiol Aging 2000;21:433-6; discussion 451-3.
• http://dx.doi.org/10.1016/S0197-4580(00)00147-0

38. Misonou H, Morishima-Kawashima M, Ihara Y. Oxidative stress induces intracellular accumulation of amyloid beta-protein (Abeta) in human neuroblastoma cells. Biochemistry 2000;13:6951-9.
• http://dx.doi.org/10.1021/bi000169p

39. Friedlander RM. Apoptosis and caspases in neurodegenerative diseases. N Engl J Med 2003;348:1365-75.
• http://dx.doi.org/10.1056/NEJMra022366
• PMid:12672865

40. Atwood CS, Obrenovich ME, Liu T, Chan H, Perry G, Smith MA, et al. Amyloid-beta: a chameleon walking in two worlds: a review of the trophic and toxic properties of amyloid-beta. Brain Res Brain Res Rev 2003;43:1-16.
• http://dx.doi.org/10.1016/S0165-0173(03)00174-7

41. Lindberg C, Hjorth E, Post C, Winblad B, Schultzberg M. Cytokine production by a human microglial cell line: effects of beta-amyloid and alpha-melanocyte-stimulating hormone. Neurotox Res 2005;8:267-76.
• http://dx.doi.org/10.1007/BF03033980
• PMid:16371321

42. Aisen PS. Inflammation and Alzheimer's disease: mechanisms and therapeutic strategies. Gerontology 1997;43:143-9.
• http://dx.doi.org/10.1159/000213842
• PMid:8996836

43. Perlmutter LS, Barron E, Chui HC. Morphologic association between microglia and senile plaque amyloid in Alzheimer's disease. Neurosci Lett 1990;119:32-6.
• http://dx.doi.org/10.1016/0304-3940(90)90748-X

44. McGeer PL, Kawamata T, Walker DG, Akiyama H, Tooyama I, McGeer EG. Microglia in degenerative neurological disease. Glia 1993;7:84-92.
• http://dx.doi.org/10.1002/glia.440070114
• PMid:8423066

45. Abbas N, Bednar I, Mix E, Marie S, Paterson D, Ljungberg A, et al. Up-regulation of the inflammatory cytokines IFN-gamma and IL-12 and down-regulation of IL-4 in cerebral cortex regions of APP(SWE) transgenic mice. J Neuroimmunol 2002;126:50-7.
• http://dx.doi.org/10.1016/S0165-5728(02)00050-4

46. Bezzi P, Domercq M, Brambilla L, Galli R, Schols D, De Clercq E, et al. CXCR4-activated astrocyte glutamate release via TNFalpha: amplification by microglia triggers neurotoxicity. Nat Neurosci 2001;4:702-10.
• http://dx.doi.org/10.1038/89490
• PMid:11426226

47. Brown GC, Bal-Price A. Inflammatory neurodegeneration mediated by nitric oxide, glutamate, and mitochondria. Mol Neurobiol 2003;27:325-55.
• http://dx.doi.org/10.1385/MN:27:3:325

48. Fetler L, Amigorena S. Neuroscience. Brain under surveillance: the microglia patrol. Science 2005;309:392-3.
• http://dx.doi.org/10.1126/science.1114852
• PMid:16020721

49. D'Andrea MR, Cole GM, Ard MD. The microglial phagocytic role with specific plaque types in the Alzheimer disease brain. Neurobiol Aging 2004;25:675-83.
• http://dx.doi.org/10.1016/j.neurobiolaging.2003.12.026
• PMid:15172747

50. Dickson DW, Lee SC, Mattiace LA, Yen SH, Brosnan C. Microglia and cytokines in neurological disease, with special reference to AIDS and Alzheimer's disease. Glia 1993;7:75-83.
- http://dx.doi.org/10.1002/glia.440070113
- PMid:8423065

51. Barger SW, Harmon AD. Microglial activation by Alzheimer amyloid precursor protein and modulation by apolipoprotein E. Nature 1997;388:878-81.
- http://dx.doi.org/10.1038/42257
- PMid:9278049

52. DeGiorgio LA, Shimizu Y, Chun HS, Kim YS, Sugama S, Son JH, et al. Amyloid precursor protein gene disruption attenuates degeneration of substantia nigra compacta neurons following axotomy. Brain Res 2002;938:38-44.
- http://dx.doi.org/10.1016/S0006-8993(02)02483-6

53. Permanne B, Adessi C, Saborio GP, Fraga S, Frossard MJ, Van Dorpe J, et al. Reduction of amyloid load and cerebral damage in a transgenic mouse model of Alzheimer's disease by treatment with a beta-sheet breaker peptide. FASEB J 2002;16:860-2.
- PMid:11967228

54. Combs CK, Karlo JC, Kao SC, Landreth GE. beta-Amyloid stimulation of microglia and monocytes results in TNFalpha-dependent expression of inducible nitric oxide synthase and neuronal apoptosis. J Neurosci 2001;21:1179-88.
- PMid:11160388

55. Ho GJ, Drego R, Hakimian E, Masliah E. Mechanisms of cell signaling and inflammation in Alzheimer's disease. Curr Drug Targets Inflamm Allergy 2005;4:247-56.
- http://dx.doi.org/10.2174/1568010053586237

56. Frautschy SA, Yang F, Irrizarry M, Hyman B, Saido TC, Hsiao K, et al. Microglial response to amyloid plaques in APPsw transgenic mice. Am J Pathol 1998;152:307-17.
- PMid:9422548 PMCid:PMC1858113

57. Qiu WQ, Walsh DM, Ye Z, Vekrellis K, Zhang J, Podlisny MB, et al. Insulin-degrading enzyme regulates extracellular levels of amyloid beta-protein by degradation. J Biol Chem 1998;273:32730-8.
- http://dx.doi.org/10.1074/jbc.273.49.32730
- PMid:9830016

58. Liu B, Hong JS. Role of microglia in inflammation-mediated neurodegenerative diseases: mechanisms and strategies for therapeutic intervention. J Pharmacol Exp Ther 2003;304:1-7.
- http://dx.doi.org/10.1124/jpet.102.035048
- PMid:12490568

59. Gelinas DS, DaSilva K, Fenili D, St George-Hyslop P, McLaurin J. Immunotherapy for Alzheimer's disease. Proc Natl Acad Sci U S A 2004;101:14657-62.
- http://dx.doi.org/10.1073/pnas.0404866101
- PMid:15297619 PMCid:PMC521991

60. Holmes C, Boche D, Wilkinson D, Yadegarfar G, Hopkins V, Bayer A, et al. Long-term effects of Abeta42 immunisation in Alzheimer's disease: follow-up of a randomised, placebo-controlled phase I trial. Lancet 2008;372:216-23.
- http://dx.doi.org/10.1016/S0140-6736(08)61075-2

61. Frenkel D, Maron R, Burt DS, Weiner HL. Nasal vaccination with a proteosome-based adjuvant and glatiramer acetate clears beta-amyloid in a mouse model of Alzheimer disease. J Clin Invest 2005;115:2423-33.
- http://dx.doi.org/10.1172/JCI23241
- PMid:16100572 PMCid:PMC1184038

62. Rossner S, Lange-Dohna C, Zeitschel U, Perez-Polo JR. Alzheimer's disease beta-secretase BACE1 is not a neuron-specific enzyme. J Neurochem 2005;92:226-34.
- http://dx.doi.org/10.1111/j.1471-4159.2004.02857.x
- PMid:15663471

63. McGeer PL, McGeer EG. The possible role of complement activation in Alzheimer disease. Trends Mol Med 2002;8:519-23.
- http://dx.doi.org/10.1016/S1471-4914(02)02422-X

64. Shen Y, Meri S. Yin and Yang: complement activation and regulation in Alzheimer's disease. Prog Neurobiol 2003;70:463-72.
- http://dx.doi.org/10.1016/j.pneurobio.2003.08.001

65. Bohlson SS, Fraser DA, Tenner AJ. Complement proteins C1q and MBL are pattern recognition molecules that signal immediate and long-term protective immune functions. Mol Immunol 2007;44:33-43.
- http://dx.doi.org/10.1016/j.molimm.2006.06.021
- PMid:16908067

66. Kohl J. The role of complement in danger sensing and transmission. Immunol Res 2006;34:157-76.
- http://dx.doi.org/10.1385/IR:34:2:157

67. Gasque P. Complement: a unique innate immune sensor for danger signals. Mol Immunol 2004;41:1089-98.
• http://dx.doi.org/10.1016/j.molimm.2004.06.011
• PMid:15476920

68. Barnum SR. Complement biosynthesis in the central nervous system. Crit Rev Oral Biol Med 1995;6:132-46.
• http://dx.doi.org/10.1177/10454411950060020301
• PMid:7548620

69. Gasque P, Fontaine M, Morgan BP. Complement expression in human brain. Biosynthesis of terminal pathway components and regulators in human glial cells and cell lines. J Immunol 1995;154:4726-33.
• PMid:7536777

70. Morgan BP, Gasque P. Expression of complement in the brain: role in health and disease. Immunol Today 1996;17:461-6.
• http://dx.doi.org/10.1016/0167-5699(96)20028-F

71. Nataf S, Stahel PF, Davoust N, Barnum SR. Complement anaphylatoxin receptors on neurons: new tricks for old receptors? Trends Neurosci 1999;22:397-402.
• http://dx.doi.org/10.1016/S0166-2236(98)01390-3

72. Bonifati DM, Kishore U. Role of complement in neurodegeneration and neuroinflammation. Mol Immunol 2007;44:999-1010.
• http://dx.doi.org/10.1016/j.molimm.2006.03.007
• PMid:16698083

73. O'Barr SA, Caguioa J, Gruol D, Perkins G, Ember JA, Hugli T, et al. Neuronal expression of a functional receptor for the C5a complement activation fragment. J Immunol 2001;166:4154-62.
• PMid:11238666

74. Benard M, Raoult E, Vaudry D, Leprince J, Falluel-Morel A, Gonzalez BJ, et al. Role of complement anaphylatoxin receptors (C3aR, C5aR) in the development of the rat cerebellum. Mol Immunol 2008;45:3767-74.
• http://dx.doi.org/10.1016/j.molimm.2008.05.027
• PMid:18635264

75. Emmerling MR, Watson MD, Raby CA, Spiegel K. The role of complement in Alzheimer's disease pathology. Biochim Biophys Acta 2000;1502:158-71.
• http://dx.doi.org/10.1016/S0925-4439(00)00042-9

76. Tenner AJ. Complement in Alzheimer's disease: opportunities for modulating protective and pathogenic events. Neurobiol Aging 2001;22:849-61.
• http://dx.doi.org/10.1016/S0197-4580(01)00301-3

77. Rogers J, Cooper NR, Webster S, Schultz J, McGeer PL, Styren SD, et al. Complement activation by beta-amyloid in Alzheimer disease. Proc Natl Acad Sci U S A 1992;89:10016-20.
• http://dx.doi.org/10.1073/pnas.89.21.10016
• PMid:1438191 PMCid:PMC50268

78. Afagh A, Cummings BJ, Cribbs DH, Cotman CW, Tenner AJ. Localization and cell association of C1q in Alzheimer's disease brain. Exp Neurol 1996;138:22-32.
• http://dx.doi.org/10.1006/exnr.1996.0043
• PMid:8593893

79. Mukherjee P, Pasinetti GM. The role of complement anaphylatoxin C5a in neurodegeneration: implications in Alzheimer's disease. J Neuroimmunol 2000;105:124-30.
• http://dx.doi.org/10.1016/S0165-5728(99)00261-1

80. Maier M, Peng Y, Jiang L, Seabrook TJ, Carroll MC, Lemere CA. Complement C3 deficiency leads to accelerated amyloid beta plaque deposition and neurodegeneration and modulation of the microglia/macrophage phenotype in amyloid precursor protein transgenic mice. J Neurosci 2008;28:6333-41.
• http://dx.doi.org/10.1523/JNEUROSCI.0829-08.2008
• PMid:18562603 PMCid:PMC3329761

81. Wyss-Coray T, Yan F, Lin AH, Lambris JD, Alexander JJ, Quigg RJ, et al. Prominent neurodegeneration and increased plaque formation in complement-inhibited Alzheimer's mice. Proc Natl Acad Sci U S A 2002;99:10837-42.
• http://dx.doi.org/10.1073/pnas.162350199
• PMid:12119423 PMCid:PMC125059

82. Luster AD. Chemokines-chemotactic cytokines that mediate inflammation. N Engl J Med 1998;338:436-45.
• http://dx.doi.org/10.1056/NEJM199802123380706
• PMid:9459648

83. Owens T, Babcock AA, Millward JM, Toft-Hansen H. Cytokine and chemokine inter regulation in the inflamed or injured CNS. Brain Res Brain Res Rev 2005;48:178-84.
• http://dx.doi.org/10.1016/j.brainresrev.2004.12.007
• PMid:15850656

84. Hesselgesser J, Horuk R. Chemokine and chemokine receptor expression in the central nervous system. J Neurovirol 1999;5:13-26.
• http://dx.doi.org/10.3109/13550289909029741

85. Glabinski AR, Ransohoff RM. Chemokines and chemokine receptors in CNS pathology. J Neurovirol 1999;5:3-12.
• http://dx.doi.org/10.3109/13550289909029740

86. Xia MQ, Hyman BT. Chemokines/chemokine receptors in the central nervous system and Alzheimer's disease. J Neurovirol 1999;5:32-41.
• http://dx.doi.org/10.3109/13550289909029743
• PMid:10190688

87. Davis S, Laroche S. What can rodent models tell us about cognitive decline in Alzheimer's disease? Mol Neurobiol 2003;27:249-76.
• http://dx.doi.org/10.1385/MN:27:3:249

88. Pavlov VA, Tracey KJ. The cholinergic anti-inflammatory pathway. Brain Behav Immun 2005;19:493-9.
• http://dx.doi.org/10.1016/j.bbi.2005.03.015
• PMid:15922555

89. Natarajan C, Bright JJ. Peroxisome proliferator-activated receptor-gamma agonists inhibit experimental allergic encephalomyelitis by blocking IL-12 production, IL-12 signaling and Th1 differentiation. Genes Immun 2002;3:59-70.
• http://dx.doi.org/10.1038/sj.gene.6363832
• PMid:11960303

90. Botchkina GI, Meistrell ME, 3rd, Botchkina IL, Tracey KJ. Expression of TNF and TNF receptors (p55 and p75) in the rat brain after focal cerebral ischemia. Mol Med 1997;3:765-81.
• PMid:9407552 PMCid:PMC2230243

91. Breder CD, Tsujimoto M, Terano Y, Scott DW, Saper CB. Distribution and characterization of tumor necrosis factor-alpha-like immunoreactivity in the murine central nervous system. J Comp Neurol 1993;337:543-67.
• http://dx.doi.org/10.1002/cne.903370403
• PMid:8288770

92. Gong C, Qin Z, Betz AL, Liu XH, Yang GY. Cellular localization of tumor necrosis factor alpha following focal cerebral ischemia in mice. Brain Res 1998;801:1-8.
• http://dx.doi.org/10.1016/S0006-8993(98)00489-2

93. Murphy PG, Borthwick LS, Johnston RS, Kuchel G, Richardson PM. Nature of the retrograde signal from injured nerves that induces interleukin-6 mRNA in neurons. J Neurosci 1999;19:3791-800.
• PMid:10234011

94. Orzylowska O, Oderfeld-Nowak B, Zaremba M, Januszewski S, Mossakowski M. Prolonged and concomitant induction of astroglial immunoreactivity of interleukin-1beta and interleukin-6 in the rat hippocampus after transient global ischemia. Neurosci Lett 1999;263:72-6.
• http://dx.doi.org/10.1016/S0304-3940(99)00043-9

95. Suzuki S, Tanaka K, Nagata E, Ito D, Dembo T, Fukuuchi Y. Cerebral neurons express interleukin-6 after transient forebrain ischemia in gerbils. Neurosci Lett 1999;262:117-20.
• http://dx.doi.org/10.1016/S0304-3940(99)00051-8

96. Tcheingerian JL, Vignais L, Jacque C. TNF alpha gene expression is induced in neurons after a hippocampal lesion. Neuroreport 1994;5:585-8.
• http://dx.doi.org/10.1097/00001756-199401000-00013
• PMid:8025249

97. Yan SD, Yan SF, Chen X, Fu J, Chen M, Kuppusamy P, et al. Non-enzymatically glycated tau in Alzheimer's disease induces neuronal oxidant stress resulting in cytokine gene expression and release of amyloid beta-peptide. Nat Med 1995;1:693-9.
• http://dx.doi.org/10.1038/nm0795-693
• PMid:7585153

98. Yermakova A, O'Banion MK. Cyclooxygenases in the central nervous system: implications for treatment of neurological disorders. Curr Pharm Des 2000;6:1755-76.
• http://dx.doi.org/10.2174/1381612003398672
• PMid:11203433

99. Du Yan S, Zhu H, Fu J, Yan SF, Roher A, Tourtellotte WW, et al. Amyloid-beta peptide-receptor for advanced glycation endproduct interaction elicits neuronal expression of macrophage-colony stimulating factor: a proinflammatory pathway in Alzheimer disease. Proc Natl Acad Sci U S A 1997;94:5296-301.
• http://dx.doi.org/10.1073/pnas.94.10.5296
• PMid:9144231 PMCid:PMC24672

100. Heneka MT, Wiesinger H, Dumitrescu-Ozimek L, Riederer P, Feinstein DL, Klockgether T. Neuronal and glial coexpression of argininosuccinate synthetase and inducible nitric oxide synthase in Alzheimer disease. J Neuropathol Exp Neurol 2001;60:906-16.
• PMid:11556547

101. Vodovotz Y, Lucia MS, Flanders KC, Chesler L, Xie QW, Smith TW, et al. Inducible nitric oxide synthase in tangle-bearing neurons of patients with Alzheimer's disease. J Exp Med 1996;184:1425-33.
• http://dx.doi.org/10.1084/jem.184.4.1425
• PMid:8879214

102. Lee SC, Zhao ML, Hirano A, Dickson DW. Inducible nitric oxide synthase immunoreactivity in the Alzheimer disease hippocampus: association with Hirano bodies, neurofibrillary tangles, and senile plaques. J Neuropathol Exp Neurol 1999;58:1163-9.
• http://dx.doi.org/10.1097/00005072-199911000-00006
• PMid:10560659

103. Smith MA, Richey Harris PL, Sayre LM, Beckman JS, Perry G. Widespread peroxynitrite mediated damage in Alzheimer's disease. J Neurosci 1997;17:2653-7.
• PMid:9092586

104. Boje KM, Arora PK. Microglial-produced nitric oxide and reactive nitrogen oxides mediate neuronal cell death. Brain Res 1992;587:250-6.
• http://dx.doi.org/10.1016/0006-8993(92)91004-X

105. Heneka MT, Loschmann PA, Gleichmann M, Weller M, Schulz JB, Wullner U, et al. Induction of nitric oxide synthase and nitric oxide-mediated apoptosis in neuronal PC12 cells after stimulation with tumor necrosis factor-alpha/lipopolysaccharide. J Neurochem 1998;71:88-94.
• http://dx.doi.org/10.1046/j.1471-4159.1998.71010088.x
• PMid:9648854

106. Steinman L. A brief history of T(H)17, the first major revision in the T(H)1/T(H)2 hypothesis of T cell-mediated tissue damage. Nat Med 2007;13:139-45.
• http://dx.doi.org/10.1038/nm1551
• PMid:17290272

107. Meager A. Cytokines: interleukins. In: Meyers R, editor. Encyclopedia of Molecular Cell Biology and Molecular Medicine. Weinheim, Germany: Wiley-VCH; 2004. p. 115-51.

108. Meager A. Viral inhibitors and immune response mediators: the interferons. In: Meyers R, editor. Encyclopedia of Molecular Cell Biology and Molecular Medicine. Weinheim, Germany: Wiley-VCH; 2005. p. 387-421.

109. Walker D, McGeer E, McGeer P. Involvement of inflammation and complement inAlzheimer's disease. In: Antel J, Birnbaum G, Härtung H, editors. Clinical Neuroimmunology. Oxford: Blackwell Scientific; 1997. p. 172-88.
• PMid:9076407

110. McGeer E, McGeer P. Inflammatory cytokines in the CNS. CNS Drugs 1997;7:214-87.
• http://dx.doi.org/10.2165/00023210-199707030-00005

111. Forloni G, Mangiarotti F, Angeretti N, Lucca E, De Simoni MG. Beta-amyloid fragment potentiates IL-6 and TNF-alpha secretion by LPS in astrocytes but not in microglia. Cytokine 1997;9:759-62.
• http://dx.doi.org/10.1006/cyto.1997.0232
• PMid:9344508

112. Boraschi D, Bossu P, Ruggiero P, Tagliabue A, Bertini R, Macchia G, et al. Mapping of receptor binding sites on IL-1 beta by reconstruction of IL-1ra-like domains. J Immunol 1995;155:4719-25.
• PMid:7594472

113. Winter CD, Iannotti F, Pringle AK, Trikkas C, Clough GF, Church MK. A microdialysis method for the recovery of IL-1beta, IL-6 and nerve growth factor from human brain in vivo. J Neurosci Methods 2002;119:45-50.
• http://dx.doi.org/10.1016/S0165-0270(02)00153-X

114. Woodroofe MN, Sarna GS, Wadhwa M, Hayes GM, Loughlin AJ, Tinker A, et al. Detection of interleukin-1 and interleukin-6 in adult rat brain, following mechanical injury, by in vivo microdialysis: evidence of a role for microglia in cytokine production. J Neuroimmunol 1991;33:227-36.
• http://dx.doi.org/10.1016/0165-5728(91)90110-S

115. Rossi F, Bianchini E. Synergistic induction of nitric oxide by beta-amyloid and cytokines in astrocytes. Biochem Biophys Res Commun 1996;225:474-8.
• http://dx.doi.org/10.1006/bbrc.1996.1197
• PMid:8753786

116. Mrak RE, Griffin WS. Interleukin-1, neuroinflammation, and Alzheimer's disease. Neurobiol Aging 2001;22:903-8.
• http://dx.doi.org/10.1016/S0197-4580(01)00287-1

117. Hammacher A, Ward LD, Weinstock J, Treutlein H, Yasukawa K, Simpson RJ. Structure function analysis of human IL-6: identification of two distinct regions that are important for receptor binding. Protein Sci 1994;3:2280-93.
• http://dx.doi.org/10.1002/pro.5560031213
• PMid:7538847 PMCid:PMC2142761

118. Raivich G, Bohatschek M, Kloss CU, Werner A, Jones LL, Kreutzberg GW. Neuroglial activation repertoire in the injured brain: graded response, molecular mechanisms and cues to physiological function. Brain Res Brain Res Rev 1999;30:77-105.
• http://dx.doi.org/10.1016/S0165-0173(99)00007-7

119. Hopkins SJ, Rothwell NJ. Cytokines and the nervous system. I: Expression and recognition. Trends Neurosci 1995;18:83-8.
• http://dx.doi.org/10.1016/0166-2236(95)93881-W

120. Benveniste EN. Cytokine actions in the central nervous system. Cytokine Growth Factor Rev 1998;9:259-75.
• http://dx.doi.org/10.1016/S1359-6101(98)00015-X

121. Selmaj KW, Farooq M, Norton WT, Raine CS, Brosnan CF. Proliferation of astrocytes in vitro in response to cytokines. A primary role for tumor necrosis factor. J Immunol 1990;144:129-35.
• PMid:2104886

122. Heyser CJ, Masliah E, Samimi A, Campbell IL, Gold LH. Progressive decline in avoidance learning paralleled by inflammatory neurodegeneration in transgenic mice expressing interleukin 6 in the brain. Proc Natl Acad Sci U S A 1997;94:1500-5.
• http://dx.doi.org/10.1073/pnas.94.4.1500
• PMid:9037082 PMCid:PMC19820

123. Castell JV, Andus T, Kunz D, Heinrich PC. Interleukin-6. The major regulator of acute phase protein synthesis in man and rat. Ann N Y Acad Sci 1989;557:87-99; discussion 100-1.
• http://dx.doi.org/10.1111/j.1749-6632.1989.tb24001.x
• PMid:2472097

124. Perry RT, Collins JS, Wiener H, Acton R, Go RC. The role of TNF and its receptors in Alzheimer's disease. Neurobiol Aging 2001;22:873-83.
• http://dx.doi.org/10.1016/S0197-4580(01)00291-3

125. Blasko I, Marx F, Steiner E, Hartmann T, Grubeck-Loebenstein B. TNFalpha plus IFNgamma induce the production of Alzheimer beta-amyloid peptides and decrease the secretion of APPs. FASEB J 1999;13:63-8.
• PMid:9872930

126. Eikelenboom P, Zhan SS, van Gool WA, Allsop D. Inflammatory mechanisms in Alzheimer's disease. Trends Pharmacol Sci 1994;15:447-50.
• http://dx.doi.org/10.1016/0165-6147(94)90057-4

127. McGeer PL, McGeer EG. The inflammatory response system of brain: implications for therapy of Alzheimer and other neurodegenerative diseases. Brain Res Brain Res Rev 1995;21:195-218.
• http://dx.doi.org/10.1016/0165-0173(95)00011-9

128. Eikelenboom P, van Gool WA. Neuroinflammatory perspectives on the two faces of Alzheimer's disease. J Neural Transm 2004;111:281-94.
• http://dx.doi.org/10.1007/s00702-003-0055-1
• PMid:14991455

129. Chong Y. Effect of a carboxy-terminal fragment of the Alzheimer's amyloid precursor protein on expression of proinflammatory cytokines in rat glial cells. Life Sci 1997;61:2323-33.
• http://dx.doi.org/10.1016/S0024-3205(97)00936-3

130. Plata-Salaman CR, Ilyin SE, Gayle D. Brain cytokine mRNAs in anorectic rats bearing prostate adenocarcinoma tumor cells. Am J Physiol 1998;275:R566-73.
• PMid:9688694

131. Dinarello CA. Interleukin-1, interleukin-1 receptors and interleukin-1 receptor antagonist. Int Rev Immunol 1998;16:457-99.
• http://dx.doi.org/10.3109/08830189809043005
• PMid:9646173

132. Dinarello CA. Biologic basis for interleukin-1 in disease. Blood 1996;87:2095-147.
• PMid:8630372

133. Dinarello CA. Induction of interleukin-1 and interleukin-1 receptor antagonist. Semin Oncol 1997;24:S9-81-S9-93.

134. Sims JE, Gayle MA, Slack JL, Alderson MR, Bird TA, Giri JG, et al. Interleukin 1 signaling occurs exclusively via the type I receptor. Proc Natl Acad Sci U S A 1993;90:6155-9.
• http://dx.doi.org/10.1073/pnas.90.13.6155
• PMid:8327496 PMCid:PMC46886

135. Crter DB, Deibel MR, Jr., Dunn CJ, Tomich CS, Laborde AL, Slightom JL, et al. Purification, cloning, expression and biological characterization of an interleukin-1 receptor antagonist protein. Nature 1990;344:633-8.
• http://dx.doi.org/10.1038/344633a0
• PMid:2139180

136. Lundkvist J, Sundgren-Andersson AK, Tingsborg S, Ostlund P, Engfors C, Alheim K, et al. Acute-phase responses in transgenic mice with CNS overexpression of IL-1 receptor antagonist. Am J Physiol 1999;276:R644-51.
• PMid:10070123

137. Liu J, Zhao ML, Brosnan CF, Lee SC. Expression of type II nitric oxide synthase in primary human astrocytes and microglia: role of IL-1beta and IL-1 receptor antagonist. J Immunol 1996;157:3569-76.
• PMid:8871657

138. Thornton P, Pinteaux E, Gibson RM, Allan SM, Rothwell NJ. Interleukin-1-induced neurotoxicity is mediated by glia and requires caspase activation and free radical release. J Neurochem 2006;98:258-66.
• http://dx.doi.org/10.1111/j.1471-4159.2006.03872.x
• PMid:16805812

139. Relton JK, Rothwell NJ. Interleukin-1 receptor antagonist inhibits ischaemic and excitotoxic neuronal damage in the rat. Brain Res Bull 1992;29:243-6.
• http://dx.doi.org/10.1016/0361-9230(92)90033-T

140. Brown MA, Hural J. Functions of IL-4 and control of its expression. Crit Rev Immunol 1997;17:1-32.
• http://dx.doi.org/10.1615/CritRevImmunol.v17.i1.10

141. Wang P, Wu P, Siegel MI, Egan RW, Billah MM. Interleukin (IL)-10 inhibits nuclear factor kappa B (NF kappa B) activation in human monocytes. IL-10 and IL-4 suppress cytokine synthesis by different mechanisms. J Biol Chem 1995;270:9558-63.
• http://dx.doi.org/10.1074/jbc.270.16.9558
• PMid:7721885

142. Hart PH, Vitti GF, Burgess DR, Whitty GA, Piccoli DS, Hamilton JA. Potential antiinflammatory effects of interleukin 4: suppression of human monocyte tumor necrosis factor alpha, interleukin 1, and prostaglandin E2. Proc Natl Acad Sci U S A 1989;86:3803-7.
• http://dx.doi.org/10.1073/pnas.86.10.3803
• PMid:2786204 PMCid:PMC287229

143. Chao CC, Molitor TW, Hu S. Neuroprotective role of IL-4 against activated microglia. J Immunol 1993;151:1473-81.
• PMid:8335941

144. Szczepanik AM, Funes S, Petko W, Ringheim GE. IL-4, IL-10 and IL-13 modulate A beta(1-42)-induced cytokine and chemokine production in primary murine microglia and a human monocyte cell line. J Neuroimmunol 2001;113:49-62.
• http://dx.doi.org/10.1016/S0165-5728(00)00404-5

145. Strle K, Zhou JH, Shen WH, Broussard SR, Johnson RW, Freund GG, et al. Interleukin-10 in the brain. Crit Rev Immunol 2001;21:427-49.
• http://dx.doi.org/10.1615/CritRevImmunol.v21.i5.20
• PMid:11942558

146. Franciosi S, Choi HB, Kim SU, McLarnon JG. IL-8 enhancement of amyloid-beta (Abeta 1-42)-induced expression and production of pro-inflammatory cytokines and COX-2 in cultured human microglia. J Neuroimmunol 2005;159:66-74.
• http://dx.doi.org/10.1016/j.jneuroim.2004.10.006
• PMid:15652404

147. Ledeboer A, Breve JJ, Wierinckx A, van der Jagt S, Bristow AF, Leysen JE, et al. Expression and regulation of interleukin-10 and interleukin-10 receptor in rat astroglial and microglial cells. Eur J Neurosci 2002;16:1175-85.
• http://dx.doi.org/10.1046/j.1460-9568.2002.02200.x
• PMid:12405978

148. Clarke CJ, Hales A, Hunt A, Foxwell BM. IL-10-mediated suppression of TNF-alpha production is independent of its ability to inhibit NF kappa B activity. Eur J Immunol 1998;28:1719-26.
• http://dx.doi.org/10.1002/(SICI)1521-4141(199805)28:05<1719::AID-IMMU1719>3.0.CO;2-Q

149. Gerard C, Bruyns C, Marchant A, Abramowicz D, Vandenabeele P, Delvaux A, et al. Interleukin 10 reduces the release of tumor necrosis factor and prevents lethality in experimental endotoxemia. J Exp Med 1993;177:547-50.
• http://dx.doi.org/10.1084/jem.177.2.547
• PMid:8426124

150. Marchant A, Bruyns C, Vandenabeele P, Ducarme M, Gerard C, Delvaux A, et al. Interleukin-10 controls interferon-gamma and tumor necrosis factor production during experimental endotoxemia. Eur J Immunol 1994;24:1167-71.
• http://dx.doi.org/10.1002/eji.1830240524
• PMid:8181527

151. Dickensheets HL, Freeman SL, Smith MF, Donnelly RP. Interleukin-10 upregulates tumor necrosis factor receptor type-II (p75) gene expression in endotoxin-stimulated human monocytes. Blood 1997;90:4162-71.
• PMid:9354687

152. Joyce DA, Gibbons DP, Green P, Steer JH, Feldmann M, Brennan FM. Two inhibitors of pro-inflammatory cytokine release, interleukin-10 and interleukin-4, have contrasting effects on release of soluble p75 tumor necrosis factor receptor by cultured monocytes. Eur J Immunol 1994;24:2699-705.
- http://dx.doi.org/10.1002/eji.1830241119
- PMid:7957562

153. Norgaard P, Hougaard S, Poulsen HS, Spang-Thomsen M. Transforming growth factor beta and cancer. Cancer Treat Rev 1995;21:367-403.
- http://dx.doi.org/10.1016/0305-7372(95)90038-1

154. Kingsley DM. The TGF-beta superfamily: new members, new receptors, and new genetic tests of function in different organisms. Genes Dev 1994;8:133-46.
- http://dx.doi.org/10.1101/gad.8.2.133
- PMid:8299934

155. Letterio JJ, Roberts AB. TGF-beta: a critical modulator of immune cell function. Clin Immunol Immunopathol 1997;84:244-50.
- http://dx.doi.org/10.1006/clin.1997.4409

156. van der Wal EA, Gomez-Pinilla F, Cotman CW. Transforming growth factor-beta 1 is in plaques in Alzheimer and Down pathologies. Neuroreport 1993;4:69-72.
- http://dx.doi.org/10.1097/00001756-199301000-00018
- PMid:8453039

157. Chao CC, Hu S, Frey WH, 2nd, Ala TA, Tourtellotte WW, Peterson PK. Transforming growth factor beta in Alzheimer's disease. Clin Diagn Lab Immunol 1994;1:109-10.
- PMid:7496909 PMCid:PMC368205

158. Chao CC, Ala TA, Hu S, Crossley KB, Sherman RE, Peterson PK, et al. Serum cytokine levels in patients with Alzheimer's disease. Clin Diagn Lab Immunol 1994;1:433-6.
- PMid:8556481 PMCid:PMC368282

159. Wyss-Coray T, Lin C, von Euw D, Masliah E, Mucke L, Lacombe P. Alzheimer's disease-like cerebrovascular pathology in transforming growth factor-beta 1 transgenic mice and functional metabolic correlates. Ann N Y Acad Sci 2000;903:317-23.
- http://dx.doi.org/10.1111/j.1749-6632.2000.tb06382.x
- PMid:10818521

160. Lippa CF, Fujiwara H, Mann DM, Giasson B, Baba M, Schmidt ML, et al. Lewy bodies contain altered alpha-synuclein in brains of many familial Alzheimer's disease patients with mutations in presenilin and amyloid precursor protein genes. Am J Pathol 1998;153:1365-70.
- http://dx.doi.org/10.1016/S0002-9440(10)65722-7

161. Levi-Montalcini R. The nerve growth factor: thirty-five years later. Biosci Rep 1987;7:681-99.
- http://dx.doi.org/10.1007/BF01116861
- PMid:3322422

162. Blasko I, Lederer W, Oberbauer H, Walch T, Kemmler G, Hinterhuber H, et al. Measurement of thirteen biological markers in CSF of patients with Alzheimer's disease and other dementias. Dement Geriatr Cogn Disord 2006;21:9-15.
- http://dx.doi.org/10.1159/000089137
- PMid:16244482

163. Hock C, Heese K, Muller-Spahn F, Huber P, Riesen W, Nitsch RM, et al. Increased CSF levels of nerve growth factor in patients with Alzheimer's disease. Neurology 2000;54:2009-11.
- http://dx.doi.org/10.1212/WNL.54.10.2009
- PMid:10822447

164. Marksteiner J, Pirchl M, Ullrich C, Oberbauer H, Blasko I, Lederer W, et al. Analysis of cerebrospinal fluid of Alzheimer patients. Biomarkers and toxic properties. Pharmacology 2008;82:214-20.
- http://dx.doi.org/10.1159/000156487
- PMid:18810245

165. Olson L, Nordberg A, von Holst H, Backman L, Ebendal T, Alafuzoff I, et al. Nerve growth factor affects 11C-nicotine binding, blood flow, EEG, and verbal episodic memory in an Alzheimer patient (case report). J Neural Transm Park Dis Dement Sect 1992;4:79-95.
- http://dx.doi.org/10.1007/BF02257624
- PMid:1540306

166. Fahnestock M, Michalski B, Xu B, Coughlin MD. The precursor pro-nerve growth factor is the predominant form of nerve growth factor in brain and is increased in Alzheimer's disease. Mol Cell Neurosci 2001;18:210-20.
- http://dx.doi.org/10.1006/mcne.2001.1016
- PMid:11520181

167. Mufson EJ, Ma SY, Dills J, Cochran EJ, Leurgans S, Wuu J, et al. Loss of basal forebrain P75(NTR) immunoreactivity in subjects with mild cognitive impairment and Alzheimer's disease. J Comp Neurol 2002;443:136-53.
- http://dx.doi.org/10.1002/cne.10122
- PMid:11793352

168. Fukumura D, Xu L, Chen Y, Gohongi T, Seed B, Jain RK. Hypoxia and acidosis independently up-regulate vascular endothelial growth factor transcription in brain tumors in vivo. Cancer Res 2001;61:6020-4.
- PMid:11507045

169. Tarkowski E, Issa R, Sjogren M, Wallin A, Blennow K, Tarkowski A, et al. Increased intrathecal levels of the angiogenic factors VEGF and TGF-beta in Alzheimer's disease and vascular dementia. Neurobiol Aging 2002;23:237-43.
- http://dx.doi.org/10.1016/S0197-4580(01)00285-8

170. Gianni D, Zambrano N, Bimonte M, Minopoli G, Mercken L, Talamo F, et al. Platelet derived growth factor induces the beta-gamma-secretase-mediated cleavage of Alzheimer's amyloid precursor protein through a Src-Rac-dependent pathway. J Biol Chem 2003;278:9290-7.
- http://dx.doi.org/10.1074/jbc.M211899200
- PMid:12645527

171. Zambrano N, Gianni D, Bruni P, Passaro F, Telese F, Russo T. Fe65 is not involved in the platelet-derived growth factor-induced processing of Alzheimer's amyloid precursor protein, which activates its caspase-directed cleavage. J Biol Chem 2004;279:16161-9.
- http://dx.doi.org/10.1074/jbc.M311027200
- PMid:14766758

172. Lim JS, Cho H, Hong HS, Kwon H, Mook-Jung I, Kwon YK. Upregulation of amyloid precursor protein by platelet-derived growth factor in hippocampal precursor cells. Neuroreport 2007;6:1225-9.
- http://dx.doi.org/10.1097/WNR.0b013e3281ac2306
- PMid:17632272

173. Carro E, Trejo JL, Gomez-Isla T, LeRoith D, Torres-Aleman I. Serum insulin-like growth factor I regulates brain amyloid-beta levels. Nat Med 2002;8:1390-7.
- http://dx.doi.org/10.1038/nm1202-793
- PMid:12415260

174. Aguado-Llera D, Arilla-Ferreiro E, Campos-Barros A, Puebla-Jimenez L, Barrios V. Protective effects of insulin-like growth factor-I on the somatostatinergic system in the temporal cortex of beta-amyloid-treated rats. J Neurochem 2005;92:607-15.
- http://dx.doi.org/10.1111/j.1471-4159.2004.02889.x
- PMid:15659230

175. Morita I. Distinct functions of COX-1 and COX-2. Prostaglandins Other Lipid Mediat 2002;68-69:165-75.
- http://dx.doi.org/10.1016/S0090-6980(02)00029-1

176. Hoozemans JJ, Veerhuis R, Rozemuller AJ, Eikelenboom P. Non-steroidal anti-inflammatory drugs and cyclooxygenase in Alzheimer's disease. Curr Drug Targets 2003;4:461-8.
- http://dx.doi.org/10.2174/1389450033490902
- PMid:12866660

177. in 't Veld BA, Launer LJ, Breteler MM, Hofman A, Stricker BH. Pharmacologic agents associated with a preventive effect on Alzheimer's disease: a review of the epidemiologic evidence. Epidemiol Rev 2002;24:248-68.
- http://dx.doi.org/10.1093/epirev/mxf001
- PMid:12762096

178. Etminan M, Gill S, Samii A. Effect of non-steroidal anti-inflammatory drugs on risk of Alzheimer's disease: systematic review and meta-analysis of observational studies. BMJ 2003;327:128-131.
- http://dx.doi.org/10.1136/bmj.327.7407.128
- PMid:12869452 PMCid:PMC165707

179. Pasinetti GM. From epidemiology to therapeutic trials with anti-inflammatory drugs in Alzheimer's disease: the role of NSAIDs and cyclooxygenase in beta-amyloidosis and clinical dementia. J Alzheimers Dis 2002;4:435-45.
- PMid:12446975

180. Zandi PP, Breitner JC. Do NSAIDs prevent Alzheimer's disease? And, if so, why? The epidemiological evidence. Neurobiol Aging 2001;22:811-7.
- http://dx.doi.org/10.1016/S0197-4580(01)00297-4

181. in t' Veld BA, Ruitenberg A, Hofman A, Launer LJ, van Duijn CM, Stijnen T, et al. Nonsteroidal antiinflammatory drugs and the risk of Alzheimer's disease. N Engl J Med 2001;345:1515-21.
- http://dx.doi.org/10.1056/NEJMoa010178
- PMid:11794217

182. Mackenzie IR. Postmortem studies of the effect of anti-inflammatory drugs on Alzheimer-type pathology and associated inflammation. Neurobiol Aging 2001;22:819-22.
• http://dx.doi.org/10.1016/S0197-4580(01)00304-9

183. Ho L, Pieroni C, Winger D, Purohit DP, Aisen PS, Pasinetti GM. Regional distribution of cyclooxygenase-2 in the hippocampal formation in Alzheimer's disease. J Neurosci Res 1999;57:295-303.
• http://dx.doi.org/10.1002/(SICI)1097-4547(19990801)57:3<295::AID-JNR1>3.0.CO;2-0

184. Yasojima K, Schwab C, McGeer EG, McGeer PL. Distribution of cyclooxygenase-1 and cyclooxygenase-2 mRNAs and proteins in human brain and peripheral organs. Brain Res 1999;830:226-36.
• http://dx.doi.org/10.1016/S0006-8993(99)01389-X

185. Nogawa S, Takao M, Suzuki S, Tanaka K, Koto A, Fukuuchi Y, et al. COX-2 expression in brains of patients with familial Alzheimer's disease. International Congress Series 2003;1252:363-72.
• http://dx.doi.org/10.1016/S0531-5131(03)00076-1

186. Weggen S, Eriksen JL, Das P, Sagi SA, Wang R, Pietrzik CU, et al. A subset of NSAIDs lower amyloidogenic Abeta42 independently of cyclooxygenase activity. Nature 2001;414:212-6.
• http://dx.doi.org/10.1038/35102591
• PMid:11700559

187. Yan Q, Zhang J, Liu H, Babu-Khan S, Vassar R, Biere AL, et al. Anti-inflammatory drug therapy alters beta-amyloid processing and deposition in an animal model of Alzheimer's disease. J Neurosci 2003;23:7504-9.
• PMid:12930788

188. Eriksen JL, Sagi SA, Smith TE, Weggen S, Das P, McLendon DC, et al. NSAIDs and enantiomers of flurbiprofen target gamma-secretase and lower Abeta 42 in vivo. J Clin Invest 2003;112:440-9.
• PMid:12897211 PMCid:PMC166298

189. Blasko I, Apochal A, Boeck G, Hartmann T, Grubeck-Loebenstein B, Ransmayr G. Ibuprofen decreases cytokine-induced amyloid beta production in neuronal cells. Neurobiol Dis 2001;8:1094-101.
• http://dx.doi.org/10.1006/nbdi.2001.0451
• PMid:11741404

190. Bate C, Veerhuis R, Eikelenboom P, Williams A. Neurones treated with cyclo-oxygenase-1 inhibitors are resistant to amyloid-beta1-42. Neuroreport 2003;14:2099-103.
• http://dx.doi.org/10.1097/00001756-200311140-00018
• PMid:14600505

191. Combs CK, Bates P, Karlo JC, Landreth GE. Regulation of beta-amyloid stimulated proinflammatory responses by peroxisome proliferator-activated receptor alpha. Neurochem Int 2001;39:449-57.
• http://dx.doi.org/10.1016/S0197-0186(01)00052-3

192. Landreth GE, Heneka MT. Anti-inflammatory actions of peroxisome proliferator-activated receptor gamma agonists in Alzheimer's disease. Neurobiol Aging 2001;22:937-44.
• http://dx.doi.org/10.1016/S0197-4580(01)00296-2

193. Aisen PS. The potential of anti-inflammatory drugs for the treatment of Alzheimer's disease. Lancet Neurol 2002; 1:279-84.
• http://dx.doi.org/10.1016/S1474-4422(02)00133-3

194. Aisen PS, Schafer KA, Grundman M, Pfeiffer E, Sano M, Davis KL, et al. Effects of rofecoxib or naproxen vs placebo on Alzheimer disease progression: a randomized controlled trial. JAMA 2003;289:2819-26.
• http://dx.doi.org/10.1001/jama.289.21.2819
• PMid:12783912

195. Reines SA, Block GA, Morris JC, Liu G, Nessly ML, Lines CR, et al. Rofecoxib: no effect on Alzheimer's disease in a 1-year, randomized, blinded, controlled study. Neurology 2004;62:66-71.
• http://dx.doi.org/10.1212/WNL.62.1.66
• PMid:14718699

196. Hull M, Lieb K, Fiebich BL. Pathways of inflammatory activation in Alzheimer's disease: potential targets for disease modifying drugs. Curr Med Chem 2002;9:83-8.
• http://dx.doi.org/10.2174/0929867023371292
• PMid:11860350

197. Harris-White ME, Chu T, Miller SA, Simmons M, Teter B, Nash D, et al. Estrogen (E2) and glucocorticoid (Gc) effects on microglia and A beta clearance in vitro and in vivo. Neurochem Int 2001;39:435-48.
• http://dx.doi.org/10.1016/S0197-0186(01)00051-1

198. Szczepanik AM, Ringheim GE. IL-10 and glucocorticoids inhibit Abeta(1-42)-and lipopolysaccharide-induced pro-inflammatory cytokine and chemokine induction in the central nervous system. J Alzheimers Dis 2003;5:105-17.
• PMid:12719628

199. Aisen PS, Davis KL, Berg JD, Schafer K, Campbell K, Thomas RG, et al. A randomized controlled trial of prednisone in Alzheimer's disease. Alzheimer's Disease Cooperative Study. Neurology 2000;54:588-93.
• http://dx.doi.org/10.1212/WNL.54.3.588
• PMid:10680787

200. Ferrari E, Arcaini A, Gornati R, Pelanconi L, Cravello L, Fioravanti M, et al. Pineal and pituitary-adrenocortical function in physiological aging and in senile dementia. Exp Gerontol 2000;35:1239-50.
• http://dx.doi.org/10.1016/S0531-5565(00)00160-1

201. Peskind ER, Wilkinson CW, Petrie EC, Schellenberg GD, Raskind MA. Increased CSF cortisol in AD is a function of APOE genotype. Neurology 2001;56:1094-8.
• http://dx.doi.org/10.1212/WNL.56.8.1094
• PMid:11320185

202. Beecher GR. Overview of dietary flavonoids: nomenclature, occurrence and intake. J Nutr 2003;133:3248S-54S.
• PMid:14519822

203. Hashimoto F, Ono M, Masuoka C, Ito Y, Sakata Y, Shimizu K, et al. Evaluation of the anti-oxidative effect (in vitro) of tea polyphenols. Biosci Biotechnol Biochem 2003;67:396-401.
• http://dx.doi.org/10.1271/bbb.67.396
• PMid:12729007

204. Bors W, Saran M. Radical scavenging by flavonoid antioxidants. Free Radic Res Commun 1987;2:289-94.
• http://dx.doi.org/10.3109/10715768709065294

205. Zheng LT, Ock J, Kwon BM, Suk K. Suppressive effects of flavonoid fisetin on lipopolysaccharide-induced microglial activation and neurotoxicity. Int Immunopharmacol 2008;8:484-94.
• http://dx.doi.org/10.1016/j.intimp.2007.12.012
• PMid:18279803

206. Kim JS, Jobin C. The flavonoid luteolin prevents lipopolysaccharide-induced NF-kappaB signalling and gene expression by blocking IkappaB kinase activity in intestinal epithelial cells and bone-marrow derived dendritic cells. Immunology 2005;115:375-87.
• http://dx.doi.org/10.1111/j.1365-2567.2005.02156.x
• PMid:15946255 PMCid:PMC1782165

207. Kim JY, Kina T, Iwanaga Y, Noguchi H, Matsumura K, Hyon SH. Tea polyphenol inhibits allostimulation in mixed lymphocyte culture. Cell Transplant 2007;16:75-83.
• PMid:17436857

208. Kang TH, Lee JH, Song CK, Han HD, Shin BC, Pai SI, et al. Epigallocatechin-3-gallate enhances CD8+ T cell-mediated antitumor immunity induced by DNA vaccination. Cancer Res 2007;67:802-11.
• http://dx.doi.org/10.1158/0008-5472.CAN-06-2638
• PMid:17234792 PMCid:PMC3181129

209. Min K, Yoon WK, Kim SK, Kim BH. Immunosuppressive effect of silibinin in experimental autoimmune encephalomyelitis. Arch Pharm Res 2007;30:1265-72.
• http://dx.doi.org/10.1007/BF02980267
• PMid:18038905

210. Ahn HY, Xu Y, Davidge ST. Epigallocatechin-3-O-gallate inhibits TNFalpha-induced monocyte chemotactic protein-1 production from vascular endothelial cells. Life Sci 2008;82:964-8.
• http://dx.doi.org/10.1016/j.lfs.2008.02.018
• PMid:18397796

211. Xu Z, Chen S, Li X, Luo G, Li L, Le W. Neuroprotective effects of (-)-epigallocatechin-3 gallate in a transgenic mouse model of amyotrophic lateral sclerosis. Neurochem Res 2006;31:1263-9.
• http://dx.doi.org/10.1007/s11064-006-9166-z
• PMid:17021948

212. Goyarzu P, Malin DH, Lau FC, Taglialatela G, Moon WD, Jennings R, et al. Blueberry supplemented diet: effects on object recognition memory and nuclear factor-kappa B levels in aged rats. Nutr Neurosci 2004;7:75-83.
• http://dx.doi.org/10.1080/10284150410001710410
• PMid:15279493

213. Joseph JA, Denisova NA, Arendash G, Gordon M, Diamond D, Shukitt-Hale B, et al. Blueberry supplementation enhances signaling and prevents behavioral deficits in an Alzheimer disease model. Nutr Neurosci 2003;6:153-62.
• http://dx.doi.org/10.1080/1028415031000111282
• PMid:12793519

214. Obregon DF, Rezai-Zadeh K, Bai Y, Sun N, Hou H, Ehrhart J, et al. ADAM10 activation is required for green tea (-)-epigallocatechin-3-gallate-induced alpha-secretase cleavage of amyloid precursor protein. J Biol Chem 2006;281:16419-27.
- http://dx.doi.org/10.1074/jbc.M600617200
- PMid:16624814

215. Laurin D, Masaki KH, Foley DJ, White LR, Launer LJ. Midlife dietary intake of antioxidants and risk of late-life incident dementia: the Honolulu-Asia Aging Study. Am J Epidemiol 2004;159:959-67.
- http://dx.doi.org/10.1093/aje/kwh124
- PMid:15128608

216. White LR, Petrovitch H, Ross GW, Masaki K, Hardman J, Nelson J, et al. Brain aging and midlife tofu consumption. J Am Coll Nutr 2000;19:242-55.
- http://dx.doi.org/10.1080/07315724.2000.10718 923
- PMid:10763906

217. Engelhart MJ, Geerlings MI, Ruitenberg A, van Swieten JC, Hofman A, Witteman JC, et al. Dietary intake of antioxidants and risk of Alzheimer disease. JAMA 2002;287:3223-9.
- http://dx.doi.org/10.1001/jama.287.24.3223
- PMid:12076218

218. Commenges D, Scotet V, Renaud S, Jacqmin-Gadda H, Barberger-Gateau P, Dartigues JF. Intake of flavonoids and risk of dementia. Eur J Epidemiol 2000;16:357-63.
- http://dx.doi.org/10.1023/A:1007614613771
- PMid:10959944

219. Ghosh D, Scheepens A. Vascular action of polyphenols. Mol Nutr Food Res 2009;53:322-31.
- http://dx.doi.org/10.1002/mnfr.200800182
- PMid:19051188

220. Stoclet JC, Chataigneau T, Ndiaye M, Oak MH, El Bedoui J, Chataigneau M, et al. Vascular protection by dietary polyphenols. Eur J Pharmacol 2004;500:299-313.
- http://dx.doi.org/10.1016/j.ejphar.2004.07.034
- PMid:15464042

221. Hollman PC, Cassidy A, Comte B, Heinonen M, Richelle M, Richling E, et al. The biological relevance of direct antioxidant effects of polyphenols for cardiovascular health in humans is not established. J Nutr 2011;141:989S-1009S.
- http://dx.doi.org/10.3945/jn.110.131490
- PMid:21451125

222. Accomando S, Pellitteri V, Corsello G. Natural polyphenols as anti-inflammatory agents. Front Biosci (Schol Ed) 2010;2:318-31.
- http://dx.doi.org/10.2741/s67

OmniaScience

DOI:

http://dx.doi.org/10.3926/oms.43

REFERENCIAR ESTE CAPÍTULO:

López González, G.V., Porcal Quinta, W. (2014).
Estrés oxidativo / nitro-oxidativo como blanco terapéutico
en enfermedades neurodegenerativas.
En García Rodríguez, J.C. (Ed.). Neuroprotección en enferme-
dades Neuro y Heredo degenerativas. Barcelona, España:
OmniaScience; 2014. pp.157-190.

Estrés oxidativo / nitro-oxidativo como blanco terapéutico en enfermedades neurodegenerativas

DRA. GLORIA VIRGINIA LÓPEZ GONZÁLEZ

DR. WILLIAMS PORCAL QUINTA

Grupo de Química Medicinal, Departamento de Química Orgánica, Facultad de
Química-Facultad de Ciencias, Universidad de la República, Uruguay.
wporcal@gmail.com

RESUMEN

Las defensas antioxidantes celulares se ven sobrepasadas por la generación tanto de especies reactivas de oxígeno (ERO) como de especies reactivas de nitrógeno (ERN) cuando se está frente a una situación de estrés oxidativo / nitro-oxidativo, la cual es capaz de provocar lesiones celulares que pueden ser de carácter reversible o irreversible. Esta desregulación en el estado redox de la célula, es una de las principales causas en las modificaciones del estado de oxidación / reducción en macromoléculas como lípidos, proteínas y ácidos nucleicos, las cuales pueden ser causas de variaciones irreversibles en la estructura y funciones de éstas. En este sentido, el sistema nervioso central (SNC) representa un blanco particularmente susceptible al daño producido por especies reactivas. Múltiples estudios han demostrado el efecto del estrés oxidativo / nitrooxidativo en la progresión de enfermedades neurodegenerativas o condiciones traumáticas como Alzheimer, Parkinson, isquemia-reperfusión y esclerosis lateral amiotrófica, entre otras. La especial sensibilidad que presenta el SNC frente a un daño oxidativo se debe a factores tales como: a) elevada actividad metabólica oxidativa, b) presencia de una alta proporción de lípidos fácilmente peroxidables, c) concentraciones elevadas de cationes metálicos, d) una disminuida capacidad antioxidante y e) reducida capacidad de regeneración celular, entre otras. En este sentido, el estado oxidativo celular es un punto clave en el control y la regulación de diversos caminos de transducción de señales celulares. En este contexto, el estrés oxidativo / nitrooxidativo puede ser considerado uno de los blancos terapéuticos para el tratamiento de enfermedades neurodegenerativas. De ahí que posibles fármacos neuroprotectores con potencial capacidad de inhibir estos procesos podrán retardar o prevenir en cierto grado el avance de los trastornos neurodegenerativos. Por ello, en estas últimas dos décadas se ha notado un creciente interés en la investigación y desarrollo de nuevos fármacos capaces de actuar como protectores frente a especies reactivas tanto de oxígeno como de nitrógeno.

1. Estrés oxidativo / nitro-oxidativo

Cuando las defensas antioxidantes celulares se ven sobrepasadas por la generación tanto de especies reactivas de oxígeno (ERO) como de especies reactivas de nitrógeno (ERN) se está frente a una situación de estrés oxidativo /

nitro-oxidativo, la cual es capaz de provocar lesiones celulares que pueden ser de carácter reversible o irreversible [1-3]. En este sentido, el daño por estrés oxidativo / nitro-oxidativo, puede ser reversible o irreversible dependiendo de factores como el tiempo que dure el estrés, efectividad de las defensas antioxidantes, edad del organismo, estado nutricional y factores genéticos que codifican sistemas antioxidantes. Esta desregulación en el estado redox de la célula, es una de las principales causas en las modificaciones del estado de oxidación / reducción en macromoléculas como lípidos, proteínas y ácidos nucleicos, las cuales pueden ser responsables de variaciones irreversibles en la estructura y funciones de estas.

En estos dos últimos siglos, muchos investigadores han observado y propuesto que la acción de dichas especies reactivas se encuentran directa o indirectamente involucradas en variados procesos patológicos y en el estado del envejecimiento [4-6]. Así, se producen importantes alteraciones sistémicas que abarcan entre otras la pérdida de células nerviosas, endurecimiento de vasos sanguíneos y disminución tanto en la flexibilidad de los tejidos como en el tono corporal. Cambios genéticos y en la actividad metabólica celular, alteraciones hormonales, modificaciones en procesos bioquímicos y condiciones ambientales han sido muchas de las causas atribuidas al envejecimiento [7-9].

En este sentido, hasta el día de hoy, muchos científicos sostienen la hipótesis: las especies reactivas causarían un daño no reparado y acumulado. Esta teoría tiene un soporte científico algo limitado hasta los noventas, cuando los resultados de diversos estudios indicaron que el daño oxidativo en las células humanas se acumula con la edad y es un contribuyente importante en enfermedades degenerativas [10-12]. El daño oxidativo aparentemente aumenta con la edad, y esto supera la capacidad de reparación del sistema natural de defensa en los adultos mayores, produciendo un estrés oxidativo que daña estructuras celulares, lo cual conduce a la muerte celular [13, 14].

2. Radicales libres

Químicamente, un radical libre es una molécula altamente reactiva con por lo menos un electrón desapareado en el orbital más externo. Considerando que las moléculas tienden a alcanzar un estado estable, los radicales libres circulan a través del organismo con el fin de estabilizar su estructura electrónica, mediante la captura de un electrón de cualquier otra molécula de su entorno, generando una alteración reversible o irreversible en la estructura afectada. Cuando estos radicales libres modifican una biomolécula, mediante transferencia o captura electrónica, se pueden generar reacciones en cadena a través de varios transportadores, los cuales sufren procesos secuenciales de óxido-reducción [15, 16]

Los radicales libres son generados tanto a través de procesos fisiológicos propios del organismo, como la respiración, metabolización y defensa, o por factores ambientales como la contaminación, radiación, aditivos químicos y medicamentos.

Las células han desarrollado mecanismos que las protegen del efecto nocivo de los radicales libres con base en un complejo sistema de defensa constituido por los agentes antioxidantes. Así, cuando se incrementa la producción de radicales libres, estos mecanismos se activan para controlar y estabilizar el ambiente redox intracelular o extracelular. Los antioxidantes se definen como aquellas sustancias que, presentes en bajas concentraciones respecto a las de un sustrato oxidable (biomolécula), retardan o previenen la oxidación [16]. Al interactuar con el radical libre, el antioxidante cede un electrón, se oxida y se transforma en un radical libre débil no tóxico. Existen dos tipos de antioxidantes: los endógenos, dotados por el propio sistema biológico, y los exógenos, tomados de la dieta.

3. Especies reactivas

Las estructuras subcelulares de generación de radicales libres incluyen principalmente las mitocondrias, los lisosomas, los peroxisomas, así como la membrana nuclear, la citoplásmica y la del retículo endoplásmico. La formación de estas especies radicales conducen además a la formación de otras especies reactivas altamente oxidantes que no son radicales libres, como ser peróxido de hidrógeno (H_2O_2), ácido hipocloroso (HClO) y peroxinitrito ($ONOO^-$), entre otras.

ERO y ERN son generadas y utilizadas por células como los neutrófilos, monocitos, macrófagos, eosinófilos y fibroblastos para eliminar organismos extraños como bacterias, parásitos y virus. Una vez formados por el metabolismo celular, los radicales libres son capaces de reaccionar rápidamente con la molécula o biomolécula vecina. En este sentido, las membranas biológicas, el ADN y proteínas representan los grupos más susceptibles al daño provocado tanto por radicales libres como por especies oxidantes derivados de los mismos.

En ambos grupos de especies reactivas se encuentran entidades químicas consideradas como radicales libres y otras que no lo son *(Tabla 1)*. Muchas de estas especies cumplen funciones fisiológicas normales, las cuales se transforman en citotóxicas, llevando incluso a la muerte celular cuando se producen en exceso [17, 18].

Especies Reactivas de Oxígeno		Especies Reactivas de Nitrógeno	
Radicales	No radicales	Radicales	No radicales
$\cdot OH$ (hidroxilo)	H_2O_2 (peróxido de hidrógeno)	$NO\cdot$ (óxido nítrico)	NO_2^- (nitrito)
O_2^- (superóxido)	$HOCl$ (ácido hipocloroso)	NO_2^- (dióxido de nitrógeno)	$ONOO^-$ (peroxinitrito)
HO_2^- (perhidroxilo)	peróxidos lipídicos		
RO_2^- (peroxilo)	oxígeno singlete		

Tabla 1. Especies reactivas de oxígeno y nitrógeno.

3.1. Especies Reactivas de Oxígeno

Dentro de este grupo pueden ser encontrados radicales libres y no-radicales que son agentes oxidantes o son fácilmente convertidos a radicales o ambos. Estas entidades se generan en el organismo como subproductos a consecuencia del metabolismo celular o bien a través de fuentes exógenas, como ser medicamentos, toxinas, infecciones y radiación, entre otras. El aumento acumulado de estas especies, ya sea por una sobreproducción de las mismas o por una disminución en las defensas antioxidantes, puede causar daños celulares irreversibles, llevando incluso a la muerte celular.

Estos factores conducen a una situación de estrés oxidativo, lo cual contribuye o retroalimenta el desarrollo de diversas enfermedades degenerativas como la aterosclerosis, cardiomiopatías, cáncer y enfermedades neurodegenerativas, entre otras.

Diversas fuentes endógenas a través de procesos bioquímicos son responsables de la generación de ERO y ERN. La mitocondria constituye otra importante fuente de formación de ERO [19, 20]. Aproximadamente 80 % del ATP que utilizamos se forma en las mitocondrias, donde se consume entre 85 y 90% del oxígeno. Allí, el oxígeno molecular disuelto entra a la cadena respiratoria para reducirse a agua mediante la acción de la citocromo C oxidasa (complejo IV), proceso en el cual se estima que alrededor del 1% del oxígeno consumido durante el transporte de electrones se transforma en anión superóxido a través de los complejos I (NADH deshidrogenasa) y III (Ubiquinol cit-c oxidoreductasa).

Varias enzimas oxidasas y oxigenasas, como también reacciones de oxidación no enzimáticas utilizan entre el 10-15 % del O^2 necesario por organismos eucariotas aeróbicos que no es consumido por la mitocondria. En este sentido, xantina oxidasa, es una de las enzima responsable en la producción de O^{2-}, especialmente en condiciones de lesiones, como isquemia / reperfusión, donde se manifiesta en primer instancia una privación de oxígeno en determinado tejido, seguido de una reoxigenación [21,22]. Además de la oxidación mediada por xantina oxidasa, se han descrito otros procesos que involucran la formación de O^{2-}, entre los que se pueden destacar la oxidación de catecolaminas y activación de la cascada del ácido araquidónico.

Si bien se ha descrito que el $O2^{-}$ es moderadamente reactivo en solución, este puede posteriormente generar otras especies altamente reactivas, como H_2O_2 y $OH^{\cdot}$ [23]. Así, mediante acción de la superóxido dismutasa (SOD), se cataliza la transferencia de un electrón de un superóxido a otro, reacción de dismutación, generando una molécula de O^2 y otra de H_2O_2 *(Esquema 1)*. Esta última especie es responsable de una elevada toxicidad en células, lo que sumado a la acción de otros mediadores oxidantes, provocan la muerte celular por vía apoptótica. La formación del radical hidroxilo a partir de H_2O_2 en condiciones normales es bastante lenta, pero la reacción es catalizada en presencia de un metal de transición tal como el hierro o el cobre. Las reacciones de Fenton y Haber-Weiss *(Esquema 1)* explican la producción de radicales hidroxilos en los sistemas biológicos. El radical hidroxilo es un poderoso agente oxidante y citotóxico, el cual se considera como responsable directo del daño oxidativo sobre diversas biomoléculas, principalmente proteínas, membranas lipídicas y ADN, mediante reacciones que comprenden tanto adición como abstracción de radical hidrógeno.

$$2 O_2^{\cdot -} + 2H^+ \xrightarrow{\text{SOD}} H_2O_2 + O_2$$

$$Fe^{+2} + H_2O_2 \longrightarrow Fe^{+3} + HO^{\cdot} + OH^-$$

Reacciones de Fenton

y

Haber-Weiss

$$O_2 \leftarrow Fe^{+2}$$
$$O_2^{\cdot -} \quad Fe^{+3} \qquad e^-$$

$$HO\text{-}OH \longrightarrow HO^{\cdot} + OH^-$$

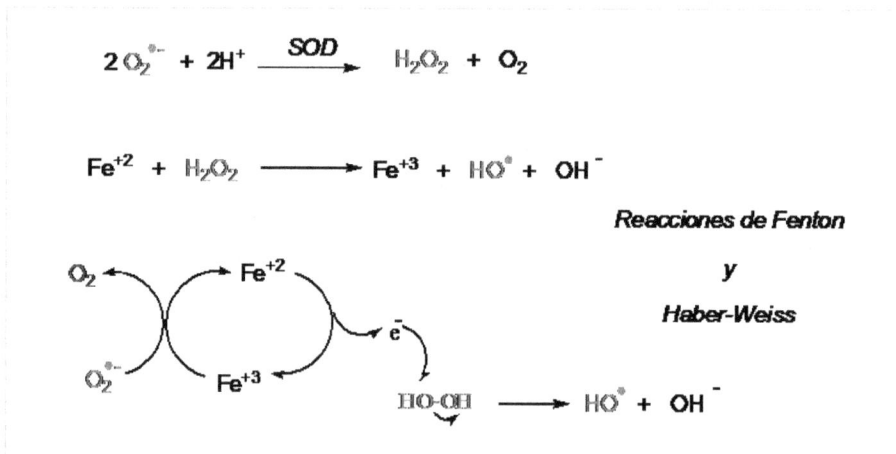

Esquema 1. *Procesos de formación de H_2O_2 y radical $HO^{\cdot}$ catalizados por SOD y Fe^{+2}/Fe^{+3} respectivamente.*

3.2. Especies Reactivas de Nitrógeno

Dentro de este grupo, las principales ERN que se producen fisiológicamente son el óxido nítrico ($^{\cdot}NO$), el peroxinitrito ($ONOO^-$) y el dióxido de nitrógeno ($^{\cdot}NO_2$) *(Tabla 1)* [24]. El $^{\cdot}NO$ es formado fisiológicamente mediante una reacción de oxidación de la L-arginina en presencia de O_2 molecular y NADPH, catalizada por una familia de enzimas denominadas oxido nítrico sintasas (ONS) [25, 26]. La ONS presenta tres isoformas que se expresan en diferentes tejidos. Dos isoformas se expresan en forma constitutiva, la nONS presente en neuronas y la eONS en endotelio, mientras que la isoforma iONS, que se expresa de forma inducible, se encuentra principalmente en macrófagos.

La molécula de $^{\cdot}NO$, la cual ha sido intensamente estudiada en las últimas décadas, es considerada un mediador endógeno en diversos procesos biológicos *(Esquema 2)*. En condiciones fisiológicas normales presenta funciones tales como vasodilatación (regulador de la tonificación vascular), neurotransmisión (modulación de la función sináptica), destrucción de patógenos (defensa inmune) y capacidad antioxidante (inhibidor de los procesos de lipoperoxidación).

En el otro extremo, se ha observado que una sobreproducción de $^{\cdot}NO$ es capaz de alterar funciones claves en el organismo, tales como inhibición de la glicólisis, cadena respiratoria y replicación de ADN *(Esquema 2)* [27]. Así, bajo determinadas condiciones se puede llegar a una muerte celular inducida tanto por necrosis como por apoptosis. El $\cdot$NO puede dar lugar a especies altamente oxidantes, tales como $ONOO^-$ y NO_2^-, por reacción con ERO. En este sentido ha sido planteada la hipótesis donde se manifiesta como crítico el balance entre la producción de $\cdot$NO y O_2^- en la patología de muchas enfermedades, como ser Alzheimer, Parkinson, isquemia-reperfusión, cáncer y ateroesclerosis, entre otras [28, 29].

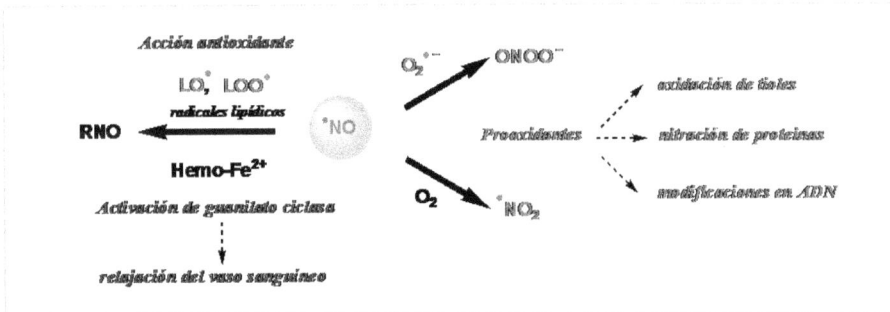

Esquema 2. *Reacciones y efectos biológicos producidos por $\cdot$NO.*

Por otro lado, $ONOO^-$ es un potente agente oxidante el cual presenta una compleja reactividad bioquímica [30]. Si bien $ONOO^-$ no es por si mismo un radical libre, es capaz de producirlos mediante reacciones de homólisis con formación de radicales $\cdot$OH, NO_2^- y CO_3^- o bien mediante reacción redox directa con oxidación de tioles (radical tíilo) y centros metálicos mediante transferencia monoelectrónica. Entre las principales reacciones en que interviene $ONOO^-$ es posible destacar: a) oxidación de tioles con formación tanto de radical tíilo como de ácido sulfénico y disulfuro, b) nitración en residuos de tirosina, lo cual puede desencadenar señales que terminen en un proceso de apoptosis celular, c) peroxidación de lípidos, que tiene un efecto importante en el desarrollo de ateroesclerosis, d) modificaciones en el ADN mediante cambios estructurales de sus bases. Recientemente, muchos estudios han considerado al $ONOO^-$ como una de las principales especies reactivas responsable de procesos neurodegenerativos causantes de enfermedades como Alzheimer y Parkinson [29, 31].

4. Sistemas de defensas antioxidantes

El mantenimiento de la homeostasis redox en el organismo se obtiene a través de un equilibrio entre la producción de especies reactivas y su eliminación. Si bien existe un daño oxidativo provocado por diferentes especies reactivas, como se describe anteriormente, en condiciones fisiológicas normales estas especies son generalmente neutralizadas o eliminadas por las defensas antioxidantes presentes en nuestro organismo [2, 32, 33]. Según la fuente podemos dividir a los sistemas antioxidantes en dos grandes grupos, los endógenos, dotados por el propio sistema biológico, y los exógenos, provenientes de la dieta diaria.

Dentro del grupo de antioxidantes endógenos podemos diferenciar a los antioxidantes enzimáticos y los no enzimáticos. Dentro de las enzimas y las proteínas antioxidantes podemos destacar: a) SOD, responsable de catalizar la dismutación de O_2^{-} a H_2O_2, b) catalasa, que descompone el H_2O_2, c) glutatión peroxidasa, implicada en la reducción de H_2O_2 a H_2O, o bien de hidroperóxidos orgánicos al correspondiente alcohol y H_2O y d) ferritina, trasferrina y cupreína, proteínas encargadas de transportar metales de transición como Cu y Fe, las que limitan la posibilidad de formar radical ·OH por acción de dichos metales. Algunas de estas actividades enzimáticas se resumen en el *Esquema 3*.

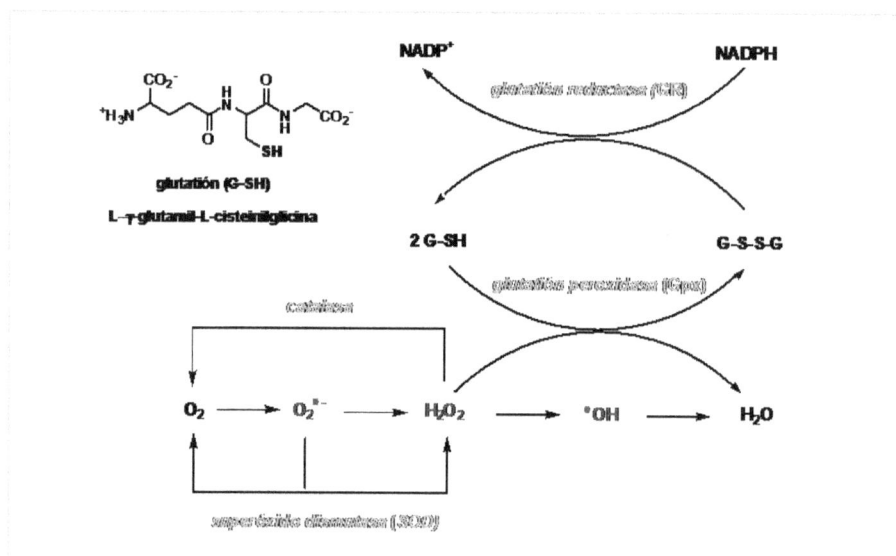

Esquema 3. Mecanismo de acción antioxidante por parte de catalasa, SOD, GR y Gpx.

Dentro de los antioxidantes no enzimáticos el más destacado como blanco de las especies reactivas es glutatión reducido (G-SH), un tripéptido compuesto por ácido glutámico, cisteína y glicina *(Esquema 3)*. Glutatión se encuentra tanto en forma intracelular, en concentraciones del orden de 1-10 mM, como extracelular en concentraciones micromolares. Cuando este tiol reacciona frente a especies reactivas pasa a su estado oxidado (disulfuro, GSSG), situación que es revertida por la enzima glutatión reductasa (GR, *Esquema 3*). Así, la relación de G-SH/GSSG es un parámetro utilizado en diversos estudios como índice de estrés oxidativo.

Dos antioxidantes no enzimáticos muy importantes, los que provienen principalmente de la dieta (antioxidantes exógenos), son la vitamina C, el antioxidante hidrosoluble extracelular más abundante y la vitamina E, el antioxidante liposoluble mayoritario. Además, se han desarrollado análogos, híbridos y derivados sintéticos de algunos de los antioxidantes no enzimáticos mencionados anteriormente como forma de aumentar la capacidad antioxidante y/o modificar las propiedades fisicoquímicas. Entre ellos podemos citar a Trolox, análogo hidrosoluble de la vitamina E, un híbrido de la vitamina C-vitamina E y derivados fenólicos (BHT, BHA) [15].

Existe un grupo de compuestos naturales, los polifenoles, que son potentes antioxidantes presentes en verduras y frutas, en esta familia se encuentran los flavonoides y derivados, cumarinas y ácidos fenólicos entre otros. Entre las fuentes de polifenoles podemos citar como ejemplos las legumbres verdes, el ajo, el té verde, el aceite, las uvas y los frutos cítricos.

Gran parte de los derivados fenólicos antioxidantes y especies capaces de formar radicales oxigenados estables, presentan dos características estructurales: i) presencia de sustituyentes voluminosos (generalmente alquílico) vecinos al grupo hidroxilo o grupo con radical centrado en oxígeno, como forma de disminuir la reactividad por efecto estérico, ii) presencia de un agrupamiento adecuadamente sustituido que pueda contribuir a la deslocalización del radical libre, generando un aumento de estabilidad y disminución en la reactividad. Esto se debe a que los radicales libres presentan mayor estabilidad en situaciones como: a) electrones desapareados sobre átomos de oxígeno, con heteroátomos (como oxígeno) con pares de electrones libre en posiciones *orto* y *para* de un anillo aromático, b) radical centrado en carbono con dobles enlaces o heteroátomo en posición α y c) la llamada estabilización captodativa, donde el átomo que soporta al electrón desapareado esta unido tanto a un grupo donor como aceptor de electrones [15].

5. Estrés oxidativo / nitro-oxidativo y neurodegeneración

Las enfermedades neurodegenerativas se han visto desde siempre como las más enigmáticas y problemáticas dentro de la medicina, donde su conocimiento ha estado circunscrito durante mucho tiempo a sus aspectos clínicos y, en algunos casos, a diferentes intentos terapéuticos. Hasta aproximadamente 30 años atrás, poco se conocía sobre las causas de estas enfermedades, hoy en día, gracias a los avances logrados se están abriendo nuevas vías de investigación en un conjunto de procesos que representan un gran desafío y graves problemas médicos, asistenciales, sociales y económicos a nivel mundial, asociado esto con un aumento masivo de las expectativas de vida.

Son diversos los factores que conducen a desencadenar y acelerar los trastornos neurodegenerativos, por lo que se ha planteado que son resultado de una patología multifactorial [34]. A pesar de que cada trastorno presenta su mecanismo molecular y sus manifestaciones clínicas particulares, existen algunas vías generales que se reconocen en las distintas patologías. Entre ellas podemos mencionar: estrés oxidativo / nitro-oxidativo, disfunción mitocondrial, agregación peptídica y proteica, desequilibrio de ciertos cationes metálicos, inflamación, excitotoxicidad, factores genéticos, pérdida de soporte trófico, entre otros *(Figura 1)*. Ninguno de estos mecanismos aparece como el responsable de la etiología de las enfermedades neurodegenerativas, sino que estas vías patológicas actuarían de forma sinérgica, a través de complejas interacciones que promueven la neurodegeneración.

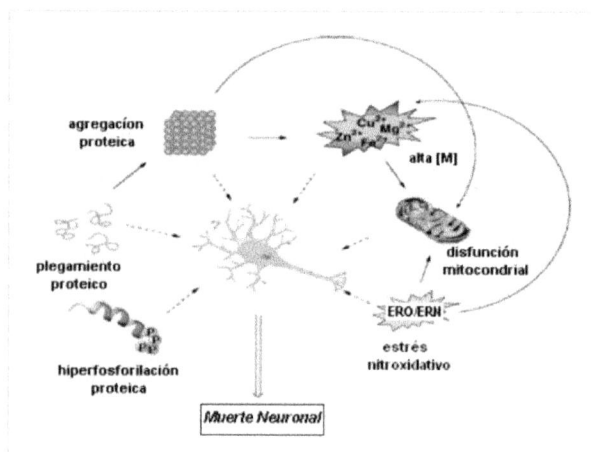

Figura 1. Eventos multifactoriales que conducen a la muerte neuronal. Adaptado de Referencia [34].

Se ha demostrado en múltiples estudios el efecto del estrés oxidativo / nitro-oxidativo en la progresión de enfermedades neurodegenerativas o condiciones traumáticas como Alzheimer, Parkinson, isquemia-reperfusión y esclerosis lateral amiotrófica, entre otras [11, 35-39]. Se ha determinado en individuos con Alzheimer y Parkinson que el transcurso de estas enfermedades se ven acompañadas por un considerable aumento de formación de ERO y ERN, las cuales pueden resultar el efecto o la causa de las mismas [40].

Estos tipos de trastornos presentan una especificidad en los procesos patológicos por determinados tipos de neuronas. La especial sensibilidad que presenta el SNC frente a un daño oxidativo se debe a factores tales como [35]:

1. elevada actividad metabólica oxidativa: el cerebro presenta un alto consumo de oxígeno

2. presencia de una alta proporción de lípidos fácilmente peroxidables, que producen aldehídos como malonodialdehído (MDA), marcador de estrés oxidativo y 4-hidroxinonenal (4-HNE), este último es un derivado altamente reactivo y neurotóxico

3. elevada concentraciones de cationes metálicos (Fe^{2+}, Cu^{2+}) los cuales mediante reacción de Fenton o Haber-Weiss promueven la formación del radical ·OH

4. una disminuida capacidad antioxidante, menor actividad antioxidante de catalasa, SOD y Gpx en comparación a otras regiones del organismo (hígado y corazón)

5. reducida capacidad de regeneración celular

6. formación de H_2O_2 como consecuencia de la deaminación oxidativa por parte de la monoaminooxidasa (MAO) de aminas endógenas que actúan como neurotransmisores (noradrenalina, dopamina, serotonina).

El estado oxidativo celular es un punto clave en el control y la regulación de diversos caminos de transducción de señales celulares. Por ejemplo, un aumento de las alteraciones oxidativas en proteínas o fragmentos peptídicos que presentan un papel clave en el transcurso de enfermedades neurodegenerativas tales como α-sinucleína (Parkinson), β-amiloides (Alzheimer) y SOD (esclerosis lateral amiotrófica), podrían resultar en un aumento de plegamientos incorrectos y degradaciones [40]. Además, se ha descrito que el daño oxidativo en células gliales (neuroglía) es capaz de activar estas células generando complejas respuestas biológicas, entre ellas un aumento en la expresión de genes que involucran la producción de ˙NO, mediante formación de iONS, y citoquinas pro-inflamatorias. En estas condiciones las neuronas son un blanco muy susceptible de daño y muerte.

7. Enfermedad de Alzheimer

Dentro de las enfermedades neurodegenerativas con mayor impacto social de los últimos tiempos se encuentra la enfermedad de Alzheimer (EA), la cual ha sido calificada como una de las epidemias de los dos últimos siglos. A nivel mundial, se estima que alrededor de 25 millones de personas se encuentran afectadas por esta patología neurodegenerativa. La EA una patología causante de demencia cortical progresiva e irreversible, se caracteriza por un trastorno de las capacidades cognitivas [41-43]. En relación a esto se ha observado una disminución importante de neurotransmisores, especialmente acetilcolina y receptores colinérgicos nicotínicos (déficit colinérgico).

La fisiopatología de esta enfermedad se caracteriza por la presencia de ovillos neurofibrilares, (hiperfosforilación de la proteína tau) [44] y placas neuríticas seniles (agregados insolubes de β-amiloides) en número mayor de lo normal [45]. La hiperfosforilación de tau es un proceso anómalo evidenciado en diversas enfermedades neurodegenerativas. En este sentido, glicógeno sintasa kinasa 3 (GSK-3), es la principal responsable de la hiperfosforilación de tau. Esta anormal fosforilación causa una inestabilidad en microtúbulos asociados a la proteína tau, con posterior formación de los llamados pares de filamentos helicoidales, los mayores componentes de los ovillos neurofibrilares.

Por otra parte, en condiciones fisiológicas normales, fragmentos peptídicos amiloidogénicos son generados a partir de una proteína precursora de amiloides (proteína de trasmembrana) mediante la acción de la enzima α-secretasa. En estas condiciones los fragmentos generados cumplen funciones claves en la acción neuronal (funciones tróficas). Mientras tanto, bajo condiciones patológicas, la proteína precursora es degradada consecutivamente por las enzimas β- y γ-secretasa, generando fragmentos peptídicos denominados β-amiloides. Estos últimos, solubles en el medio celular, son capaces de formar agregados insolubles mediante un cambio conformacional que los convierte en importantes agentes neurotóxicos.

Son muy extensos los trabajos que relacionan la importancia del estrés oxidativo / nitro-oxidativo en el desarrollo de esta enfermedad neurodegenerativa [46-50]. En relación a esto, ha sido estudiado el daño neuronal por causa de la formación de β-amiloides. Algunos de los mecanismos planteados y propuestos se basan en la generación de estrés oxidativo, e interrupción de la homeostasis de Ca^{+2} [51-53]. Un aumento de Ca^{+2} en la mitocondria conduce a una sobreproducción de $O_2^{\cdot-}$. Por otra parte, la interacción de β-amiloides con cationes metálicos como Fe_2^+ y Cu^+ produce H_2O_2 en el medio extracelular, lo cual genera una situación de lipoperoxidación en membrana celular con formación de 4-HNE que puede modificar covalentemente a diversas proteínas. Tanto 4-HNE como las ERO provocan modificaciones oxidativas en la proteína tau, promoviendo la formación de los ovillos neurofibrilares neurotóxicos. Recientemente se ha estudiado la capacidad de 4-HNE en acelerar la formación de protofibrillas de β-amiloides y su relación con la toxicidad en pacientes de Alzheimer [54].

Por otra parte, numerosos estudios relacionan el ·NO con las enfermedades neurodegenerativas, siendo la EA una de las más prevalecientes. Es sabido que el ·NO se une a residuos proteicos y los modifica por S-nitrosilación, principalmente residuos de tirosina. De hecho, en muestras cerebrales postmortem de pacientes con EA se detectan histopatológicamente residuos de nitrotirosina en los ovillos neurofibrilares. En cambio, este hecho no se detecta en muestras de pacientes añosos. Esto implica que las proteínas en los ovillos han sido modificadas por el ·NO. Ciertos autores han demostrado que altos niveles de estrés nitro-oxidativo facilitan el desplegamiento y agregación proteica, ambas características de EA y otras condiciones neurodegenerativas [55, 56].

¿Cuáles serian las potenciales fuentes de ·NO en EA? Por una parte, es sabido que el péptido β-amiloide (Aβ) está sobreexpresado en el cerebro de pacientes que sufren EA. En estudios in vitro, ha sido demostrado que éste promueve la liberación de ·NO el cual puede actuar sobre las proteínas a nivel de los ovillos neurofibrilares [57]. Además, es sabido que las placas Aβ están asociadas a microglias reactivas y como se mencionó anteriormente las células gliales liberan ·NO en condiciones de inflamación[58]. Entonces, dado que las microglias y monocitos son estimulados por Aβ aumentando la expresión de la iONS sirven de fuente de liberación de ·NO [59].

8. Enfermedad de Parkinson

La EP es un desorden neurodegenerativo del movimiento con alta incidencia a nivel mundial, siendo el segundo trastorno neurodegenerativo más común luego de la EA, afectando al 1% de la población por encima de los 65 años y un 5% de la población por encima de los 85 años [60, 61]. La EP es una enfermedad progresiva, de inicio tardío, que se define clínicamente por síntomas motores, incluyendo: bradicinesia (dificultad o falla para ejecutar movimientos voluntarios), temblor de reposo, rigidez, inestabilidad postural, y menos frecuentemente, complicaciones no-motoras, tales como demencia, depresión y disfunción autonómica. Patológicamente, la EP se caracteriza por una marcada degeneración de neuronas dopaminérgicas (en la sustancia nigra pars compacta) y por la presencia (en las neuronas sobrevivientes de dicha región) de cuerpos de inclusión citoplasmáticos, cuerpos de Lewis (CL) e inclusiones neuríticas [62].

Numerosos estudios evidencian el rol del NO en el desarrollo de la EP. La muerte neuronal dopaminérgica mediada por NO involucra la S-nitrosilación de proteínas asociadas a los cambios patológicos de la EP: Parkin, XIAP (del inglés pro-survival X-linked inhibitor of apoptosis), peroxiredoxina 2, PKC-6 [63-65]. Por ejemplo, parkin es un componente del complejo ubiquitina ligasa E3 que protege a las neuronas dopaminérgicas del daño por degradación proteica. Su S-nitrosilación fue evidenciada en estudios *in vitro* y en modelos animales de EP in vivo así como en tejidos de pacientes postmortem pero no en tejidos de pacientes añosos. Además, el NO altera la solubilidad de parkin, y en consecuencia se forman agregados intracelulares y pérdida de función neuroprotectora.

Por otra parte, existen numerosas evidencias que vinculan a la proteína α-sinucleína (αS) con la EP, por esta razón, se ha estudiado extensamente el rol de esta proteína en dicha enfermedad. La importancia del estudio de αS reside en que existen diversas patologías, denominadas en forma conjunta sinucleinopatías [65, 66]. Las sinucleinopatías constituyen un grupo de trastornos neurodegenerativos cuya característica patológica principal es la presencia de agregados proteicos intracelulares, donde la αS es el componente clave en estos agregados. Los mismos son depositados en poblaciones neuronales susceptibles, tanto en neuronas dopaminérgicas, como no-dopaminérgicas y también en la glia.

Entre las principales enfermedades vinculadas con los agregados de αS se encuentran la EP, demencia con cuerpos de Lewy y atrofia multisistémica, entre otras [67-69]. Cabe mencionar que se ha encontrado acumulación de αS en las placas neuríticas seniles (agregados insolubles de β-amiloídes), los cuales son importantes agentes neurotóxicos presentes en la EA [70]. De hecho fue la primera relación encontrada entre una enfermedad neurodegenerativa y la αS [71]. Existen diversos factores que promueven la formación de estructuras fibrilares de la proteína αS, como ser interacción con cationes metálicos (Cu^{+2}), mutaciones de αS, pesticidas (Rotenona, Paraquat, Maneb) y estrés oxidativo / nitro-oxidativo, entre otros.

Diversos estudios han reportado una fibrilación incrementada de αS debido al efecto de agentes oxidantes tales como peroxido de hidrógeno y peroxinitrito. En este sentido, la aceleración de la agregación de αS puede deberse también a diversas modificaciones post-traduccionales que puede sufrir la proteína. La nitración de residuos de tirosina es la modificación post-traduccional más frecuente (es decir, proteínas que contienen el producto de la oxidación de tirosina, 3-nitrotirosina) y se ha demostrado que la nitración de esta proteína induce la formación de conformaciones parcialmente plegadas [72-74]. Bajo condiciones que promueven el estrés nitro-oxidativo, los oligómeros de αS pueden unirse covalentemente a través de la formación del enlace *o,o*-ditirosina, lo cual hace que el proceso de polimerización se vuelva irreversible. Así, el hecho de entender los mecanismos de estas sinucleinopatías, podrá aportar valiosa información en la investigación de nuevas terapias y/o dianas terapéuticas, las cuales en el futuro podrían prevenir o retardar la progresión tanto de la EP como de las demás sinucleinopatías relacionadas, para las cuales en la mayoría de los casos actualmente existe sólo una terapia paliativa [75, 76].

9. Esclerosis Lateral Amiotrófica

La esclerosis lateral amiotrófica (ELA) es una enfermedad neurodegenerativa que comienza afectando neuronas motoras superiores e inferiores que se manifiesta como una debilidad progresiva en miembros y cara, atrofia, espasticidad, reflejos hiperactivos y finalmente compromiso respiratorio y muerte prematura en un período de 3 a 5 años desde la aparición de los primeros síntomas [77]. Aproximadamente el 10% de los casos se heredan de manera autosómica dominante, mientras que la mayoría de los casos de ELA son esporádicos y sin bases genéticas. Si bien varios mecanismos, incluyendo neuroinflamación, estrés oxidativo, defectos en el transporte de glutamato y toxicidad del glutamato, disfunción mitocondrial, mutaciones en el gen que codifica la superóxido dismutasa 1 (SOD-1), juegan un rol en la patogénesis de la ELA, ésta no está aun completamente elucidada [78-81]. Lamentablemente, las opciones de tratamiento actuales no previenen la progresión de la enfermedad y muerte, solo extienden la vida unas semanas más [77].

Como mencionamos anteriormente, el 20% de los pacientes con ELA familiar presentan mutaciones en un cromosoma (21q 22.1-22.2) que codifica la enzima SOD-1. La sobreexpresión de muchas de las mutaciones de ELA en animales transgénicos resulta en el desarrollo de la enfermedad [82]. Sin embargo, la enfermedad no es producto de la perdida de actividad de la SOD ya que en animales knock-out para este gen la enfermedad no se desarrolla [83].

En 1993, teniendo en cuenta que la SOD cataliza la nitración de tirosina, Beckman y col. postularon que las mutaciones podrían resultar en un aumento de la actividad nitrante [84]. Esta hipótesis se refuerza al demostrarse que la afinidad por el zinc de la SOD asociada a ELA es cerca de 30 veces menor que la SOD normal. En consecuencia, se observa un aumento en la eficiencia catalítica de la SOD de la reacción de nitración de tirosina mediada por peroxinitrito. Además, el peroxinitrito puede activar los astrocitos de la médula espinal y generar un fenotipo reactivo que induce la muerte de las motoneuronas. Estos efectos pueden ser prevenidos por incremento de las defensas antioxidantes en los astrocitos ya sea por activación del factor de transcripción Nrf2 o por tratamiento con antioxidantes [85].

10. Blanco Terapéuticos en Patologías Asociadas al Estrés Oxidativo / Nitro-oxidativo

Prácticamente ninguna de las terapias farmacológicas actuales son capaces de detener o revertir la progresión de trastornos neurodegenerativos, como la EP, EA o ELA. Esto puede deberse a que los fármacos empleados tratan únicamente los síntomas de la enfermedad en lugar de apuntar a las causas moleculares del trastorno. Además, estos fármacos interactúan con un único blanco terapéutico en lugar de enfrentar la naturaleza multifactorial de estas enfermedades.

Dada la naturaleza multifactorial de las enfermedades neurodegenerativas, la investigación farmacológica en los últimos años se ha orientado a la búsqueda de compuestos multifuncionales o fármacos híbridos, los cuales tienen la propiedad de actuar en distintos blancos terapéuticos [86-88]. Se define como fármaco multifuncional aquella entidad química única capaz de modular simultáneamente distintos blancos moleculares responsables de una enfermedad multifactorial. Un enfoque muy utilizado en los últimos años ha sido combinar, en una única molécula, la estructura del farmacóforo responsable de modular la actividad biológica de un blanco molecular ya validado con una función química que le confiera otras propiedades biológicas de interés.

En base a lo expuesto anteriormente, el estrés oxidativo / nitro-oxidativo puede ser considerado como diana terapéutica fundamental para el tratamiento de enfermedades neurodegenerativas. Por esta razón, en las últimas dos décadas se ha profundizado en la investigación y desarrollo de nuevos fármacos protectores frente a especies reactivas [89, 90].

De ahí, que posibles fármacos neuroprotectores con potencial capacidad de inhibir este proceso podrán retardar o prevenir en cierto grado el avance de los trastornos neurodegenerativos.

11. Antioxidantes como inhibidores de la agregación y nitración de α-sinucleína

Las terapias disponibles actualmente para el tratamiento de trastornos neurodegenerativos son incapaces de detener o atenuar la neurodegeneración asociada con las α-sinucleinopatías. Así, podemos mencionar el caso de la EP, para la cual el tratamiento actual se basa en la reposición exógena de dopamina, a través de la administración de L-dopa. Este tratamiento mejora los síntomas pero no detiene la progresión del proceso neurodegenerativo. Sin embargo, a pesar de que esta droga ofrece un alivio sintomático a los pacientes, también presenta muchos efectos secundarios [34].

La conversión de una proteína o péptido soluble en agregados filamentosos insolubles es el evento central en la patogénesis de diversas enfermedades neurodegenerativas, como enfermedad por priones, EA y sinucleinopatías [91-93]. En este sentido, ha sido propuesta la inhibición de la agregación de αS como una atractiva estrategia de intervención terapéutica frente a la EP y a las demás sinucleinopatías mencionadas anteriormente [94-96]. Recientemente se han publicado numerosos trabajos donde se identifican péptidos sintéticos o pequeñas moléculas orgánicas, así como también algunas proteínas (chaperonas), que son capaces de inhibir la agregación de αS.

En los últimos años, pequeñas moléculas orgánicas, de las cuales muchas se utilizan en clínica como agentes antioxidantes, antiinflamatorios, antibacterianos y como agentes antiparkinsonianos entre otros, han sido descriptas como inhibidores y desagregantes de las fibras de αS y por lo tanto como potenciales agentes neuroprotectores. Se han identificado pequeñas moléculas con propiedades antioxidantes (ej. curcumina, ácido ferúlico, resveratrol, taninos) y antiinflamatorias (ej. aspirina, ibuprofeno, diclofenac) como inhibidores de la agregación de αS y también como desestabilizadores de las fibras preformadas in vitro [97-99].

Diversos trabajos han profundizado en el estudio de las modificaciones que sufre αS por efectos del estrés nitro-oxidativo. Por ejemplo, se ha estudiado la nitración de αS in vitro, utilizando flujos de peroxinitrito como agente nitrante. En una publicación reciente se describe el efecto de protección sobre la nitración por parte de nitronas fenólicas atrapadoras de radicales libres. Estos compuestos son análogos de la nitrona PBN y (a-fenil-*N-t*-butilnitrona) han sido sintetizados utilizando una ruta sintética rápida y eficiente basada en la irradiación por microondas. Estas nitronas han mostrado buena actividad como atrapadoras de radicales libres y demostrado que evitan la nitración de αS mediada por peroxinitrito [100].

En este contexto, se ha descrito en muchos procesos neurodegenerativos una sobreproducción del radical ·NO por acción tanto de la enzima óxido nítrico sintasa neuronal (nONS) como de la inducible (iONS). Este radical mediante reacción con $O_2^{\cdot-}$ formaría peroxinitrito, altamente neurotóxico. Así, fármacos capaces de inhibir la nONS, iONS o la inducción de iONS representan una potencial estrategia en el desarrollo de agentes neuroprotectores [101-103].

12. Nitronas neuroprotectoras

En estas últimas dos décadas se ha notado una profundización en la investigación y desarrollo de nuevos fármacos capaces de actuar como protectores frente a especies reactivas. En este sentido ha sido ampliamente estudiada la utilización de nitronas, especialmente derivadas de α-fenil-N-t-butilnitrona (PBN, *Esquema 4*), con actividad neuroprotectora [35, 104-107]. A comienzos de la década del 60, diversos compuestos portando la funcionalidad nitrona (PBN, DMPO, *Esquema 4)* se comienzan a utilizar en técnicas para detectar y estabilizar radicales, "spin trapping" [108].

Las primeras observaciones de la actividad farmacológica de las nitronas se realizaron en la década del 80, cuando se observa la capacidad de PBN de proteger a ratas en condiciones de shock y traumatismos. Posteriormente, se determina la eficiencia de PBN en varios modelos neurodegenerativos, demostrando por primera vez la actividad neuroprotectora en lesiones cerebrales. En un principio, se piensa que la actividad neuroprotectora de la funcionalidad nitrona se debe a su capacidad como atrapador de radicales libres (ARL).

En estos estudios, se observa que PBN presenta una importante protección cuando es administrada luego de generada la lesión y una buena actividad neuroprotectora a dosis muy inferiores a las necesarias para actuar como un efectivo ARL. Esto sugiere que la actividad de nitronas no es simplemente debida a la capacidad de actuar como ARL, sino que estarían en juego otros mecanismos.

Por otro lado, se ha determinado que PBN es capaz de inhibir la activación de la mitógeno kinasa MAP p-38, con lo que se suprime la formación de genes específicos capaces de promover, por ejemplo, la formación de iONS en procesos neuroinflamatorios [109]. Por ejemplo, se ha evidenciado una significativa activación de la MAP p-38 en regiones cerebrales de pacientes con Alzheimer, principalmente en neuronas cercanas a las llamadas placas neuríticas seniles (agregados insolubles de β-amiloides) [35]. Además de la activación de MAP p-38 por los β-amiloides otros activadores son la IL-1β (citoquina pro-inflamatoria) o el H_2O_2.

Se ha demostrado, además, la capacidad de PBN de inhibir la formación de H_2O_2 como un subproducto de la respiración en mitocondrias cerebrales [110]. Dadas las evidencias que indican la importancia del H_2O_2 y otras ERO tanto como moléculas de señalización en procesos de transducción de señales como en la inactivación de fosfatasas que intervienen en los mencionados procesos, se reafirman las hipótesis que plantean que la acción neuroprotectora de las nitronas, principalmente PBN y sus derivados, se basa en la inhibición de procesos neuroinflamatorios producidos por especies neurotóxicas.

En un esfuerzo para optimizar el perfil biológico de PBN, una diversidad de nitronas tipo-PBN han sido diseñadas y sintetizadas [111]. La nitrona NXY-059 fue evaluada en ensayos clínicos de fase III pero desafortunadamente no tuvo efectos beneficiosos para el tratamiento de pacientes con accidente cerebrovascular isquémico [112]. A pesar de este resultado, la hipótesis de utilizar las nitronas como agentes neuroprotectores permanece viable.

Es importante mencionar que tanto las propiedades químicas y bioquímicas de las nitronas, así como su toxicidad, dependen en gran parte del patrón de sustitución de esta funcionalidad. La inclusión de anillos heterocíclicos y la conjugación extendida pueden ser factores que aumenten la biodisponibilidad, reduzcan la toxicidad y mejoren la capacidad ARL y neuroprotectora. En este sentido, recientemente nuestro grupo de trabajo ha desarrollado derivados heterocíclicos incorporando el farmacóforo nitrona, con el objetivo de generar compuestos que presenten una superior actividad como agentes ARL y neuroprotectores en referencia a PBN [89]. Así, se trabajó con cuatro familias de sistemas heterocíclicos: 1,2,3-tiadiazol; 1,2,4-tiadiazol; 1,2,5-oxadiazol N-óxido (furoxano) y con derivados de benzo[1,2-c]1,2,5-oxadiazol (benzofuroxano). Se estudiaron las propiedades antioxidantes, como agentes ARL (mediante espectroscopía de resonancia paramagnética electrónica) y neuroprotectoras (en modelo celular de neuroblastoma humano SH-SY5Y) de las heteroarilnitronas desarrolladas. Otro aspecto a destacar, es la capacidad que presentaron estas heteroarilnitronas para atrapar y estabilizar diferentes tipos de radicales libres centrados en oxígeno, carbono y azufre [113].

Además, otros estudios han demostrado buenas propiedades antioxidantes in vitro así como actividad farmacológica in vivo para nitronas derivadas de Trolox (derivado de α-tocoferol). Esto demostró que las nitronas que poseen un grupo fenol exhiben la mejor actividad antioxidante [111, 113]. En este sentido, recientemente fueron sintetizadas nitronas fenólicas derivadas del spin trap PBN y se evaluaron sus propiedades antioxidantes, anti-inflamatorias y neuroprotectoras en células neuronales [100]. Se realizó la síntesis de los compuestos utilizando calentamiento asistido por microondas y por distintas técnicas se demostraron las propiedades antioxidantes y neuroprotectoras de estos compuestos. La incubación con concentraciones subtóxicas de estas nitronas, protege a las células de neuroblastoma SHSY5Y de la muerte inducida por SIN-1 (agente que induce la producción de peroxinitrito) y por 6-OHDA (neurotoxina que produce un modelo experimental de Parkinson).

Dado que el sistema nervioso central es un sitio muy susceptible a especies oxidantes, aumentar la capacidad antioxidante y atrapadora de radicales libres podría constituir un enfoque racional para prevenir y detener el daño neuronal que ocurre en enfermedades neurodegenerativas. Las hidroxifenilnitronas serían prometedoras en cuanto a su potencial uso terapéutico como agentes neuroprotectores.

Con el objetivo de mejorar la capacidad como agentes ARL e inhibidores de la lipoperoxidación se desarrollaron diversas nitronas cíclicas (Esquema 4) [114, 115]. Así, se generaron derivados con mayor capacidad de atrapar los radicales libres hidroxilo y superóxido, evidenciado mediante ensayos químicos y por espectroscopia de resonancia paramagnética electrónica (RPE). Recientemente, se han descrito trabajos donde se pone de manifiesto las ventajas presentadas por diversas heteroaril-nitronas con respecto a la nitrona prototipo, PBN [100, 116-118]. En este sentido, se han desarrollado fenil-imidazolil-nitronas con mayor actividad neuroprotectora y menor toxicidad que PBN (Esquema 4) [119].

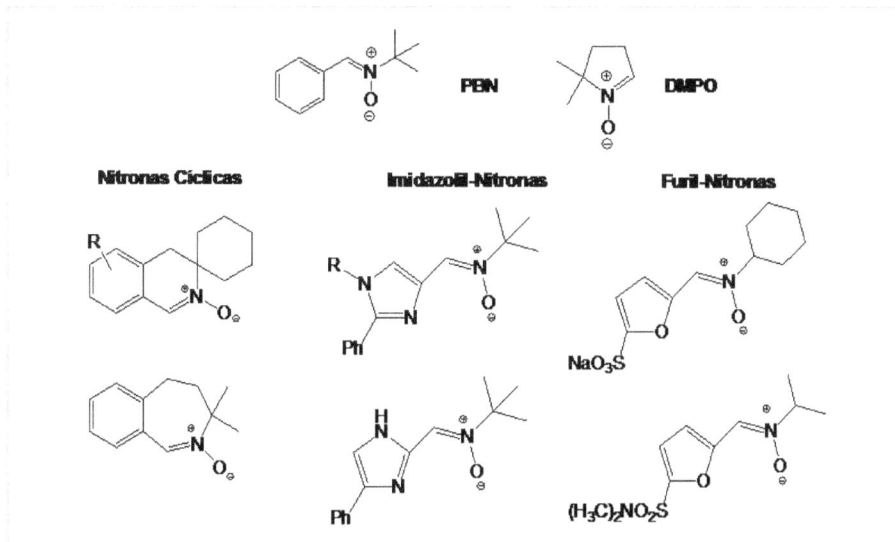

Esquema 4. Nitronas cíclicas y heteroaril-nitronas con actividad neuroprotectora.

Mediante un estudio QSAR (quantitative structure-activity relationship) de esta serie de nitronas, se evidencia que la actividad anti-estrés oxidativo es dependiente del nivel energético del orbital molecular ocupado de mayor energía (E_{HOMO}) y de la lipofilia teórica (clogP) [111]. La dependencia con la E_{HOMO} es fácilmente entendible en términos químicos, conociendo los antecedentes de la funcionalidad nitrona en participar como especie capaz de aceptar un radical libre ("spin trapping") a través del proceso en el que la nitrona cede un electrón perteneciente al nivel energético más alto ocupado. Mientras que la lipofilia se encontraría directamente relacionada con la posibilidad de alcanzar selectivamente su lugar de acción, mediante el pasaje de a través de la barrera hematoencefálica, para así alcanzar sus blancos de acción en el sistema nervioso central.

Otras heteroaril-nitronas descritas con efectos neuroprotectores son derivadas de furil-nitrona *(Esquema 4)*, estos derivados han mostrado tanto inhibición in vitro e in vivo de los efectos neurotóxicos causados por β-amiloides, así como la reducción de inflamación neuronal [120].

Además, se ha visto mediante experimentos de RPE que la presencia de sistemas heterocíclicos puede aumentar la estabilidad del radical nitróxido formado mejorando así su capacidad como ARL [119]. Tanto las propiedades químicas y bioquímicas de las nitronas como su toxicidad dependen en gran parte del patrón de sustitución (factores estéricos y electrónicos) de esta funcionalidad. La inclusión de anillos heterocíclicos y conjugación extendida pueden ser factores que aumenten la biodisponibilidad, reduzcan la toxicidad y mejoren la capacidad como ARL y neuroprotectores. En este sentido, la inclusión de anillos heterocíclicos capaces de inhibir sistemas enzimáticos claves en enfermedades neurodegenerativas podrá aportar un sinergismo en la bioactividad deseada, generando así fármacos híbridos o multifuncionales. Con respecto a este último punto, estrategias terapéuticas recientes se basan en el diseño de entidades químicas que combinan dos o más farmacóforos responsables de diferentes actividades a nivel del sistema nervioso central en relación con procesos neurodegenerativos [121, 122].

Estos compuestos bi- o multifuncionales podrán ejercer una mayor eficacia sintomática, mayor actividad neuroprotectora y menores efectos adversos, por el uso de menores dosis. En este sentido se pueden citar algunos ejemplos de agentes descubiertos en forma casual: PBN, neuroprotector y agente ARL; Rasagilina *(Esquema 5)*, fármaco antiparkinsoniano, inhibidor de monoaminooxidasa

(MAO) B y neuroprotector; Galantamina y Donepezilo, inhibidores de AChE y moduladores de receptores de *N*-metil-D-aspartamo. Por otra parte, muchos fármacos se han desarrollado mediante un diseño que involucra la utilización de diversos farmacóforos. Así, se puede mencionar el diseño de compuestos para el tratamiento de la EA que combinan la acción inhibitoria de AChE con otras bioactividades *(Esquema 5)*. Entre las bioactividades se puede destacar: inhibición del transporte de serotonina (para el tratamiento de la ansiedad y depresión, RS-1259); inhibición de la MAO y concomitante efecto neuroprotector (Ladostigil); antagonismo de canales de Ca^{2+}, híbridos Tacrina-dihidropiridinas; propiedades antioxidantes, híbridos Tacrina-Melatonina. En el mismo sentido, otros derivados se han diseñado con el farmacóforo antioxidante dihidrocromeno combinado a grupos inhibidores de nONS o al agrupamiento nitronas *(Esquema 5)* [118].

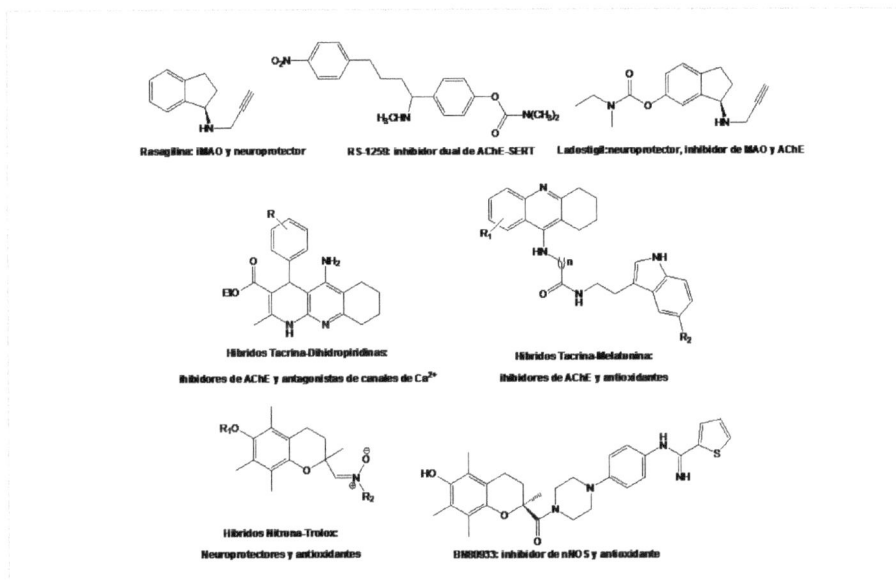

Esquema 5. Compuestos bi- o multifuncionales con acción en patologías del sistema nervioso central.

13. Antioxidantes dirigidos a la mitocondria para el tratamiento de ELA, EA y EP

Algunos estudios evidencian que el tratamiento con antioxidantes puede disminuir o retrasar la progresión de la enfermedad en modelos animales de enfermedades neurodegenerativas. Antioxidantes naturales como coenzima Q (CoQ), vitamina E (tocoferol) y polifenoles del té verde poseen efectos protectores en modelos animales de ELA, EA y EP [123, 124]. Sin embargo, mientras que los estudios epidemiológicos en el hombre indican cierto rol protector de la vitamina E en la prevención de enfermedades neurodegenerativas, los ensayos clínicos muestran resultados contradictorios [125]. Una de las razones por las cuales se observa esta pérdida de eficiencia por parte de los antioxidantes naturales puede ser la dificultad de atravesar la barrera hematoencefálica. Por ejemplo, se ha descrito que ratas que han recibido CoQ durante 2 meses no presentan aumento de sus niveles cerebrales de CoQ [126].

Es más, tanto el tocoferol y la CoQ por su lipofilia se acumulan en la membrana celular y no alcanzan niveles intracelulares adecuados para combatir las ERO y ERN intracelular. Para superar las limitaciones de los antioxidantes naturales se han desarrollado antioxidantes dirigidos a la mitocondria. Estos antioxidantes son derivados de tocoferol [127], ubiquinona [128-131], ácido lipoico [132], spin trap [133], y peroxidasa mimético ebselen [134]; y son dirigidos a la mitocondria debido a la presencia de un catión trifenilfosfonio lipofílico *(Esquema 6)*.

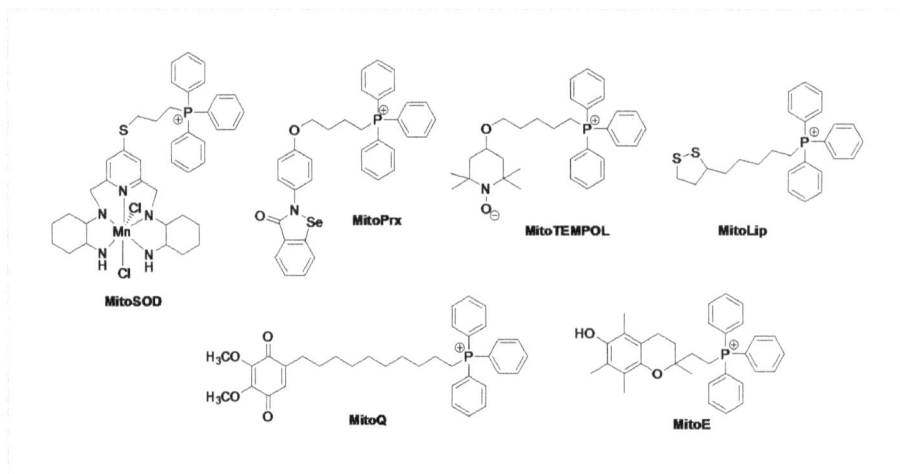

Esquema 6*. Estructura de antioxidantes dirigidos a la mitocondria.*

El MitoQ es el antioxidante dirigido a mitocondria más ampliamente estudiado. Este tipo de antioxidante hace uso del gradiente de potencial existente a través de la membrana interna de la mitocondria lo que permite su acumulación de 100 a 1000 veces en la matriz mitocondrial; y su salida se da por despolarización. Los estudios realizados por Murphy y colaboradores demuestran que MitoQ puede incrementar las defensas antioxidantes de la mitocondria in vitro. Asimismo, se ha demostrado que puede ser formulado para su administración oral como fármaco en animales de experimentación. Dichos experimentos demostraron que MitoQ presenta eficacia antioxidante en tejidos lo cual justifica desarrollar estudios clínicos. En este sentido, se desarrolló un ensayo clínico para ver si MitoQ puede enlentecer la progresión de EP. Sin embrago, los resultados no fueron alentadores aunque permitieron determinar que su administración en humanos es segura [128-131, 135].

Por otra parte, recientemente se ha descrito una nueva clase de pequeños péptidos antioxidantes capaces de acumularse en la mitocondria de una forma independiente del potencial. El motivo estructural de estos péptidos de Szeto-Schiller (SS) se centra en alternar residuos aromáticos y aminoácidos básicos (péptidos aromático-catiónicos) [136-138]. Estos péptidos SS son capaces de atrapar ERO y ERN protegiendo la mitocondria por reducción del estrés oxidativo y por tanto, son potenciales agentes neuroprotectores. De hecho, estudios en modelos animales de ELA y EP demostraron su eficacia en minimizar o prevenir la neurodegeneración. Los estudios pre-clínicos son promisorios y se esperan futuros ensayos clínicos en humanos [139].

14. Otras moléculas híbridas diseñadas como neuroprotectores

Recientemente, Koufaki y colaboradores desarrollaron la síntesis de nuevas moléculas híbridas diseñadas como agentes neuroprotectores: híbridos cromanol-catecol, híbridos cromanol-1,2-ditiolanos, híbridos cromanol-ácido lipoico *(Esquema 7)* [140-143].

Los compuestos desarrollados fueron capaces de proteger del daño al ADN mediado por peróxido de hidrógeno y su capacidad neuroprotectora fue estudiada usando células HT22 presencia de glutamato. En particular, aquellos derivados en los cuales la estructura cromano y catecol está conectada a través de un anillo heterocíclico de 5 miembros *(esquema 7)* resultaron más efectivos y justifica más estudios.

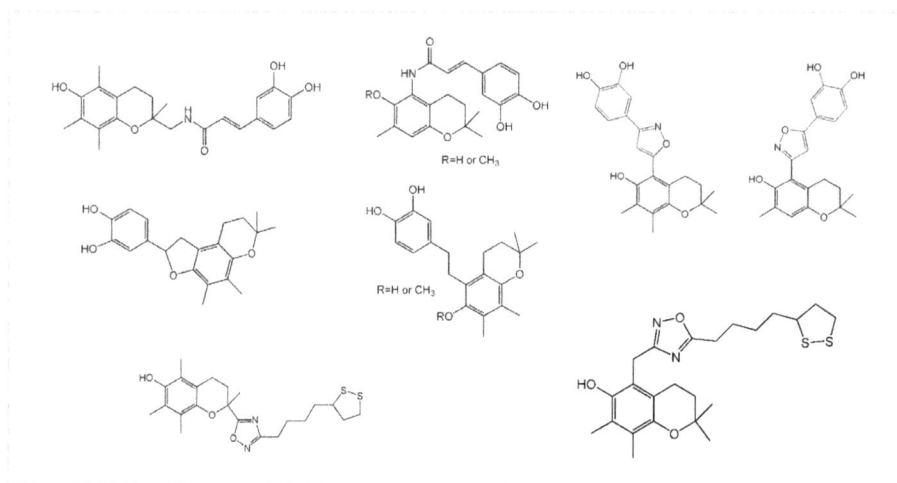

Esquema 7. Estructura de algunas moléculas híbridas desarrolladas por Koufaki y col.

15. Conclusiones

Existe un enorme crecimiento en la Investigación y Desarrollo (I+D) de nuevos fármacos para el tratamiento de enfermedades neurodegenerativas. En este sentido, diversos estudios sobre los mecanismos moleculares implicados en la patofisiología de estas enfermedades, están dirigidos a identificar y validar dianas terapéuticas específicas, las cuales han de ser objeto para el desarrollo de nuevos fármacos que proporcionen tratamientos más selectivos y efectivos. Debido a esto, actualmente tanto instituciones de investigación públicas o privadas como compañías farmacéuticas centran sus esfuerzos en la búsqueda de terapias neuroprotectoras ya sea mediante la quimioterapia (desarrollo de fármacos de origen sintético o natural), o bien por inmunoterapia (desarrollo de vacuna terapéutica).

Como se mencionó anteriormente, diversas especies reactivas se encuentran implicadas en procesos fisiopatológicos de numerosas enfermedades. En este sentido, el sistema nervioso central (SNC) representa un blanco particularmente susceptible al daño producido por especies reactivas. Así, el estrés oxidativo y nitro-oxidativo, entre otros, pueden ser considerados blancos terapéuticos para el tratamiento de este tipo de patología. De ahí que posibles fármacos neuroprotectores y antioxidantes con potencial capacidad de inhibir estos procesos podrán retardar el avance de los trastornos neurodegenerativos.

16. Referencias

1. Finkel, T.; Holbrook, N.J. Oxidants, Oxidative Stress and the Biology of Ageing. Nature. 408, 239-247, 2000.
• http://dx.doi.org/10.1038/35041687
• PMid:11089981

2. Halliwell, B.; Gutteridge, J.M.C. Free Radical in Biology and Medicine. 3rd Ed. Clarendon, Oxford. 2000.

3. Betteridge, D.J. What is Oxidative Stress? Metabolism. 49 (Supll 1., 3-8, 2000.

4. Harman, D. Free Radical Theory of Aging: An Update. Increasing the Functional Life Span. Ann. N. Y. Acad. Sci. 1067, 10–21, 2006.
• http://dx.doi.org/10.1196/annals.1354.003
• PMid:16803965

5. Ames, B.N.; Shigenaga, M.K. Oxidants are a Major Contributor to Aging. Ann. N. Y. Acad. Sci. 663, 85-96, 1992.
• http://dx.doi.org/10.1111/j.1749-6632.1992.tb38652.x
• PMid:1482105

6. Sastre, J.; Pallardo, F.V.; García de la Asunción, J.; Vina, J. Mitochondria, Oxidative Stress and Aging. Free Radic. Res. 2000, 32, 189-198.
• http://dx.doi.org/10.1080/10715760000300201
• PMid:10730818

7. Sastre, J.; Pallardo, F.V.; Vi-a, J. The Role of Mitochondrial Oxidative Stress in Aging. Free Rad. Biol. Med. 35, 1-8, 2003.
• http://dx.doi.org/10.1016/S0891-5849(03.00184-9

8. Holliday, R. Causes of Aging. Ann. N. Y. Acad. Sci. 854, 61-71, 1998.
• http://dx.doi.org/10.1111/j.1749-6632.1998.tb09892.x
• PMid:9928420

9. Harman, D. Aging: Phenomena and Theories. Ann. N. Y. Acad. Sci. 854, 1-7, 1998.
• http://dx.doi.org/10.1111/j.1749-6632.1998.tb09886.x
• PMid:9928414

10. Yokoyama, M. Oxidant Stress and Atherosclerosis. Curr. Opin. Pharmacol. 4, 110–115, 2004.
• http://dx.doi.org/10.1016/j.coph.2003.12.004
• PMid:15063353

11. Floyd, R.A.; Hensley, K. Oxidative Stress in Brain Aging Implications for Therapeutics of Neurodegenerative Diseases. Neurobiol. Aging. 23, 795–807, 2002.
• http://dx.doi.org/10.1016/S0197-4580(02.00019-2

12. Klaunig, J.E.; Kamendulis, L.M. The Role of Oxidative Stress in Carcinogenesis. Annu. Rev. Pharmacol. Toxicol. 44, 239-267, 2004.
• http://dx.doi.org/10.1146/annurev.pharmtox.44.101802.121851
• PMid:14744246

13. Kowald, A.; Kirkwood, T.B. Accumulation of Defective Mitochondria through Delayed Degradation of Damaged Organelles and its Possible Role in the Ageing of Post-mitotic and Dividing Cells. J. Theor. Biol. 202, 145-160, 2000.
• http://dx.doi.org/10.1006/jtbi.1999.1046
• PMid:10640434

14. Lu, C.Y.; Lee, H.C.; Fahn, H.J.; Wei, Y.H. Oxidative Damage Elicited by Imbalance of Free Radical Scavenging Enzymes is Associated with Large-scale mtDNA Deletions in Aging Human Skin. Mutat. Res. 423, 11-21, 1999.
• http://dx.doi.org/10.1016/S0027-5107(98.00220-6

15. Avendaño, C. Introducción a la Química Farmacéutica. 2a Ed. McGraw-Hill. Interamericana. 2001.

16. Halliwell, B.; Gutteridge, J.M.C. The Definition and Measurement of Antioxidants in Biological Systems. Free Rad. Biol. Med. 18, 125-126, 1995.
• http://dx.doi.org/10.1016/0891-5849(95.91457-3

17. Darley-Usmar, V.; Wiseman, H.; Halliwell, B. Nitric Oxide and Oxygen: A Question of Balance. FEBS Lett. 369, 131-135, 1995.
• http://dx.doi.org/10.1016/0014-5793(95.00764-Z

18. Hensley, K.; Robinson, K.A.; Gabbita, P.; Salsman, S.; Floyd, R.A. Reactive Oxygen Species, Cell Signaling, and Cell Injury. Free. Rad. Biol. Med. 28, 1456-1462, 2000.
• http://dx.doi.org/10.1016/S0891-5849(00.00252-5

19. Smith, M.A.; Hirai, K.; Nunomura, A.; Perry, G. Mitochondrial Abnormalities: A Primary Basis for Oxidative Damage in Alzheimer's disease. Drug. Develop. Res. 46, 26–33, 1999.
• http://dx.doi.org/10.1002/(SICI.1098-2299(199901.46:1<26::AID-DDR5>3.0.CO;2-8

20. Inoue, M.; Sato, E.F.; Nishikawa1, M.; Park, A-M.; Kira1, Y.; Imada1, I.; Utsumi, K. Mitochondrial Generation of Reactive Oxygen Species and its Role in Aerobic Life. Curr. Med. Chem. 10, 2495-2505, 2003.
• http://dx.doi.org/10.2174/0929867033456477
• PMid:14529465

21. Mishra, O.P.; Delivoria-Papadopoulos, M. Cellular Mechanisms of Hypoxic Injury in the Developing Brain. Brain Res. Bull. 48, 233–238, 1999.
• http://dx.doi.org/10.1016/S0361-9230(98.00170-1

22. Taylor, J.M.; Crack, P.J. Impact of Oxidative Stress on Neuronal Survival. Clin. Exp. Pharmacol. Physiol. 31, 397-406, 2004.
• http://dx.doi.org/10.1111/j.1440-1681.2004.04017.x
• PMid:15236624

23. Ruffels, J.; Griffin, M.; Dickenson, J.M. Activation of ERK1/2, JNK and PKB by Hydrogen Peroxide in Human SH-SY5Y Neuroblastoma Cells: Role of ERK1/2 in H2O2-Induced Cell Death. Eur. J. Pharmacol. 483, 163–173, 2004.
• http://dx.doi.org/10.1016/j.ejphar.2003.10.032
• PMid:14729104

24. Drew, B.; Leeuwenburgh, C. Aging and the Role of Reactive Nitrogen Species. Ann. N. Y. Acad. Sci. 959, 66–81, 2002.
• http://dx.doi.org/10.1111/j.1749-6632.2002. tb02084.x
• PMid:11976187

25. Vallance, P.; Leiper, J. Blocking NO Synthesis: How, Where and Why? Nature Rev. 1, 939-949, 2002.
• http://dx.doi.org/10.1038/nrd960
• PMid:12461516

26. Rosen, G.M.; Tsai, P.; Pou, S. Mechanism of Free-Radical Generation by Nitric Oxide Synthase. Chem. Rev. 102, 1191-1199, 2002.
• http://dx.doi.org/10.1021/cr0101875
• PMid:11942793

27. Radi, R. Nitric Oxide, Oxidants, and Protein Tyrosine Nitration. Proc. Nat. Acad. Sci. USA. 101, 4003-4008, 2004.
• http://dx.doi.org/10.1073/pnas.0307446101
• PMid:15020765 PMCid:PMC384685

28. Maxwell, A.J. Mechanisms of Dysfunction of the Nitric Oxide Pathway in Vascular Disease. Nitric. Oxide Biol. Chem. 6, 101-124, 2002.
• http://dx.doi.org/10.1006/niox.2001.0394
• PMid:11890735

29. Aslan, M.; Ozben, T. Reactive Oxygen and Nitrogen Species in Alzheimer's Disease. Curr. Alzheimer Res. 1, 111-19, 2004.
• http://dx.doi.org/10.2174/1567205043332162
• PMid:15975075

30. Radi, R.; Denicola, D.; Alvarez, B.; Ferrer-Sueta, G.; Rubbo, H. The Biological Chemistry of Peroxynitrite. En Nitric Oxide. Capitulo IV. Academic Press. 2000.

PMCid:PMC1221117

31. Szabó, C.; Ischiropoulos, H.; Radi, R. Peroxynitrite: biochemistry, pathophysiology and development of therapeutics. Nat. Rev. Drugs. Discov. 6, 662-680, 2007.
• http://dx.doi.org/10.1038/nrd2222
• PMid:17667957

32. Azzia; A.; Davies, K.J.A.; Kelly, F. Free Radical Biology-Terminology and Critical Thinking. FEBS Letters. 558, 3-6, 2004.
• http://dx.doi.org/10.1016/S0014-5793(03.01526-6

33. Maritim, A.C.; Sanders, R.A.; Watkins, J.B. Diabetes, Oxidative Stress, and Antioxidants: A Review. J. Biochem. Mol. Toxicol. 17, 24-38, 2003.
• http://dx.doi.org/10.1002/jbt.10058
• PMid:12616644

34. Cavalli, A., Bolognesi, M. L., Minarini, A., Rosini, M., Tumiatti, V., Recanatini, M. and Melchiorre, C. Multi-target-directed ligands to combat neurodegenerative diseases. J. Med. Chem. 51, 347-372, 2008.
• http://dx.doi.org/10.1021/jm7009364
• PMid:18181565

35. Floyd. R.A. Antioxidant, Oxidative Stress, and Degenerative Neurological Disorders. Proc. Soc. Exp. Biol. Med. 222, 236-245, 1999.
• http://dx.doi.org/10.1046/j.1525-1373.1999.d01-140.x
• PMid:10601882

36. Koutsilieria, E., Schellerb, C.; Tribla, F.; Riederera, P. Degeneration of Neuronal Cells due to Oxidative Stress-microglial Contribution. Parkin. Rel. Disor. 8, 401–406, 2002.
• http://dx.doi.org/10.1016/S1353-8020(02.00021-4

37. Perry, G.; Nunomura, A.; Hirai, K.; Zhu, X.; Pérez, M.; Avila, J.; Castellani, R.J.; Atwood, C.S.; Aliev, G.; Sayre, L.M.; Takeda, A.; Smith, M.A. Is Oxidative Damage the Fundamental Pathogenic Mechanism of Alzheimer's and Other Neurodegenerative Diseases? Free. Rad. Biol. Med. 33, 1475–1479, 2002.
• http://dx.doi.org/10.1016/S0891-5849(02.01113-9

38. Alexia, T.; Borlongand, C.V.; Faull, R.L.M.; Williams, C.E.; Clarka, R.G.; Gluckmana, P.D.; Hughes. P.E. Neuroprotective Strategies for Basal Ganglia Degeneration: Parkinson's and Huntington's Diseases. Progress in Neurobiology. 60, 409-470, 2000.
- http://dx.doi.org/10.1016/S0301-0082(99.00032-5

39. Cui, K.; Luo, X.; Xu, K.; Ven Murthy, M.R. Role of Oxidative Stress in Neurodegeneration: Recent Developments in Assay Methods for Oxidative Stress and Nutraceutical Antioxidants. Prog. Neuro-Psychopharm. Biol. Psy. 28, 771– 799, 2004.

40. Andersen, J.K. Oxidative Stress in Neurodegeneration: Cause or Consequence? Nature Rev. Neurosc. 5, S18-S25, 2004.
- http://dx.doi.org/10.1038/nrn1434
- PMid:15298006

41. Elio Scarpini, E.; Scheltens, P.; Feldman, H. Treatment of Alzheimer's Disease: Current Status and New Perspectives. Lancet Neurol. 2: 539–47, 2003.
- http://dx.doi.org/10.1016/S1474-4422(03.00502-7

42. Mark P.; Mattson, M.P. Pathways Towards and Away from Alzheimer's Disease. Nature, 430, 631-639, 2004.
- http://dx.doi.org/10.1038/nature02621
- PMid:15295589 PMCid:PMC3091392

43. Citron, M. Strategies for Disease Modification in Alzheimer's Disease. Nature Rev. Neurosc. 5, 677-685, 2004.
- http://dx.doi.org/10.1038/nrn1495
- PMid:15322526

44. Binder, L.I.; Guillozet-Bongaarts, A.L.; Garcia-Sierra, F.; Berry, R.W. Tau, Tangles, and Alzheimer's Disease. Biochim. Biophys. Acta. 1739, 216– 223, 2005.
- http://dx.doi.org/10.1016/j.bbadis.2004.08.014
- PMid:15615640

45. Ghiso, J.; Frangione, B. Amyloidosis and Alzheimer's Disease. Adv. Drug. Deliv. Rev. 54, 1539–1551, 2002.
- http://dx.doi.org/10.1016/S0169-409X(02.00149-7

46. Markesbery, W.R. Oxidative Stress Hypothesis in Alzheimer's Disease. Free Rad. Biol. Med. 23, 134–147, 1997.
- http://dx.doi.org/10.1016/S0891-5849(96.00629-6

47. Behl, C. Alzheimer's Disease and Oxidative Stress: Implications for Novel Therapeutic Approaches. Prog. Neurobiol. 57, 301-323, 1999.
- http://dx.doi.org/10.1016/S0301-0082(98.00055-0

48. Barnham, K. J.; Masters, C. L.; Bush, A. I. Neurodegenerative Diseases and Oxidative Stress. Nature Rev. Drug Discov. 3, 205–214, 2004.
- http://dx.doi.org/10.1038/nrd1330
- PMid:15031734

49. Vi-a, J.; Lloret, A.; Ort, R.; Alonso, D. Molecular Bases of the Treatment of Alzheimer's Disease with Antioxidants: Prevention of Oxidative Stress. Mol. Aspec. Med. 25, 117–123, 2004.
- http://dx.doi.org/10.1016/j.mam.2004.02.013
- PMid:15051321

50. Zhu, X.; Raina, A.K.; Lee, H.; Casadesus, G.; Smith, M.A.; Perry, G. Oxidative Stress Signalling in Alzheimer's Disease. Brain. Res. 1000, 32–39, 2004.
- http://dx.doi.org/10.1016/j.brainres.2004.01.012
- PMid:15053949

51. Tabner, B.J.; Turnbull, S.; El-Agnaf, O.M.A.; Allsop, D. Formation of Hydrogen Peroxide and Hydroxyl Radicals from α and β-Synuclein as A Possible Mechanism of Cell Death in Alzheimer's Disease and Parkinson's Disease. Free Rad. Biol. Med. 32, 1076–1083, 2002.
- http://dx.doi.org/10.1016/S0891-5849(02.00801-8

52. Butterfield, D.A. Amyloid β-Peptide [1-42]-Associated Free Radical-Induced Oxidative Stress And Neurodegeneration in Alzheimer's Disease Brain: Mechanisms and Consequences. Curr. Med. Chem.10, 2651-2659, 2003.
- http://dx.doi.org/10.2174/0929867033456422
- PMid:14529455

53. Gibson, G.L.; Allsop, D.; Austen, B.M. Induction of Cellular Oxidative Stress by the β-Amyloid Peptide Involved in Alzheimer's Disease. Prot. Pept. Lett. 11, 257-270, 2004.
- http://dx.doi.org/10.2174/0929866043407101
- PMid:15182227

54. Siegel, S.J.; Bieschke, J.; Powers, E.T.; Kelly, J.W. The Oxidative Stress Metabolite 4-Hydroxynonenal Promotes Alzheimer Protofibril Formation. Biochem. 46, 1503-1510, 2007.
- http://dx.doi.org/10.1021/bio61853s
- PMid:17279615 PMCid:PMC2530822

55. Uehara, T.; Nakamura, T.; Yao, D.; Shi, ZQ.; Gu, Z.; Ma, Y.; Masliah, E.; Nomura, Y.; Lipton, SA. S-nitrosylated protein-disulphide isomerase links protein misfolding to neurodegeneration. Nature 441, 513–517, 2006.
- http://dx.doi.org/10.1038/nature04782
- PMid:16724068

56. Honjo, Y.; Ito, H.; Horibe, T.; Takahashi, R.; Kawakami, K. Protein disulfide isomerase-immunopositive inclusions in patients with Alzheimer disease. Brain. Res. 1349, 90–96, 2010.
• http://dx.doi.org/10.1016/j.brainres.2010.06.016
• PMid:20550946

57. Keil, U.; Bonert, A.; Marques, CA.; Scherping, I.; Weyermann, J.; Strosznajder, JB.; Muller-Spahn, F.; Haass, C.; Czech, C.; Pradier, L.; Muller, WE.; Eckert, A. Amyloid beta-induced changes in nitric oxide production and mitochondrial activity lead to apoptosis. J. Biol. Chem. 279, 50310–50320, 2004.
• http://dx.doi.org/10.1074/jbc.M405600200
• PMid:15371443

58. Sparrow JR. Inducible nitric oxide synthase in the central nervous system. J. Mol. Neurosci. 5, 219–229, 1994-1995.
• http://dx.doi.org/10.1007/BF02736723
• PMid:7577365

59. Combs, CK.; Karlo, JC.; Kao, SC.; Landreth, GE. beta-Amyloid stimulation of microglia and monocytes results in TNF alpha-dependent expression of inducible nitric oxide synthase and neuronal apoptosis. J. Neurosci. 21, 1179–1188, 2001.
• PMid:11160388

60. Lee, VM.; Trojanowski, JQ. Mechanisms of Parkinson's disease linked to pathological alpha-synuclein: new targets for drug discovery. Neuron. 52, 33-38, 2006
• http://dx.doi.org/10.1016/j.neuron.2006.09.026
• PMid:17015225

61. Tanner, CM. Occupational and environmental causes of parkinsonism. Occup. Med. 7, 503-513, 1992.
• PMid:1496432

62. Gomez-Tortosa, E.; Newell, K.; Irizarry, MC.; Albert, M.; Growdon, JH.; Hyman, BT. Clinical and quantitative pathologic correlates of dementia with Lewy bodies. Neurology. 53, 1284-1291, 1999.
• http://dx.doi.org/10.1212/WNL.53.6.1284
• PMid:10522886

63. Chung, KK.; Thomas, B.; Li, X.; Pletnikova, O.; Troncoso, JC.; Marsh, L.; Dawson, VL.; Dawson, TM. S-nitrosylation of parkin regulates ubiquitination and compromises parkin's protective function. Science, 304, 1328–1331, 2004.
• http://dx.doi.org/10.1126/science.1093891
• PMid:15105460

64. Fang, J.; Nakamura, T.; Cho, DH.; Gu, Z.; Lipton, SA. S-nitrosylation of peroxiredoxin 2 promotes oxidative stress-induced neuronal cell death in Parkinson's disease. Proc. Natl. Acad. Sci. U SA. 104, 18742-18747, 2007.
• http://dx.doi.org/10.1073/pnas.0705904104
• PMid:18003920 PMCid:PMC2141847

65. Tsang, AH.; Lee, YI.; Ko, HS.; Savitt, JM.; Pletnikova, O.; Troncoso, JC.; Dawson, VL.; Dawson, TM.; Chung, KK. S-nitrosylation of XIAP compromises neuronal survival in Parkinson's disease. Proc Natl Acad Sci USA. 106, 4900-4905, 2009.
• http://dx.doi.org/10.1073/pnas.0810595106
• PMid:19273858 PMCid:PMC2660786

66. Ferrer, I. Alpha-synucleinopathies. Neurologia. 16, 163-170, 2001.
• PMid:11412709

67. Uversky, VN. Neuropathology, biochemistry, and biophysics of alphasynuclein aggregation. J. Neurochem. 103, 17-37, 2007.
• PMid:17623039

68. Beyer, K.; Ariza, A. Protein aggregation mechanisms in synucleinopathies: commonalities and differences. J. Neuropathol. Exp Neurol. 66, 965-974, 2007.
• http://dx.doi.org/10.1097/nen.0b013e3181587d64
• PMid:17984679

69. Weisman, D.; McKeith, I. Dementia with Lewy bodies. Semin. Neurol. 27, 42-47, 2007.
• http://dx.doi.org/10.1055/s-2006-956754
• PMid:17226740

70. Culvenor, JG.; McLean, CA.; Cutt, S.; Campbell, BC.; Maher, F.; Jakala, P.; Hartmann, T.; Beyreuther, K.; Masters, CL.; Li, QX. Non-Abeta component of Alzheimer's disease amyloid (NAC. revisited. NAC and alphasynuclein are not associated with Abeta amyloid. Am. J. Pathol. 155, 1173-1181, 1999.
• http://dx.doi.org/10.1016/S0002-9440(10.65220-0

71. Ueda, K.; Fukushima, H.; Masliah, E.; Xia, Y.; Iwai, A.; Yoshimoto, M.; Otero, DA.; Kondo, J.; Ihara, Y.; Saitoh, T. Molecular cloning of Cdna encoding an unrecognized component of amyloid in Alzheimer disease. Proc. Natl. Acad. Sci. U SA. 90, 11282-11286, 1993.
• http://dx.doi.org/10.1073/pnas.90.23.11282
• PMid:8248242 PMCid:PMC47966

72. Giasson, BI.; Duda, JE.; Murray, IV.; Chen, Q.; Souza, J.M.; Hurtig, H.I.; Ischiropoulos, H.; Trojanowski, J.Q.; Lee, V. M. Oxidative damage linked to neurodegeneration by selective alpha-synuclein nitration in synucleinopathy lesions. Science, 290, 985-989, 2000.
• http://dx.doi.org/10.1126/science.290.5493.985
• PMid:11062131

73. Souza, JM.; Giasson, BI.; Chen, Q.; Lee, VM.; Ischiropoulos, H. Dityrosine cross-linking promotes formation of stable alpha –synuclein polymers. Implication of nitrative and oxidative stress in the pathogenesis of neurodegenerative synucleinopathies. J. Biol. Chem. 275, 18344-18349, 2000.
• http://dx.doi.org/10.1074/jbc.M000206200
• PMid:10747881

74. Souza, JM.; Peluffo, G.; Radi, R. Protein tyrosine nitration-functional alteration or just a biomarker? Free. Radic. Biol. Med. 45, 357-366, 2008.
• http://dx.doi.org/10.1016/j.freeradbiomed.2008.04.010
• PMid:18460345

75. Uversky, V. N. Neuropathology, biochemistry, and biophysics of alphasynuclein aggregation. J. Neurochem. 103, 17-37, 2007.
• PMid:17623039

76. Singh, N.; Pillay, V.; Choonara, YE. Advances in the treatment of Parkinson's disease. Prog. Neurobiol. 81, 29-44, 2007.
• http://dx.doi.org/10.1016/j.pneurobio.2006.11.009
• PMid:17258379

77. Rowland, LP.; Shneider, NA. Amyotrophic Lateral Sclerosis N. Engl. J. Med. 344, 1688-1700, 2001.
• http://dx.doi.org/10.1056/NEJM200105313442207
• PMid:11386269

78. Bruijn, LI.; Miller, TM.; Cleveland, DW. Unraveling the mechanisms involved motor neuron degeneration in ALS. Annu. Rev. Neurosci. 27, 723-749, 2004.
• http://dx.doi.org/10.1146/annurev.neuro.27.070203.144244
• PMid:15217349

79. Mhatre, M.; Floyd, RA.; Hensley, K. Oxidative stress and neuroinflammation in Alzheimer's disease and amyotrophic lateral sclerosis: common links and potential therapeutics targets. J. Alzheimers. Dis. 6, 147-157, 2004.
• PMid:15096698

80. Simpson, EP. (2005. Antioxidant treatment for Amyotrophic lateral sclerosis. Lancet Neurol 4, 266

• http://dx.doi.org/10.1016/S1474-4422(05.70052-1

81. Valentine, JS.; Doucette, PA.; Potter, SZ. Copper-zinc superoxide dismutase and amyotrophic lateral sclerosis. Annu. Rev. Biochem. 74, 563-593, 2005.
• http://dx.doi.org/10.1146/annurev.biochem.72.121801.161647
• PMid:15952898

82. Gurney, ME.; Pu, H.; Chiu, A.Y.; Dal Canto, MC.; Polchow, CY.; Alexander, DD.; Caliendo, J.; Hentati, A.; Kwon, YW.; Deng, HX.; Chen, W.; Zhai, P.; Sufit, RL.; Siddique, T. Motor neuron degeneration in mice that express a human Cu,Zn superoxide dismutase mutation. Science. 264, 1772-1775, 1994.
• http://dx.doi.org/10.1126/science.8209258
• PMid:8209258

83. Reaume, AG.; Elliott, JL.; Hoffman, EK.; Kowall, NW.; Ferrante, R.J.; Siwek, DF.; Wilcox, HM.; Flood, DG.; Beal, MF. Brown, R.H. Jr.; Scott, RW.; Snider, WD. Motor neurons in Cu/Zn superoxide dismutase-deficient mice develop normally but exhibit enhanced cell death after axonal injury. Nat. Genet. 13, 43-47, 1996.
• http://dx.doi.org/10.1038/ng0596-43
• PMid:8673102

84. Beckman, JS.; Carson, M.; Smith, CD.; Koppenol, WH. ALS, SOD and peroxynitrite. Nature. 364, 584, 1993.
• http://dx.doi.org/10.1038/364584a0
• PMid:8350919

85. Vargas, MR.; Pehar, M.; Cassina, P.; Martinez-Palma, L.; Thompson, JA.; Beckman, JS.; Barbeito, L. Fibroblast growth factor-1 induces heme oxygenase-1 via nuclear factor erythroid 2-related factor 2 (Nrf2. in spinal cord astrocytes: consequences for motor neuron survival. J. Biol. Chem. 280, 25571-25579, 2005.
• http://dx.doi.org/10.1074/jbc.M501920200
• PMid:15870071

86. Youdim, MB.; Buccafusco, JJ. Multi-functional Drugs for Various CNS Targets in the Treatment of Neurodegenerative Disorders. Trends. Pharmacol. Sci. 26, 27-35, 2005.
• http://dx.doi.org/10.1016/j.tips.2004.11.007
• PMid:15629202

87. Youdim, MB.; Buccafusco, JJ. CNS Targets for Multifunctional drugs in the treatment of Alzheimer's and Parkinson's diseases. J. Neural. Trans. 112, 519-539, 2005.
• http://dx.doi.org/10.1007/s00702-004-0214-z
• PMid:15666041

88. Aslan, M.; Ozben, T. Reactive oxygen and nitrogen species in Alzheimer's disease. Curr. Alzheimer. Res. 1, 111-119, 2004.
- http://dx.doi.org/10.2174/1567205043332162
- PMid:15975075

89. Porcal, W.; Hernandez, P.; Gonzalez, M.; Ferreira, A.; Olea-Azar, C.; Cerecetto, H.; Castro, A. Heteroaryl-nitrones as drugs for neurodegenerative diseases: synthesis, neuroprotective properties, and free radical scavenger properties. J. Med. Chem. 51, 6150-6159, 2008.
- http://dx.doi.org/10.1021/jm8006432
- PMid:18788732

OmniaScience

DOI:

http://dx.doi.org/10.3926/oms.45

REFERENCIAR ESTE CAPÍTULO:

Hyppolito, M.A. (2014).
Ototoxicidad, otoprotección, autodefensa y regeneración del oído
interno. En García Rodríguez, J.C. (Ed.). Neuroprotección en enfermedades Neuro y Heredo degenerativas. Barcelona, España:
OmniaScience; 2014. pp.191-208.

Ototoxicidad, otoprotección, autodefensa y regeneración del oído interno

Miguel Angelo Hyppolito

Profesor Doctor de la Facultad de Medicina de Ribeirão Preto de
la Universidad de São Paulo. Departamento de Oftalmología,
*Otorrinolaringología y Cirugía de Cabeza y Cuello de la Facultad de
Medicina de Ribeirão Preto. Universidad de São Paulo (FMRP-USP).

Correspondencia a:

Miguel Angelo Hyppolito.

División de Otorrinolaringologia del Departamento de Oftalmologia,

Otorrinolaringologia y Cirugía de Cabeza y Cuello de la Facultad de Medicina

de Ribeirão Preto. Universidad de São Paulo. Avenida Monte Alegre, 3900.

Ribeirão Preto – SP – Brasil.

CEP: 14049-900

mhyppolito@uol.com.br

mahyppo@fmrp.usp.br

RESUMEN

Ototoxicoses son enfermedads que comprometen la oreja interna, provocadas por drogas medicamentosas de forma iatrogênica, llevando la alteraciones en la función auditiva y/o en el sistema vestibular periférico. Hay una pérdida auditiva neurossensorial de más de 25 dB, con o sin comprometimento del labirinto posterior. Aminoglicosídeos y Cisplatina son los mas comunes causadores de lesión a estructuras del órgano de Córti. El mecanismo que lleva a la lesión celular está relacionado con alteraciones del sistema antioxidante, llevando la peroxidación lipidica, lo que desencadena la toxicidad celular. Hace una discussión sobre drogas otoprotectoras y sobre los mecanismos de autodefesa, habituación y regeneración celular de la oreja interna y neuronas auditivos.

1. Introducción

Ototoxicoses son enfermedades que comprometen al oído interno, más específicamente, estructuras del órgano de Córti y son provocadas por drogas medicamentosas de forma iatrogênica, llevando la alteraciones en la función auditiva y/o en el sistema vestibular periférico. Son caracterizadas cuando ocurre una pérdida auditiva neurosensorial de más de 25 dB. en una o más frecuencias en el rango de 250 a 8000 Hz, con o sin comprometimiento del laberinto posterior [1, 2, 3].

La incidencia de Ototoxicidad es variable, siendo común en los aminoglicosídeos. Para la gentamicina, varía del 6% a 16%; Tobramicina, 6,1%; Amicacina 13,9%; Netilmicina 2,5%; existiendo relato de hasta 80% para la Kanamicina [2, 4].

Otro aspecto importante es la reversibilidad de la ototoxicidad que según estudio de Matz en 1993, hubo una reversibilidad de la ototoxicidad de la gentamicina en 50%, con tiempo de recuperación variando de 1 semana a 6 meses, después de cesar su uso [2].

Diferentes substancias pueden causar pérdida auditiva por lesión coclear, pudiéndose destacar: antineoplasicos (cisplatina), antibióticos (aminoglicosídeos, eritromicina, cefalexinas), diuréticos (ácido etacrínico, furosemida), antiinflamatórios no esteroidais (salicilato, quinino, ibuprofeno), antihipertensivos (propranolol, practolol), desinfectantes (clorexedina, iodo, alcohol). De entre estas, dos grupos tienen destaque, por su utilización difundida en la práctica clínica que son los antibióticos aminoglicosideos (gentamicina) y los antineoplásicos (cisplatina) [3].

La cisplatina es una potente droga antineoplásica utilizada en la terapia del cáncer avanzado en adultos y en niños. La mayoría de sus efectos colaterales son irreversibles pueden ser prevenidos se monitoreados, pero no pueden ser evitados. Su toxicidad ocurre en el rim, en el sistema nervioso céntrico o periférico, en el trato gastrointestinal, en la médula ósea y lesiones cocleares en el nivel del órgano de Corti [5, 6, 7].

La cisplatina provoca daños en dosis agudas elevadas o cumulativas, teniendo como blanco las células ciliadas externas, inicialmente las de la espira basal de la cóclea, progresando para las células apicais. Las lesiones ocurren en grados variados desde el bloqueo en la transducción de los canales de calcio de las células ciliadas externas, lesiones a las células ciliadas externas e internas, a las células soportes y "stria vascularis", así como lesión a las neuronas del ganglio espiral [8, 9, 10].

La presentación clínica en humanos es de una pérdida de la audición bilateral e irreversible asociada a acúfeno unilateral o bilateral y comprometiendo las altas frecuencias (4.000 Hz a 8.000 Hz). Los exámenes clínicos para diagnosticar y prevenir los efectos ototóxicos de estas drogas han sido a audiometría tonal liminar, Potencial Auditivo Evocado de Tronco Cerebral (PAETC), Potencial Endococlear y a las emisiones otoacústicas [11, 12, 13, 14].

El mecanismo que lleva a la lesión celular está relacionado la alteraciones del sistema antioxidante celular tanto para la ototoxicidad cuanto para la nefrotoxicidad generadas por la cisplatina y gentamicina y otras drogas ototóxicas. Los niveles de glutation y la actividad de enzimas antioxidantes como superóxido dismutase, catalase, GSH peroxidase y GSH redutase están reducidas en el rim y en la coclea, llevando la peroxidación lipidica, lo que desencadena la toxicidad celular [5, 15, 16, 17, 18].

Agudamente la droga ototóxica se combinaría a receptores del membrana de las células ciliadas cocleares o de las máculas del sáculo, utrículo o crestas ampulares de los canales semicirculares. Esos receptores compuestos de polifosfoinositideos, tienen papel importante en los mecanismos bioelétricos y en la permeabilidad de la membrana celular, por interacción con iones calcio. En el caso de aminoglicosideos, por ejemplo, hay un bloqueo de los canales de calcio y consecuentemente a los canales de potasio (calcio dependientes) y pérdida de iones magnesio en las mitocondrias de las células ciliadas. Crónicamente, ocurrirán alteraciones en el nivel de RNA, DNA, afectando la síntesis proteica, comprometiendo la formación de proteínas antioxidantes y generando proteínas apoptoticas para la célula [6, 18, 19, 20].

No es el hecho de solamente el individuo estar utilizando una medicación ototóxica es que ocurrirá la pérdida de la audición, pero factores relacionados a su genotipo son importantes además de otros factores externos que llevan a un riesgo más elevado y que deben ser evitados, como exposición a ruidos intensos; asociación a otras drogas ototóxicas (diuréticos); pérdidas de la audición previas; problemas hepáticos o renales; embarazo y cuidados especiales cuando de su administración en niños y recién-nacidos y pacientes en edad avanzada [21, 22, 23, 24].

Algunas medidas pueden ser tomadas por el médico, como preventivas a los efectos ototoxicos, cuando su utilización es necesaria, como administrar la droga ototóxica en dosis y por vías de aplicación adecuadas; escoger la droga menos tóxica y administrar la dosis más baja por un periodo más corto, si posible [9, 25, 26, 27].

Las investigaciones del final de la década de 80 hasta el presente se ha dedicado a comprender de los mecanismos de ototoxicidad y de la utilización de drogas que tutearían como agentes otoprotectores a las células ciliadas cocleares.

Los estudios sobre los mecanismos de ototoxicidad de la cisplatina tuvieron inicio con Harder & Rosenberg (1970), que verificaron que el ion cloreto en el medio intracelular favorecía la reacción de la platina con el DNA celular. Ravi, et al (1995), propusieron un mecanismo que explica la ototoxicidad por la cisplatina, demostrando conexión directa de la cisplatina a los grupos sulfidrila de la GSH-peroxidase a no activar; aumento de peroxidos orgánicos; aumento en la actividad de la superóxidodismutase (SOD) y de la catalase, disminución en los niveles de la GSH-peroxidase, por el aumento en la degradación de la misma cuando quedada con la platina y, por fin, la depleción del glutation. Los iones superoxido causan alteraciones en la transducción del sonido, aumentando el calcio (Ca++) intracelular lo que interfiere con la motilidad de las células ciliadas externas de la cóclea [5, 18, 28].

Considerando este el mecanismo más importante de ototoxicidad por la cisplatina y otros agentes que provocan lesión en la cóclea diferentes drogas antioxidantes han sido probadas como agentes otoprotectores al largo de las dos últimas décadas. Los agentes otoprotectores pueden tutear por interacción directa con la cisplatina (tiois); por desplazamiento del platin de su localización toxica; previniendo que la platin interaja con la enzima superóxidodismutase y por impedir la fomación de radicales libres intracelulares [5, 17, 19].

Cuando las células ciliadas externas son sometidas a un "stress oxidativo", ocurre la peroxidación aldeído lipídica con generación de 4-hdróxinonenal que es un mediador de la apoptosis celular para neuronas de la audición y células ciliadas. Así, los mecanismos de otoprotección deberían prevenir la formación de oxígeno reactivo, neutralizar productos tóxicos de la peroxidación aldeído lipídica o bloquear los daños en las células sensoriales que las llevarían la apoptosis [5].

De entre todas las drogas probadas hasta el momento, demostraron evidencias de otoproctión substancias como los tióles, compuestos sulfurados que son quelantes de metales tuteando como carreadores de radicales libres intracelulares. Se mostraron efectivos en estudios en plantillas animáis el tiossulfato del sodio y a d-metionina. Estudios clínicos aún son restrictos, por no saberse exactamente como tales agentes hay entergido con drogas como la cisplatina [27, 28, 29, 30, 31, 32].

Los radicales libres y especies reactivas de oxígeno son producidos continuamente en el organismo tanto en situaciones de salud como de enfermedad, son importantes "sinalizadores" para otras reacciones intracelulares o tutéan como agentes bactericidas. Su producción depende de un equilibrio entre producción y la remoción del oxígeno reactivo y de nitrogênio, con sus niveles controlados por las enzimas superóxido dismutase y glutatión peroxidase y compuestos de bajo peso molecular como la vitamina E y el ácido ascórbico. Los radicales libres intracelulares comprometen los mecanismos de reparación del DNA y la producción de proteínas y de los fosfolipides de membrana [33, 34, 35, 36].

Estudios de la década de 80 proponen la utilización de substancias que puedan tutear como otoprotector. A continuación son descritas algunas drogas que presentaron potencial efecto otoprotector en investigaciones realizadas en animales y que podrían ser promissoras en pruebas clínicos:

1.1. Fosfomicina

La fosfomicina es un antibiótico derivado del ácido fosfônico, que resulta en efectiva otoprotección a antibióticos aminoglicosídeos, protección esta que es dosis dependiente o dosis limitante a los efectos ototoxicos y nefrotóxicos de la cisplatina. Estudios apuntan para su utilización en humanos para prevenir la ototoxicidad y nefrotoxicidad a la cisplatina, estos estudios que la fosfomicina no altera el potencial antitumoral de la cisplatina [36, 37].

1.2. Tiossulfato de sodio

El tiossulfato de sodio se conecta irreversivelmente con la cisplatina formando el complejo Pt(S2O3)4. Debe ser administrado inmediatamente después de la infusión de la cisplatina para su neutralización. Los estudios electrofisiologicos y histopatologicos en animales muestran que el tiossulfato protege significativamente contra los daños cocleares tóxicos de la cisplatina, principalmente cuando administrado hasta 1 hora después de la cisplatina, interagindo-si con ella lo que impide el contacto de la cisplatina con las células ciliadas externas y las células marginales de la stria vascularis, impidiendo la conexión de la cisplatina a macromoléculas intracelulares [30, 36].

Una comparación del tiossulfato de sodio con el dietilditiocarbamato, fosfomicina y amifostina, en cuanto a la tasa de otoprotección a los daños causados por la cisplatina, mostró que hubo 91% de protección para el tiossulfato de sodio, 68% de protección para el dietilditiocarbamato y 45 % para la fosfomicina y amifostina, sugiriendo la posible utilización del tiossulfato como promissor para la otoprotección [36].

1.3. Dietilditiocarbamato

El dietilditiocarbamato es un agente quelante de metales pesados con acción otoprotector a los efectos de la cisplatina en ratones. Utilizado en pacientes que recibían tratamiento antitumoral con cisplatina se mostró efectivo parcialmente y con efecto dosis dependiente, además de elevado índice de efectos colaterales, sin indicios clínicos de que el mismo podría interagir y bloquear los efectos antineoplásicos de la cisplatina [36, 38].

1.4. Derivados de las melanocortinas

Son agentes utilizados como neuroprotectores, como las melanocortinas y la hormona adrenocorticotrofico (ACTH), en particular su peptideo análogo ORG2766. 40% de los animales que recibieron elevadas dosis ototóxicas de cisplatina fueron protegidos, presentando resultados satisfactorios en cuanto a evaluación eletrofisiologica de la audición y en estudios por microscopia óptica, no siendo evidenciado lesión celular significativa [39, 40, 41, 42, 43].

1.5. D-metionina y l-metionina

La D-metionina, un compuesto sulfurado, con afinidad de conexión a la cisplatina, fue utilizado en ratones tratados con elevadas dosis de cisplatina (16 mg/Kg DU), evaluados por potenciales evocados auditivos del tronco cerebral y por microscopia electrónica de varrido y administrada 30 minutos después de la cisplatina en la dosis de 300 mg/Kg protegió significativamente las células ciliadas externas, con reducción de la mortalidad de los animales, protegiéndolos cuánto de la pérdida de peso.

Estudios posterores con la D-Metionina y L-Metionina mostraron excelente acción otoprotector por la cisplatina, pero con reducción significativa de la potencía en la actividad antineoplásica de la cisplatina [28].

La aplicación en el oído medio de D-metionina tópica, junto de la ventana redonda fue significativa a los efectos ototoxicos de la cisplatina a las células ciliadas cocleares y posibilita evitar los efectos sistémicos de estas drogas así como interferir con el potencial antineoplasico de la cisplatina.

1.6. L-N-acetil cisteína

La L-N-acetilcisteína en neuronas de la audición y células ciliadas externas sensoriales, mostró protección efectiva a ambos. Es una droga del grupo de los tióles, con potencial efecto antioxidante y que promueve aumento en los niveles del glutation intracelular [44, 45].

1.7. Dexametasona

La utilización de dexametasona intratimpanica se mostró eficiente agente otoprotector a los efectos ototoxicos de la cisplatina en estudios en cobayas y de fácil aplicación fue efectiva cuando administrada 1 hora antes de la aplicación sistémica de cisplatina, con protección anatómica y funcional. La posibilidad de aplicación intratimpanica minimiza los efectos ototoxicos de la cisplatina sin interferir con sus efectos quimioterápicos. Algunos estudios muestran la efectiva otoprotección de la dexametasona asociada a la vitamina E, dos substancias que tutearían como antioxidantes y anti radicales libres intracelular que también tutéan mejorando los efectos nefrotóxicos y el daño a las células del endotelio en animales tratados con cisplatina [46, 47].

1.8. Salicilato de sodio

El salicilato de sodio es una droga sabidamente ototóxica dependiendo de la dosis utilizada. La dosis de 100 mg/Kg subcutanea atenuó en 80% la ototoxicidad de la gentamicin en cuanto a la pérdida de células ciliadas externas cocleares. El salicilato tutéa como quelante de hierro, eliminando radicales libres tóxicos, alem de eso, el salicilato poder ser oxidado por el quelante de hierro 2,3-dihidroxibenzoato, que es una substancia envuelta con el "stress oxidativo" celular.

La protección a los efectos ototoxicos de la cisplatina fue demostrada por medidas electrofisiologicas de los potenciales auditivos evocados del tronco cerebral, con reducción significativa de la pérdida de células ciliadas externas [48, 49].

El ion hierro está envuelto en la nefrotoxicidad de la cisplatina, así estudios demuestran la ocurrencia de otoprotección parcial cuando se administra un quelante de hierro como lo 2,2´- dipiridil. La ototoxicidad por la cisplatina es mediada por una vía hierro dependiente, asociada a un aumento en la formación de anions superoxidos en el interior de las células ciliadas externas de la cóclea.

1.9. Extracto de Ginkgo Biloba

El extracto seco de ginkgo biloba mostró efecto otoprotector a los daños causados en las células ciliadas externas por la cisplatina en estudios de imunohistoquímica, medidas del potencial de acción de la audición, PEATE y de microscopia electrónica de varrido. Este efecto protector ocurriría porque la ginkgo biloba reduce la peroxidación lipidica y tutéa removiendo del medio intracelular anions superoxidos y radicales libres [50, 51].

1.10. Amifostina

La amifostina (WR - 2721) es una droga del grupo de los tiofosfatos inorganicos, utilizada como protector a las radiaciones electromagneticas, siendo demostrada a nefroprotección la cisplatina sin alterar su función antitumoral. Estudios en humanos relatan discreta reducción de la ototoxicidad de la cisplatina en pacientes tratados con amifostina, con mantenimiento de sus importantes efectos colaterales, lo que podría ser un factor de limitación de su aplicación clínica. La amifostina tutearía por conexión en las derivaciones activas de los antineoplasicos, no estando completamente esclarecida suya influéncia en la eficacia de la quimioterapia, así, ella ha sido utilizada como protector a los efectos de la radioterapia [52, 53].

1.11. Lactato

La solución de Ringer-Lactato se mostró protector a la ototoxicidad causada por la cisplatina en animales cuando administrada por la vía transtimpanica. El isótopo de la enzima lactato desidrogenase (LDH-H) ha sido descrita como un marcador de resistencia a la cisplatina en múltiples tipos de tumores. Encontrada en las células ciliadas externas cocleares y en la perilinfa la LDH convierte el lactato en piruvato, generando nicotinamida adenina dinucleotideo (NADH), que es un potente antioxidante endogeno. La solución de Ringer-Lactato con 28 mEq/L de lactato generalmente es utilizada en la hidratación del paciente que será sometido a la quimioterapia con cisplatina [36].

1.12. Otros agentes

Diversas substancias han sido probadas como agentes otoprotectores, el acido 4-metiltiobenzóico y el acido pantotenico han demostrada protección la ototoxicidad por la cisplatina por tutear en el sistema antioxidante coclear [54].

Otras substancias como Lazaróides (U-743899), que son los 21-aminoesteróides, sin acción glicocorticoide y presentan potencial efecto otoprotector a cisplatina, tutéan inibindo la peroxidación lipidica, carreando radicales libres tóxicos intracocleares [55].

El acido lipoico y el Ebselen son substancias antioxidantes que también fueron demostradas con agentes potencialmente otoprotectores, dosis dependientes, a los efectos ototoxicos por la cisplatina [27].

Drogas como el Acuval 400, un integrador alimenticio de la coenzima Q10 que tutéa como antioxidante, mostró potencial efecto otoprotector en animales sometidos a ruido lesivo.

La oxigenoterapia hiperbárica consiste en proveer un suprimiento adecuado de oxígeno, evitándose, así, el stress oxidativo secundario al cuadro de hipoxia coclear, con eventual muerte celular de células inicialmente no lesionadas, pudiendo ser utilizada como agente otoprotector a la ototoxicidad de la cisplatina y al ruido [56, 57].

2. Implicaciones futuras del desarrollo de Otoprotectores

Muchos agentes con potencial otoprotector han sido probados en plantillas animales, necesitando la transposición de tales estudios para la fase clínica. La utilización sistémica de drogas otoprotectoras depende del alta concentración de la droga otoprotectora para transponer la barrera sangre – oído interno (stria vascularis), resultando en otoprotección. La droga otoprotectora sistémica puede interferir con la acción de la droga a que se pretende protección a punto de inibir su actividad primaria, inutilizándola, como en el caso de antineoplásicos,

Substancias como la amifostina, WR-1065, N-acetilcisteína, d-metionina, tiossulfato de sodio y erdosteina que sabidamente forman un complejo con la cisplatina por la presencia de tióles en su estructura molecular, así como drogas que contienen selênio, como el ebselen y alopurinol, podrían interferir en su actividad antitumoral. La estrategia para minimizar los efectos sistémicos es la perfusión intratimpanica, la via de aplicación transtimpánica, del agente otoprotector, basada en el principio de permeabilidad de la membrana de la ventana redonda, con la ventaja de permitir la infusión de altas concentraciones de los compuestos para el oído interno, sin acción sistémica interfiriendo en otros órganos, evitando, así, los efectos colaterales sistémicos e interacción con otras drogas. La difusión de la droga por la membrana de la ventana redonda y para los líquidos cocleares, depende de características específicas del fármaco como su liposolubilidad, peso molecular bajo y carga eléctrica, además de la ausencia de potenciales bloqueos a la ventana redonda, como fibrosis y cicatrizes. Para la administración intratimpânica se deben considerar substancias con bajo peso molecular como, por ejemplo, el lactato [27, 58].

Otro aspecto importante de la administración sistémica del otoprotector a ser considerado es la correlación entre la dosis administrada en animales y la necesaria en humanos para obtenerse el mismo efecto otoprotector, como en el caso del salicilato de sodio, n-acetilcisteína y vitamina E. Altas dosis del salicilato pueden interferir con la función renal aumentando la nefrotoxicidad de drogas como la cisplatina.

Drogas antineoplásicas son anchamente utilizadas para el tratamiento del cáncer en adultos y en niños, aumentando su sobrevida, favoreciendo una mayor incidencia de sus efectos colaterales de entre los cuales la ototoxicidad, que lleva a la pérdida de la audición irreversible, bilateral, para las altas frecuencias (4KHz -8KHz). Muchos estudios han identificado drogas potencialmente otoprotectors, necesitando, en el momento, de estudios clínicos que permitan su utilización en humanos.

3. Autodefesa celular; habituación y regeneración celular

Después de 8 semanas de una lesión ototóxica por la cisplatina ocurre una mejora en los potenciales auditivos con la formación de nuevas células ciliadas externas o reparación de las células ciliadas externas lesionadas, lo que sinaliza para la capacidad de recuperación espontanea de las células ciliadas externas lesadas, sugiriendo un mecanismo de autodefesa. Neuropeptideos, por presentar un potencial de otoprotección y estimulen la recuperación espontanea de las células ciliadas externas podrían ser agentes con perspectivas de aplicación. Dosis bajas no cocleotoxicas de un agente ototoxico (amicacina o Cisplatina) utilizadas previamente a la dosis elevadas sabidamente ototóxicas protegen las células ciliadas externas, lo que sugiere la posibilidad de un mecanismo de autodefesa o adaptación de las mismas a las agresiones inducidas por agentes ototóxicos. Los mecanismos antioxidantes de las células ciliadas externas "activados" por dosis bajas no lesivas llevarían a uno preparo de la célula para recibir una carga mayor del agente ototoxico lesivo. Estos estudios muestran evidencias de un mecanismo de autodefesa de las células ciliadas cocleares contra las alteraciones anatómicas y estructurales de las mismas [59, 60, 61, 62, 63, 64, 65].

Hace más de veinte años fue demostrado que las aves pueden regenerar sus células ciliadas cocleares después de daños de ruido o tratamiento con agentes ototoxicos. A pesar de la complejidad estructural del órgano de Córti, entender como la regeneración estructural y funcional ocurre puede llevar al desarrollo de terapias para el tratamiento de pérdida de la audición neurosensorial en humanos. La regeneración de las estructuras celulares del oído interno puede permitir el restablecimiento de la función auditiva y dos estrategias son descritas en la literatura que buscan un tratamiento para las pérdidas de la audición sensorioneurales, la utilización de agentes otoprotectores y la regeneración, que es definida como la sustitución de las células ciliadas cocleares lesadas restableciendo su conexión con el sistema nervioso céntrico a través de las neuronas auditivos primarios [66, 67].

En las aves, la muerte celular programada induz a las células soportes adyacentes la regeneración para sustituir las células ciliadas perdidas. Aunque las células ciliadas de la cóclea de mamíferos sufran apoptose en respuesta a daños causados por el ruido o por drogas ototóxicas, las células soportes no poseen la capacidad de regenerarse [67, 68].

En los mamíferos, la producción de células ciliadas y células soporte ocurre solamente en el periodo embrionario. Recientemente fue demostrado la presencia de células progenitoras en el órgano de Córti maduro, además del desarrollo de herramientas moleculares que permitieron la comprensión de las vías de señalización intracelulares que llevan a la supervivencia o muerte de neuronas auditivos así como la identificación de nuevos agentes *farmacológicos, de administración local, que promueven la sobrevida de las neuronas auditivos en enfermedades de la oreja interna [68, 69, 70].

Estudios con factores de crecimiento durante el desarrollo del órgano de Corti tienen sinalizado para la posibilidad de mantenimiento o regeneración de neuronas auditivos. Factores neurotróficos permitieron la regeneración de neuronas auditivos maduros *in vitro* y *in vivo*, siendo posible aplicar tales factores a las células ciliadas del órgano de Corti en cultura a través de la utilización de acido retinóico y factor transformador alfa de crecimiento, abriendo perspectivas clínicas para la regeneración de la oreja interna. Experimentos actuales sobre terapia genética con la manipulación de genes y trasplante de células-tronco sugieren que la regeneración de la cóclea de mamíferos puede ser posible, suministrando una herramienta terapéutica para pérdida auditiva en humanos [9, 71, 72, 73].

4. Referencias

1. Laurell, G.; Engström, B.; Bagger-Sjöback, D. Oto-toxicity of Cisplatin. Int. J. Androl. 10: 359-362: 1987.
• http://dx.doi.org/10.1111/j.1365-2605.1987.tb00203.x
• PMid:3583423

2. Matz, G.J. Aminoglicosyde cochlear ototoxicity. Oto. Clin. NA 1993; 26: 705-712.

3. Powis, G.D.; Hacker, M.P. The Toxicity of anticancer drugs. Peragamon Press, New York, Pp 82 - 105, 1991.

4. Sha, S.H.; Schacht, J. Salicylate atteenuates Gentamicin induced ototoxicity. Lab. Invest; 79(7):807-813; 1999.
• PMid:10418821

5. Ravi, R.; Somani S.M.; Rybak, L.P. Mechanism of cisplatin ototoxicity: antioxidant system. Pharmacology & Toxicology. 76: 386 - 394. 1995.
• http://dx.doi.org/10.1111/j.1600-0773.1995.tb00167.x
• PMid:7479581

6. Rosenberg, B. Clinical aspects of platinum anticancer drugs. In: Metal Ions in Biological Systems, New York. Basel Marcel Dekker, Inc, Vol 12: 127-196, 1980.

7. Rosenberg, B. Fundamental studies with cisplatin. Cancer; 55:2303-2346, 1985.
• http://dx.doi.org/10.1002/1097-0142(19850515)55:10<2303::AID-CNCR2820551002>3.0.CO;2-L

8. Stengs, C.H.; Klis, S.F.; Huizing, E.H.; Smoorenburg, G.F. Cisplatin ototoxicity. An electrophysiological dose-effect study in albino guinea pigs. Hear Res; 124(1-2):99-107, 1998.
• http://dx.doi.org/10.1016/S0378-5955(98)00129-4

9. Van Den Berg, J.H.; Beijnen, J.H.; Balm, A.J.M. et al. Future opportunities in preventing cisplatin induced ototoxicity. Cancer Treatment Reviews. 32:390– 397, 2006.
• http://dx.doi.org/10.1016/j.ctrv.2006.04.011
• PMid:16781082

10. Yung, M.W.; Dorman, E.B. Electrocochleography during intravenous infusion of cisplatin. Arc. Otolaryngol. Head neck Surg. 112(8):823-6, 1986.
• http://dx.doi.org/10.1001/archotol.1986.03780080023004
• Simpson, T.H.; Schwan, S. A.; Rintelmann, W.F. Audio¬metric Test Criteria in the detection of

Cisplatin Oto-toxicity. J Am Acad Audiol; 3(3): 176 - 85, 1992.
• PMid:1581592

12. Kemp, D.T.; Siobhan, R.; Bray, P. A guide to effective use of otoacoustic emissions. Ear Hear; 11(2):93-105. 1990.
• http://dx.doi.org/10.1097/00003446-199004000-00004
• PMid:2340969

13. Jero, J.; Coling, D.E.; Lalwani, A.K. The use of Preyer's reflex in evaluation of hearing in mice. Acta Otolaryngol. Jul;121(5):585-9, 2001.

14. Allen, G.C.; Tiu, C.; Koike, K.; Ritchey, A.K.; Kurs-Lasky, M.; Wax, M.K. Transient-evoked otoacoustic emissions in children after cisplatin chemotherapy. Otolaryngol Head Neck Surg;118(5):584-8, 1998.
• PMid:9591854

15. Barron, S.E.; Daihneault, E. A. Effect of cisplatin on hair cell Morphology and lateral wall Na-K-ATP ase activity. Hear Res. 26: 131-137, 1987.
• http://dx.doi.org/10.1016/0378-5955(87)90104-3

16. Dehne, N.; Lautermann, J.; Petrat, F.; Rauen, U.; de Groot, H. Cisplatin ototoxicity: involvement of iron and enhanced formation of superoxide anion radicals. Toxicol Appl Pharmacol. 1;174(1):27-34, 2001.

17. Evans, P.; Halliwell, B. Free radicals and hearing. Cause, consequence, and criteria. Ann N Y Acad Sci. 28;884:19-40, 1999.
• http://dx.doi.org/10.1111/j.1749-6632.1999.tb08633.x

18. Harder, H.C.; Rosenberg, B. Inhibitory effects of anti-tumo platinum compounds on DNA, RNA and protein syntheses in mammalian cells in vitro. Int. J. Cancer; 6: 207-216, 1970
• http://dx.doi.org/10.1002/ijc.2910060207
• PMid:5479434

19. Huang, T.; Cheng, A.G.; Tupak, H.; Liu, W.; Kim, A.; Staecker, H.; Lefebvre, P.P.; Malgrange, B.; Kopke, R.; Moonen, G.; Van De Water, T.R. Oxidative stress-induced apoptosis of cochlear sensory cells: otoprotective strategies. Int J Dev Neurosci;18(2-3):259-70, 2000.
• http://dx.doi.org/10.1016/S0736-5748(99)00094-5

20. McAlpine, D.; Johnstone, B.M. The ototoxic mechanism of cisplatin. Hear Res. 47:191 - 203: 1990.
• http://dx.doi.org/10.1016/0378-5955(90)90151-E

21. De Laurents, A.; De Capua, B.; Barbieri, M.T.; Bellussi, L.; Passali, D. ABR Evaluation of ototoxicity in cancer patients receiving cisplatin or carboplatin. Scand Audiol; 28(3)139-143, 1999.
• http://dx.doi.org/10.1080/010503999424707

22. Fausti, S. A.; Frey, R.H.; Henry, J.A.; Olson, D.J.; Schaffer, H.I. Early detection of ototoxicity using high-frequency, tone burst evoked auditory brainstem responses. J Am Acad Audiol; 3(6):37-40, 1992.

23. Laurell, G.; Bagger-Sjöbäck. Dose Dependent inner ear changes after I.V. administration of cisplatin. J. Otolaryngol. 20:158-167. 1991.
• PMid:1870163

24. Lautermann, J.; Song, B.; McLaren, J.; Schacht, J. Diet is a risk factor in cispl;atin ototoxicity. Hear Res. 88:47-53. 1995.
• http://dx.doi.org/10.1016/0378-5955(95)00097-N

25. Nagy, J.L.; Adelstein, D.J.; Newman, C.W.; Rybicki, L.A.; Rice, T.W.; Lavertu, P. Cisplatin ototoxicity: the importance of baseline audiometry. Am J Clin Oncol; 22(3)305 - 8, 1999.
• http://dx.doi.org/10.1097/00000421-199906000-00020
• PMid:10362343

26. Neubert, D. Significance of pharmacockinetic variables in reproductive and developmental toxicity. Xenobiotica; 18(suppl. 1):45 – 58. 1998.

27. Rybak, L.P.; Somani, S. Ototoxicity. Amelioration by protective agents. Ann N Y Acad Sci. 28;884:143-51, 1999.(a)

28. Ravi, R.; Rybak, L.P.; Somani, S.M. Relatioship of pharmacodynamic effects of cisplatn to the glutathione levels in the cochlea, inferior colliculus and kidney. Pharmacologist; 33:402. 1991.

27. Cascella V, Giordano P, Hatzopoulos S, Petruccelli J, Prosser S, Simoni E, Astolfi L, Fetoni AR, Skarżyński H, Martini A. A new oral otoprotective agent. Part 1: Electrophysiology data from protection against noise-induced hearing loss. Med Sci Monit. 2012;18(1):1-8.
• http://dx.doi.org/10.12659/
MSM.882180PMCid:PMC3560681

28. Campbell, K. C.; Rybak, L.P.; Meech, R.P.; Hughes, L. D-Methionine provides excellent protection from cisplatin ototoxicity in the rat; Hear Res; 102(1-2):90, 1996.
• http://dx.doi.org/10.1016/S0378-5955(96)00152-9

29. Elferink, F.; Van der Vijgh, W.J.; Klein, I.; Pinedo, H.M. Interaction of cisplatin and carboplatin with sodium thiossulfate: reaction rates and protein binding. Clin. Chem; 32:641-645, 1986.
• PMid:3513991

30. Muldoon, L.L.; Pagel, M.A.; Kroll, R.A.; Brummett, R.E.; Doolittle, N.D.; Zuhowski, E.G.; Egorin, M.J.; Neuwelt, E.A. Delayed administration of sodium tiosulfate in animal models reduces platinum ototoxicity without reduction of antitumor activity. Clin Cancer Res; 6(1): 309-315, 2000.
• PMid:10656463

31. Reser, D.; Rho, M.; Dewan, D.; Herbst, L.; Li, G.; Stupak, H.; Zur, K.; Romaine, J.; Frenz, D.; Goldbloom, L.; Kopke, R; Arezzo, J.; Van De Water, T. L.- and D- Methionine provide equivalent long term protection against CDDP- induced ototoxicity in vivo, with partial in vitro and in vivo retention of antineoplastic activity. Neurotoxicology; 20(5):731-48, 1999.
• PMid:10591510

32. Saito, T.; Zhang, Z.J.; Manabe, Y.; Ohtsubo, T.; Saito, H. The Effect of Sodium Thiosulfate on Ototoxicity and Pharmacokinetics After Cisplatin Treatment in Guinea Pigs. Eur Arch Otorhinolaryngol; 254(6):281-6, 1997.
• http://dx.doi.org/10.1007/BF02905989
• PMid:9248736

33. Rybak, L.P.; Whitworth, M.A.; Somani, S. Application of Antioxidants and Other Agents to Prevent Cisplatin Ototoxicity. The Laringoscope 109: 1740 - 1744. Nov. 1999.

34. Song, B.B.; Schacht, J. Variable efficacy of radical scavengers and iron chelators to attenuate gentamicin ototoxicity in guinea pig in vivo; Hearing Res.; 94:87-93; 1996.
• http://dx.doi.org/10.1016/0378-5955(96)00003-2

35. Paksoy M, Ayduran E, Sanlı A, Eken M, Aydın S, Oktay ZA. The protective effects of intratympanic dexamethasone and vitamin E on cisplatin-induced ototoxicity are demonstrated in rats. Med Oncol. 2011;28(2):615-21.

36. Kaltenbach, J.A.; Church, M.W,; Blakley, B.W.; Mc Caslin, D.L.; Burgio, D.L. Comparison of five agents in protecting the cochlea against the ototoxic effects of cisplatin in the hamster. Otolaryngol Head Neck Surg; 117(5):493-500, 1997.
• http://dx.doi.org/10.1016/S0194-5998(97)70020-2

37. Jordan, J.A.; Schwade, N.D.; Truelson, J.M. Fosfomycin does not inhibit the tumoricidal efficacy of cisplatinum. The Laryngoscope; 109(8):1259-62, 1999.
• http://dx.doi.org/10.1097/00005537-199908000-00014
• PMid:10443830

38. Berry, J.M.; Jacobs, C.; Sikic, B.; Halsey, J.; Borch, R.F. Modification of cisplatin toxicity with diethyldithiocarbamate. J Clin Oncol; 8(9):1585 -m 90, 1990.

39. Stengs, C.H.M.; Klis, S.F.L.; Huizing, E.H.; Smoorenburg, G.F. Protective Effects of a Neurothophic ACTH (4-9) Analog on Cisplatin Ototoxicity in Relation to the Cisplatin Dose: An Electrocochleographic Study in Albino Guine Pigs. Hearing Res. 124: 108-117. 1998.
• http://dx.doi.org/10.1016/S0378-5955(98)00130-0

40. Lopez-Gonzalez MA, Guerrero JM, Rojas F, Delgado F. Ototoxicity caused by cisplatin is ameliorated by melatonin and other antioxidants. J Pineal Res; 28(2):73-80, 2000.
• http://dx.doi.org/10.1034/j.1600-079X.2001.280202.x
• PMid:10709968

41. Heijmen, P.S.; Klis, S.F.; De Groot, J.C.; Smoorenburg, G.F. Cisplatin ototoxicity and the possibly protective effect of alpha-melanocyte stimulating hormone. Hear Res;128(1-2):27-39, 1999.
• http://dx.doi.org/10.1016/S0378-5955(98)00194-4

42. Cardinaal, R.M.; Groot, J.C.M.J.; Huizing, E.H.; Veldman, J.E.; Smoorenburg, G.F. Histological effects of Co-administration of an ACTH(4-9) analog, ORG 2766, on cisplatin ototoxicity in the albino guinea pig. Hearing Res.144: 157-167, 2000 b.
• http://dx.doi.org/10.1016/S0378-5955(00)00061-7

43. Hamers, F.P.; Klis, S.F.; Gispen, W.H.; Smoorenburg, G.F. Application of a neuroprotective ACTH (4-9) analog to affect cisplatin ototoxicity: an electrocochleographic study in guinea pigs. Eur Arch Otorhinolaryngol; 251(1):23-9, 1994.
• http://dx.doi.org/10.1007/BF00175953
• PMid:8179863

44. Feghali, J.G,; Liu, W.; Van De Water, T.R. L-n-acetyl-cysteine protection against cisplatin-induced auditory neuronal and hair cell toxicity. The Laryngoscope; 111(7):1147- 50, 2001.
• http://dx.doi.org/10.1097/00005537-200107000-00005
• PMid:11568534

45. Choe, W.T.; Chinosornvatana, N.; Chang, K.W. Prevention of cisplatin ototoxicity using transtympanic N-acetylcysteine and lactate. Otol. Neurotol. 25(6):910-5. 2004.
• http://dx.doi.org/10.1097/00129492-200411000-00009
• PMid:15547419

46. Shafik AG, Elkabarity RH, Thabet MT, Soliman NB, Kalleny NK. Effect of intratympanic dexamethasone administration on cisplatin-induced ototoxicity in adult guinea pigs. Auris Nasus Larynx. 2012 Aug 9. [Epub ahead of print]
• http://dx.doi.org/10.1007/s12032-010-9477-4

47. Murphy D, Daniel SJ. Intratympanic dexamethasone to prevent cisplatin ototoxicity: a guinea pig model. Otolaryngol Head Neck Surg. 2011;145(3):452-7.
• http://dx.doi.org/10.1177/0194599811406673
• PMid:21521888

48. de Almeida-Silva I, de Oliveira JA, Rossato M, Salata FF, Hyppolito MA.Spontaneous reversibility of damage to outer hair cells after sodium salicylate induced ototoxicity. J Laryngol Otol. 2011;125(8):786-94.
• http://dx.doi.org/10.1017/S0022215111000612
• PMid:21781353

49. Hyppolito MA, de Oliveira JA, Rossato M. Cisplatin ototoxicity and otoprotection with sodium salicylate. Eur Arch Otorhinolaryngol. 2006;263(9):798-803.
• http://dx.doi.org/10.1007/s00405-006-0070-6
• PMid:16758221

50. Hyppolito MA, de Oliveira AA, Rossato M, Holanda, F. Ototoxicidade da cisplatina e otoproteção pelo extrato de ginkgo biloba às células ciliadas externas: estudo anatômico e eletrofisiológico. Braz J Otorhinolaryngol. 2003, 69(4):504-11.

51. Fukaya, H.; Kanno, H.Experimental studies of the protective effect of ginkgo biloba extract (GBE) on cisplatin-induced toxicity in rats. Nippon Jibiinkoka Gakkai Kaiho; 102(7):907-17, 1999.
• http://dx.doi.org/10.3950/jibiinkoka.102.907
• PMid:10459293

52. Foster Nora, J.A.; Siden, R. Amifostin for protection from antineoplasic drug toxicity. Am J Health Syst Pharm; 54:787-800; 1997.
• PMid:9099346

53. Hyppolito MA, de Oliveira AA, Lessa RM, Rossato M. Amifostine otoprotection to cisplatin ototoxicity: a guinea pig study using otoacoustic emission distortion products (DPOEA) and scanning electron microscopy. Braz J. Otorhinolaryngol. 2005; 71(3):268-73.
- PMid:16446928

54. Kamimura, T.; Whitworth, C.A.; Rybak, L.P. Effect of 4-methylthiobenzoic acid on cisplatin-induced ototoxicity in the rat. Hear Res; 131(1-2):117-27, 1999.
- http://dx.doi.org/10.1016/S0378-5955(99)00017-9

55. Hori, H.; Kanno, H. Na Experimental Study of the Protective Effect of Lazaroid (U-74389G) on Cisplatin Induced Toxicity. Nippon Jibiinkoka Gakkai Kaiho; 102(1):8-18, 1999.
- http://dx.doi.org/10.3950/jibiinkoka.102.8
- PMid:10067316

56. Yassuda CC, Righetti AE, Cury MC, Hyppolito MA, Oliveira JA, Féres O. The role of hyperbaric oxygen therapy (hot) as an otoprotection agent against cisplatin ototoxicity. Acta Cir Bras. 2008;23 Suppl 1:72-6
- http://dx.doi.org/10.1590/S0102-86502008000700013
- PMid:18516452

57. Colombari GC, Rossato M, Feres O, Hyppolito MA. Effects of hyperbaric oxygen treatment on auditory hair cells after acute noise damage. Eur Arch Otorhinolaryngol. 2011;268(1):49-56.
- http://dx.doi.org/10.1007/s00405-010-1338-4
- PMid:20652293

58. Kohn, S.M.; Fradis, J.; Zidan, L. Podoshin,E. Robinson & I. Nir.Cisplatin ototoxicity in guinea pigs with special reference to toxic effects in the stria vascularis. Laringoscope.8; 885 - 871. 1988.

59. Körbes D, Silveira AF, Hyppolito MA, Munaro G. Organophosphate-related ototoxicity: Description of the vestibulocochlear system ultrastructural aspects of guinea pigs. Braz J Otorhinolaryngol. 2010 Mar-Apr;76(2):238-44.
- http://dx.doi.org/10.1590/S1808-86942010000200015
- PMid:20549086

60. Gao, W.Q. Role of neurotrophins and lectins in prevention of ototoxicity. Ann N Y Acad Sci. 28;884:312-27, 1999.
- http://dx.doi.org/10.1111/j.1749-6632.1999.tb08651.x

61. Cardinaal, R.M.; Groot, J.C.M.J.; Huizing, E.H.; Veldman, J.E.; Smoorenburg, G.F. Cisplatin-induced ototoxicity: morphological evidence of spontaneous outer hair cell recovery in albino guinea pigs? Hearing Res. 144:147-156. 2000 c.
- http://dx.doi.org/10.1016/S0378-5955(00)00060-5

62. Maudonnet EN, de Oliveira JA, Rossato M, Hyppolito MA. Gentamicin attenuates gentamicin-induced ototoxicity - self-protection. Drug Chem Toxicol. 2008;31(1):11-25.
- http://dx.doi.org/10.1080/01480540701688287
- PMid:18161505

63. Oliveira JA, Canedo DM, Rossato M, Andrade MH. Self-protection against aminoglycoside ototoxicity in guinea pigs. Otolaryngol Head Neck Surg. Sep;131(3):271-9, 2004.

64. Smoorenburg, G.F.; De Groot, J.C.; Hamers, F.P.; Klis, S.F. Protection and spontaneous recovery from cisplatin-induced hearing loss. Ann N Y Acad Sci. 28;884:192-210, 1999.
- http://dx.doi.org/10.1111/j.1749-6632.1999.tb08642.x
- PMid:20300971

65. Stengs, C.H.M.; Klis, S.F.L.; Huizing, E.H.; Smoorenburg, G.F. Cisplatin-induced Ototoxicity. Electrophysiological Evidence of Spontaneous Recovery in the Albino Guinea Pig. Hear Res; 11(1-2): 103 - 13, 1997.
- http://dx.doi.org/10.1016/S0378-5955(97)00095-6

66. Lefèbvre P, Malgrange B, Van de Water T, Moonen G. Jean Marquet Award. Regeneration of the neurosensory structures in the mammalian inner ear. Acta Otorhinolaryngol Belg. 1997;51(1):1-10.
- PMid:9105475

67. Lefèbvre P, Malgrange MB, Moonen MG. Regeneration of hair cells and auditory neurons in the ear. Bull Mem Acad R Med Belg. 2008;163(7-9):391-6; discussion 397.
- PMid:19445109

69. Ciges, M.; Fernandez, F.C.; Crespo, P.V.; Campos A. Pantothenic acid and coenzyme A in experimental cisplatin induced ototoxia. Acta Otolaryngol; 116(2): 263-268; 1996.
- http://dx.doi.org/10.3109/00016489609137837
- PMid:8725528

70. Demarco RC, Rossato M, de Oliveira JA, Hyppolito MA. Histological effects of intratympanic gentamicin on the vestibular organ of guinea pigs. J Laryngol Otol. 2011;125(4):357-62.
- http://dx.doi.org/10.1017/S0022215110002306

• PMid:21054910

71. Zenner, H.P.; Keiner, S.; Zimmermann, U. Specific glutathione-SH inhibition of toxic effects of metabolised gentamicin on isolated guinea pig hair cells. Eur. Arch. Otorhinolaryngol. 251:84-90.1994.

72. Blakley, B.W.; Cohen J.I.; Doolittle, N.D.; Muldoon, L.L.; Campbell, K.C.; Dickey, D.T.; Neuwelt, E.A. Strategies for prevention of toxicity caused by platinum - based chemotherapy: review and summary of the annual meeting of the Blood-brain barrier disruption program, Gleneden Beach, Oregon, March 10, 2001. The Laringoscope; 112: 1997-2001, 2002.

73. Canedo, D.J.M. Auto defesa da cóclea contra agentes nocivos. Tese de Mestrado –área de Otorrinolaringologia da Faculdade de Medicina de Ribeirão Preto-USP. 1999.

73. Cotanche DA. J Commun Disord. 2008 Sep-Oct;41(5):421-43. Epub 2008 Mar 25. Genetic and pharmacological intervention for treatment/prevention of hearing loss.
• http://dx.doi.org/10.1016/j.jcomdis.2008.03.004
• PMid:18455177 PMCid:PMC2574670

OmniaScience

DOI: *HTTP://DX.DOI.ORG/10.3926/OMS.54*

REFERENCIAR ESTE CAPÍTULO:

Lafuente, J.V., Requejo, C.,Bengoetxea, H.,Ortuzar, N.,Bulnes, S.(2014).
Angioglioneurinas y enriquecimiento ambiental: una prometedora
alianza para la restauración del cerebro. En García Rodríguez, J.C. (Ed.).
Neuroprotección en enfermedades Neuro y Heredo degenerativas.
Barcelona, España: OmniaScience; 2014. pp.209-257.

Angioglioneurinas y enriquecimiento ambiental: una prometedora alianza para la restauración del cerebro

José Vicente Lafuente

Catalina Requejo

Harkaitz Bengoetxea

Naiara Ortuzar

Susana Bulnes

LaNCE, Dpto. Neurociencias UPV-EHU, Leioa (Bizkaia), España.

Correspondencia a:

J. V. Lafuente

Departamento de Neurociencias, Laboratorio de Neurociencias Clínicas y

Experimentales (LaNCE), Facultad of Medicina y Odontología,

University of the Basque Country UPV/EHU, Barrio Sarriena s/n,

E48940 Leioa, Spain

e-mail: josevicente.lafuente@ehu.es

RESUMEN

El término angioneurinas ha sido propuesto para nombrar moléculas con efectos neuroprotectores, neurogénicos y neurotróficos. Estas moléculas inducen una variedad de respuestas, no sólo en células vasculares y neuronales, también en células gliales. Estas moléculas desempeñan un papel fundamental en el desarrollo del Sistema Nervioso Central (SNC) y en el mantenimiento de las condiciones óptimas para la supervivencia de las células nerviosas en adultos, tomando parte en la protección, división y proliferación de las células neuronales, gliales y endoteliales. Entre las angioneurinas más importantes se encuentran: el factor de crecimiento endotelial vascular (VEGF), el factor derivado del cerebro (BDNF), el factor de crecimiento insulínico tipo-1 (IGF-1) o la eritropoyetina (EPO). Se ha encontrado disminución en la expresión de las angioneurinas en el envejecimiento y en condiciones patológicas, tales como las enfermedades neurodegenerativas o las lesiones cerebrales de origen traumático e isquémico. La administración de estas moléculas actúa como un restaurador del SNC. Dado que sus acciones involucran tanto a las neuronas como a la glía y a los vasos, propusimos el término angioglioneurinas para nombrar a las moléculas que actúan sobre los tres componentes de la unidad neurogliovascular, que la agrupa e identifica como un todo y le confiere además el rango de unidad morfo-funcional del SNC.

El enriquecimiento ambiental ha sido descrito como la combinación de elementos inanimados, la estimulación social, y el ejercicio físico. El enriquecimiento ambiental es la modificación o adición de elementos en el entorno de un animal cautivo de tal manera que con ello se estimulan conductas semejantes a las propias del animal sano en su medio natural. El enriquecimiento pretende estimular comportamientos que satisfagan las necesidades físicas y psicológicas del animal, mejorando con ello las funciones tanto en salud como en la enfermedad, incluyendo cambios morfológicos como fisiológicos. Estos cambios incluyen el aumento de la actividad neuronal y la plasticidad, de la población glial, así como de la remodelación y maduración de la red microvascular. Criarse en ambientes enriquecidos adelanta el inicio del periodo crítico, reduce el deterioro cognitivo fisiológico relacionado con la edad o protege contra disfunciones del comportamiento como por ejemplo las debidas a la adición a drogas.

Entre los efectos beneficiosos de los ambientes enriquecidos en condiciones patológicas se encuentra la recuperación funcional tras procesos traumáticos o isquémicos, la prevención ante las enfermedades neurodegenerativas, etc. Estos efectos son atribuidos, en parte, a un aumento de la producción de angioglioneurinas.

En conclusión, la exposición a un ambiente enriquecido implica un aumento de la expresión de estas moléculas que podría mejorar la evolución de la mayoría de las enfermedades cerebrales. La combinación de la administración de angioglioneurinas y enriquecimiento ambiental podría ser una estrategia terapéutica prometedora para restaurar el cerebro, si bien hay que conocer mejor algunos efectos secundarios que podría conllevar esta combinación.

1. Introducción

Hay un determinado grupo de citoquinas o factores de crecimiento que debido a su acción tanto sobre neuronas como sobre la microvascularización cerebral han sido denominadas "angioneurinas" [1]. Una angioneurina típica es el factor de crecimiento vascular endotelial (VEGF), otras que se describieron primeramente como neurotrofinas, son por ejemplo el factor neurotrófico derivado del cerebro (BDNF), el factor de crecimiento insulínico tipo 1 (IGF-1) o la eritropoyetina (EPO). Independientemente de su origen, todas estas moléculas actúan sobre la unidad neurovascular [2] y la mayoría de ellas presentan también efectos sobre la neuroglia por ello se propone el término de angioglioneurina [3, 4].

Entre los mecanismos fundamentales para la supervivencia de las células nerviosas, están las cadenas metabólicas inducidas por las neurotrofinas. Estas desempeñan un papel clave como agentes antiapoptóticos [5]. Las angioglioneurinas pueden llegar a ser un importante recurso terapéutico en la restauración del SNC, especialmente en patologías como apoplejías o lesiones cerebrales traumáticas [4].

El VEGF es un factor angiogénico fundamental durante el desarrollo [6], en la angiogénesis patológica, y como mediador de la permeabilidad vascular [7]. Este factor también presenta propiedades neuroprotectoras, neurotróficas y neurogénicas [8, 9, 10]. La función neuroprotectora del VEGF parece ser debida a una combinación de efectos neuroprotectores directos y a la estimulación de la angiogénesis. En la misma dirección, estudios recientes encontraron, que la neurotrofina BDNF desempeñaba un importante papel en la regulación del desarrollo vascular y en la respuesta a lesiones [11, 12]. Por otra parte, el IGF-1, además de sus efectos sobre las neuronas, se ha descrito también, como un modulador de la formación de vasos durante el desarrollo del cerebro [13], y como un importante factor promotor en el desarrollo de los vasos [14], y la EPO como la promotora de la angiogénesis [15, 16]. Por tanto, y teniendo en cuenta las funciones previamente descritas, se ha propuesto la administración de angioglioneurinas en modelos de isquemia [17, 18, 19], trauma cerebral [20, 21, 22, 23] y enfermedades neurodegenerativas como el Parkinson, Alzheimer o Esclerosis Multiple [24, 25, 26, 27, 28, 29, 30, 31, 32].

Efectos similares se han descrito para el enriquecimiento ambiental (EA). Numerosos estudios refieren evidencias sobre los cambios inducidos por este paradigma durante el desarrollo del SNC tanto en salud como en enfermedad [33]. El enriquecimiento ambiental tiene importantes efectos sobre la plasticidad de las conexiones nerviosas, especialmente en la corteza visual, donde se ha demostrado que criar desde el nacimiento en un ambiente enriquecido conlleva la aceleración del desarrollo visual [34].

El enriquecimiento ambiental consiste en combinar una serie de elementos y circunstancias que ayudan a estimular conductas semejantes a las propias del animal sano en su medio natural. Así los animales disponen de habitáculos mas amplios, donde se disponen diferentes elementos de variadas formas y colores que son cambiados de posición y sustituidos por otros frecuentemente. En cada ambiente conviven un amplio número de individuos. Todo esto incrementa la estimulación social, visual y el ejercicio físico. Esta asociación induce cambios anatómicos [35], estimula la neurogénesis [36], y es ampliamente propuesta como una medida neuroprotectora en enfermedades neurodegenerativas [37, 38, 39]. Sus efectos han sido estudiados en modelos experimentales de la enfermedad de Alzheimer [40], Parkinson [41], Hungtington [42], lesiones cerebrales traumáticas [43, 44, 45], accidentes cerebrovasculares [46] e incluso tumores [47].

El enriquecimiento ambiental incrementa la expresión de diversos factores de crecimiento que desempeñan un importante papel en el trofismo neuronal, como por ejemplo el factor de crecimiento nervioso (NGF) [48], el factor neurotrófico derivado del cerebro (BDNF) [49, 50], la neurotrofina-3 (NT-3) [51] y el VEGF [52]. El aumento de la actividad neuronal inducida por estímulos ambientales desencadena una serie de eventos importantes para la plasticidad cortical, que incluyen la aceleración del desarrollo del sistema visual a nivel fisiológico, molecular y de comportamiento [34, 49] así como un aumento de la red microvascular [52].

La administración de angioglioneurinas, solas o en combinación con el enriquecimiento ambiental, ha propuesta como una estrategia terapéutica para diversas enfermedades del SNC [3].

En resumen, la exposición a entornos enriquecidos mejora el desarrollo del SNC, con un aumento en la estructura y función de todos los elementos de la unidad neurogliovascular. Por lo tanto, las moléculas que median estas mejoras se podrían denominar angioglioneurinas debido a su triple función.

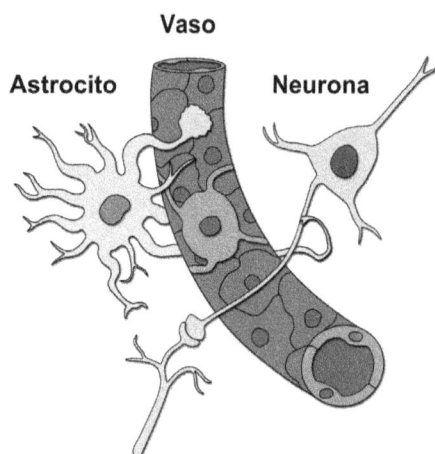

Figura 1.- Representación esquemática de los elementos de la unidad neurogliovascular.

El objetivo de este capítulo es revisar el potencial neurorestaurador (NRT) del la administración de angioglioneurinas y del enriquecimiento ambiental sobre la corteza cerebral, y las ventajas y desventajas de una estrategia sinérgica basada en su combinación.

2. Angioglioneurinas

2.1. Factor de crecimiento endotelial vascular (VEGF)

Inicialmente fue aislado como factor de permeabilidad vascular (VPF) [53], el gen correspondiente fue clonado en 1989 [54] y posteriormente tras comprobar su participación en los procesos de angiogénesis fue denominado factor de crecimiento endotelial vascular (VEGF) [55]. La familia del VEGF consta de cinco moléculas con un alto grado de homología, VEGF-A, VEGF-B, VEGF-C, VEGF-D y el factor de crecimiento placentario (PIGF) [56]. El VEGF-A (VEGF) es la forma predominante y es una glicoproteína homodimérica de 45 kDa inducible por hipoxia. De la remodelación alternativa del ARNm del VEGF hay identificadas 7 isoformas, la principal de ellas en el cerebro es el VEGF165, que contiene algunos residuos básicos en parte difusibles y en parte se unen a la matriz extracelular [57].

Parte de la pluripotencialidad del VEGFA165 se debe a la existencia de una variante que se denominó VEGF-A165b [58, 59]. La isoforma 165 y la 165b son generadas por el mismo transcrito, diferenciándose tan solo en los últimos seis amino ácidos codificados por el octavo exón [60]. Esta pequeña variación le confiere dos propiedades que diferencia radicalmente la función de ambas moléculas. Una de esas propiedades es su afinidad por los heparansulfatos de la matriz extracelular, la forma b la pierde, y la otra afecta a su interacción con los receptores de membrana, la forma b dimeriza dos receceptores VEGFR en lugar de un VEGFR con una Neuropilina1 como hace la otra forma, la consecuencia de todo ello es que esta forma b solo media señales de supervivencia en las células. [61]. El VEGF-A165b está altamente expresado en tejidos no angiogénicos [62, 63], y a diferencia del VEGF-A165, está regulado a la baja en tumores y en otras patologías asociadas con una neovascularización anormal [64, 65, 66].

El VEGF es el factor angiogénico más importante en el desarrollo [6], en la angiogénesis patológica [67, 68, 69, 70] y también en la permeabilidad vascular [7]. Pero el papel del VEGF en el tejido nervioso es mucho más extenso adquiriendo cada vez mas relevancia, a medida que se conocen mejor, sus propiedades neuroprotectoras, neurotróficas y neurogénicas [8, 9, 10].

Inicialmente, en el cerebro en desarrollo, el VEGF es producido por neuronas. Mientras que en P13 la expresión neuronal del VEGF comienza a disminuir, la expresión astrocitaria se hace más evidente, hasta que la localización del VEGF cambia, pasa de ser predominantemente neuronal a glial en P24 [52]. Sin embargo, en el cerebro hipóxico, los niveles altos de VEGF neuronal y glial se mantienen hasta P33 [71].

Los principales receptores para el VEGF son los receptores tirosina quinasa VEGFR-1 (Flt-1) y VEGFR-2 (Flk-1/KDR) [6, 72]. El VEGFR-2 desempeña un papel crítico en la correcta diferenciación y organización de las células endoteliales en los lechos vasculares, siendo el mayor mediador de los efectos mitogénicos, angiogénicos y de aumento de permeabilidad del VEGF [73]. Por otro lado, se cree que el VEGFR-1 regula negativamente la angiogénesis, evitando la unión del VEGF al VEGFR-2 [74]. Se ha descrito también, que el VEGF se une a los receptores no tirosina quinasa, a neuropilina-1 (NP-1) y neuropilina-2 (NP-2), que pueden estar involucrados en la orientación del axón [75]. La coexpresión de los receptores VEGFR-2 y NP-1 aumenta la unión de VEGF a VEGFR-2 y la quimiotáxis mediada por VEGF [76].

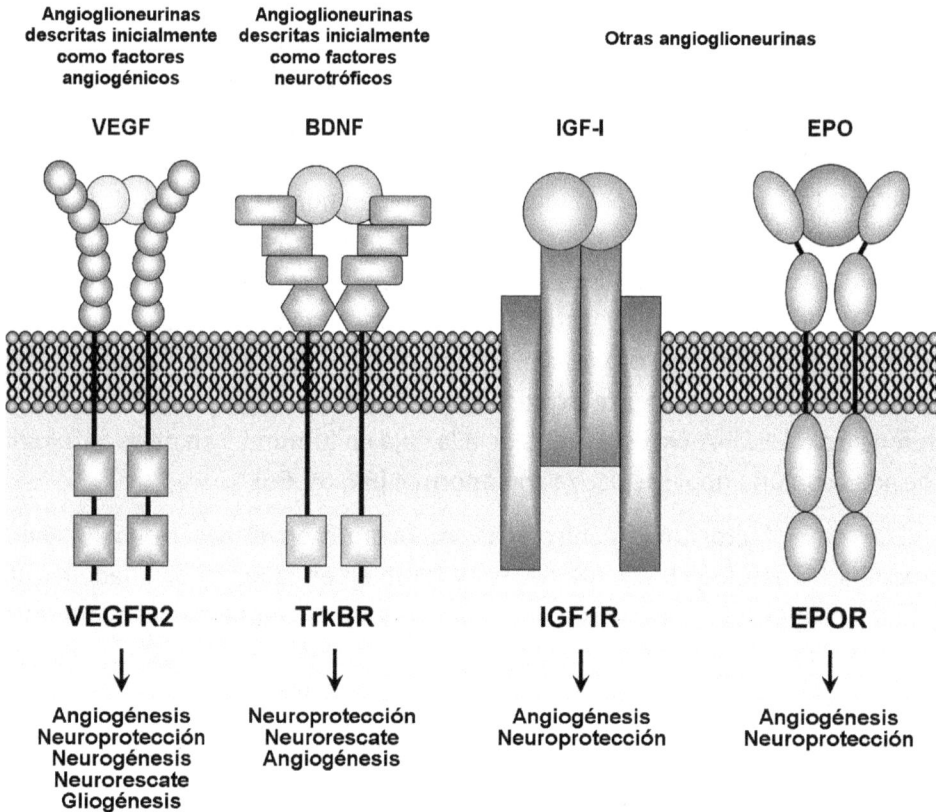

Fig 2.- Representación esquemática de las angiglioneurinas consideradas y sus receptores (modificado de Zacchigna et al., Nat Rev Neurosci; 9(3):169-81. Review).

En condiciones patológicas, el VEGFR-2 media un efecto antiapoptótico a través de las rutas de señalización dependientes de PI3k que promueve la supervivencia de las células endoteliales inducida por VEGF y se relaciona con la apertura de la BHE en la lesión cerebral [77]. Se ha descrito también, un papel neuroprotector para el VEGF, que está mediado predominantemente por el VEGFR-2 [5, 78], el cual opera a través de las rutas de PI3/Akt y de MEK/ERK [79, 80]. Estudios recientes han demostrado también que la neuroprotección mediada por el VEGF rescata neuronas colinérgicas de la muerte celular inducida por NMDA in vivo [81].

Además de sus propiedades angiogénicas y neuroprotectoras, el VEGFesta implicado en la neurogénesis adulta, promoviendo la proliferación y diferenciación de precursores neuronales [82] o ejerciendo una acción mitógena directa sobre dichos precursores [8, 83, 84]. Además, se ha demostrado que la administración intracerebroventricular del VEGF estimula la neurogénesis en adultos en la zona subventricular y subgranular del giro dentado del hipocampo [8] y promueve el subsiguiente crecimiento de neuritas [85].

Por otro lado, el VEGF media la permeabilidad vascular, induciendo modificaciones en las proteinas transmembrana y en las del citoesqueleto celular que les sirven de anclaje y que constituyen el sustrato morfologico de la barrera hemoencefálica (BHE) [86, 87]. La señalización del VEGF actúa sobre las células endoteliales y también sobre astrocitos y microglía. La astroglía está regulada por varios factores de crecimiento, de hecho, se ha descrito un papel regulador del VEGF sobre el linaje celular astrocitario [88, 89]. Además, se ha demostrado que la infusión exógena de este factor estimula la producción de otros factores astrogliales mitogénicos como el bFGF, potenciando así la acción proliferativa del VEFG [90]. El VEGF-A derivado de astrocitos se ha referido como un importante mediador de la permeabilidad de la barrera hematoencefálica, de la infiltración linfocitaria etc, Estos hallazgos identifican el bloqueo de la señalización del VEGF-A como una vía de protección frente a los trastornos inflamatorios del SNC [91].

En conclusión, en el sistema nervioso el VEGF ejerce efectos pleiotrópicos, influyendo directamente sobre la proliferación, migración y supervivencia de diferentes tipos celulares. Asi en las neuronas actúa sobre el crecimiento axonal y la supervivencia, en las células madre neuronales sobre la proliferación (neurogénesis) y migración, en los astrocitos sobre la proliferación, en las células de Schwann sobre la supervivencia y migración celular y en la microglía sobre la proliferación y migración [92].

2.2. VEGF y enfermedades del sistema nervioso central

El papel terapéutico del VEGF sobre las enfermedades del SNC se ha estudiado en diferentes modelos experimentales. Se ha encontrado que el VEGF y sus receptores están sobreregulados en la isquemia cerebral focal [93, 94, 17, 18]. Experimentos in vivo demuestran que los efectos del VEGF en la isquemia cerebral pueden ser tanto beneficiosos como perjudiciales. Mientras que la administración intravenosa temprana del VEGF después de la lesión produce un aumento de permeabilidad de la BHE [95], la administración sistémica, tópica e intracerebral del VEGF ejerce efectos beneficiosos en varios modelos de accidentes cerebrovasculares [93, 80]. La ruta de liberación y el momento de administración del VEGF parece determinar los resultados del tratamiento tras una lesión isquémica [57]. Estos efectos beneficiosos podrían estar relacionados con la angiogénesis estimulada por el VEGF, la permeabilidad vascular modulada, los efectos neuroprotectores directos o bien por la neurogénesis inducida. También hay evidencias de que el VEGF promueve la reparación del nervio después de una lesión de la médula espinal. En estudios llevados a cabo tras la lesión traumática de la medula espinal se encontraba un aumento de la expresión del VEGF y de sus receptores [21] y además la administración local del VEGF mejoró la recuperación [96]. Estos estudios han demostrado que mientras la inhibición del VEGFR-2 extiende el área hemorrágica [96] y aumenta los marcadores de daño neuronal y glial [21], la administración del plásmido del VEGF mejora el resultado de esta lesión [97].

El VEGF también ha sido considerado como protector en las enfermedades neurodegenerativas. Oosthuyse et al (2001) publicaron un estudio que sugiere una relación entre el VEGF y la escleorosis lateral amiotrófica (ELA). Estos autores manipularon el gen del VEGF en ratones, dando lugar a la muerte del 60% de los ratones recién nacidos. El 40% de los ratones que sobrevivieron mostraban síntomas de degeneración de las neuronas motoras a los cinco meses de edad. Además, las neuronas motoras mostraban signos neuropatológicos similares a los de ELA [27]. Niveles reducidos del VEGF también aumentan la gravedad de la degeneración de las neuronas motoras en el modelo estándar de ELA (ratones SOD1G93A) [98]. Se ha sugerido dos posibles mecanismos por los que pueda estar influida la degeneración de las neuronas motoras: la estimulación neurotrófica insuficiente de estas células por parte del VEGF o las anormalidades vasculares debidas a un VEGF insuficiente que pueden poner las neuronas en riesgo por la aparición de una neurodegeneración tardía provocada por una isquemia crónica [99].

En otros trastornos de las neuronas motoras como la atrofia muscular espinal y bulbar (AMEB) ligada al cromosoma X, los ratones mostraban niveles reducidos de VEGF [100].

La disfunción neurovascular contribuye al deterioro cognitivo y a la neurodegeneración en la enfermedad del Alzheimer (EA). El acoplamiento neurovascular, la inflamación, la regresión de los vasos sanguíneos y la hipoperfusión cerebral podría estar relacionada con los niveles de VEGF, dado los importantes efectos que ejerce sobre las células endoteliales y las neuronas [101, 30, 102]. Se ha propuesto que el aumento de los niveles de expresión del VEGF se produce como una respuesta a la hipoperfusión y a la subsecuente hipoxia tisular relativa que tiene lugar en los cerebro de estos pacientes. Por otro lado en células del sistema inmunes de pacientes con enfermedad de Alzheimer se ha descrito una reducción en la expresión de VEGF, siendo atribuida esta observación a los efectos tóxicos de la β-amiloide sobre dicha expresión [103]. Por todo ello el papel del VEGF en la enfermedad de Alzheimer se considera controvertido y se necesitan más estudios para aclararlo.

In vitro se comporbó que el VEGF protege las neuronas dopaminérgicas mesencefálicas contra la 6-hidroxidopamina (6-OHDA) que induce muerte celular, infiriendo de ello que el VEGF tiene efectos neuroprotectores sobre las neuronas dopaminérgicas, objetivo principal de la neurodegeneración en la enfermedad del Parkinson. Estudios in vivo también han puesto de manifiesto efectos beneficiosos sobre el sistema de neuronas dopaminérgicas, tanto a nivel patológico como en estudios de comportamiento. El trasplante de células del riñón de hámster recién nacido (BHK) secretoras de VEGF, en el estriado de ratas, protege contra la administración de 6-OHDA [29]. Estudios recientes sugiere que el trasplante de células madre mesenquimales del cordón umbilical humano (CMCUH) combinado con el VEGF, podría ser una estrategia útil para el tratamiento de la enfermedad del Parkinson, puesto que la expresión del VEGF aumenta significativamente la diferenciación dopaminérgica de las CMCUH in vivo [104].

Respecto a enfermedades autoinmunes los niveles de VEGF en suero correlacionan bien con algunas de ellas [105]. Las lesiones en la esclerosis múltiple se asocian con vasos anormales que presentan aumento de la permeabilidad y una alteración de la perfusión [106, 107]. VEGF puede jugar un papel doble en la esclerosis múltiple, en el modelo de encefalomielitis experimental autoinmune (EAE) en ratas, por un lado la infusión en el estriado empeora la inflamación de la placa y por otro reduce la gravedad de la enfermedad [108].

2.3. Neurotrofinas

Las neurotrofinas son una parte importante de la familia de las angioneurinas, debido a su amplia participación en ambos procesos neuronales y vasculares. Los últimos hallazgos han indicado su implicación en el desarrollo y mantenimiento de los vasos cerebrales, además de su clásico papel en el desarrollo del sistema nervioso [109].

Las neurotrofinas son una familia de proteínas que juegan un papel fundamental en la regulación de la función neuronal, plasticidad, desarrollo y supervivencia [110, 111, 112, 113, 114, 115, 116]. En los mamíferos, las neurotrofinas se componen de cuatro miembros de proteínas relacionadas estructuralmente: el factor de crecimiento nervioso (NGF), el factor neurotrófico derivado del cerebro (BDNF), la neurotrofina-3 (NT-3) y la neurotrofina-4 (NT-4), derivados del mismo gen originario [117]. Inicialmente, las neurotrofinas son sintetizadas como proteínas precursoras (protoneurotrofinas), similares a otros neuropéptidos. Estas protoneurotrofinas son escindidas intracelularmente por varios enzimas que dan lugar a proteínas maduras que son liberadas en el medio extracelular [118]. Cada una de estas proteínas en su forma madura (con un peso molecular aproximado de 13 kDa) es una proteína compleja con una pareja (dímero), activando de este modo a los receptores específicos [119].

Las neurotrofinas ejercen su función mediante dos tipos de receptores transmembrana: la familia de receptores tirosina quinasa (Trk) [120] y el receptor pan-neurotrofina p75NTR (p75 receptor de neurotrofinas). Trk media la proliferación celular, supervivencia y quimiotaxis, y el p75NTR media dos respuestas, por un lado cuando se coexpresan con los receptores Trks, p75NTR mejora la afinidad y la especificidad de las neurotrofinas unidas a Trks, para promover la supervivencia. Por otro lado, la activación de p75NTR por neurotrofinas puede iniciar la apoptosis cuando p75NTR se coexpresa con sortilina, un miembro de la familia del VpS10p [121]. Todas las neurotrofinas se unen con una afinidad similar a p75NTR, pero cada una se une específicamente con elevada afinidad a diferentes receptores Trk [122].

Las neurotrofinas han sido originalmente caracterizadas como factores de crecimiento por sus efectos en la proliferación, diferenciación, y supervivencia de neuronas tanto en el desarrollo como en la edad adulta [111]. Más recientemente, se ha descrito su papel en la regulación de la plasticidad sináptica y en la orientación y guía de los conos de crecimiento axonales [123, 124, 122]; pero las funciones de las neurotrofinas y de sus receptores han sido descritas también en las células no neuronales, tales como las células endoteliales, células musculares lisas, células inmunes y células epiteliales [125, 126, 127, 128, 129, 130].

2.4. *Factor neurotrófico derivado del cerebro (BDNF)*

El BDNF es un homodímero de 27 Kda que fue identificado por Barde y clonado por Leibrock en los años 80 y es producido por las células gliales principalmente en el cerebro y en la médula espinal [131, 132]. Esta proteína muestra una homología significativa con el factor de crecimiento nervioso (NGF), tanto en sus propiedades bioquímicas (punto isoeléctrico, dimerización y conservación de cisteínas) como en sus propiedades biológicas (supervivencia de neuronas en cultivo).

Los niveles de ARN mitocondrial del BDNF son más abundantes en el cerebro adulto que en el cerebro embrionario [133]. En general, la expresión persistente y transitoria del ARNm se ha demostrado en varias regiones del cerebro de ratas en desarrollo, sugiriendo la existencia de un gradiente rostro-caudal en la expresión de BDNF durante el desarrollo posnatal del cerebro, indicando de este modo su relación con la maduración neuronal [134]. El BDNF muestra un patrón característico de expresión en el hipocampo, mientras que en otras partes tiene una distribución que abarca regiones de la corteza, claustrum, del núcleo endopririforme, de la amígdala y del cerebelo [135, 136, 137, 138].

Desde su descubrimiento, un gran número de evidencias hablan sobre su papel en el desarrollo, fisiología y patología del cerebro. Su importancia se ha demostrado en el desarrollo y supervivencia celular de neuronas corticales y del hipocampo [109]. Además, promueve la diferenciación neuronal de células progenitoras de la pared ventricular del cerebro anterior adulto [139] y tiene un papel esencial en la neuroprotección del SNC. In vivo, se ha descrito que el BDNF protege diferentes tipos de neuronas frente a una lesión [140, 141]. Se ha descrito un efecto neuroprotector relevante cuando se administra BDNF por vía intravenosa tras el comienzo de isquemia cerebral focal [141]. Otra serie de experimentos in vitro han demostrado que el BDNF promueve la supervivencia celular a través de la activación de TrkB, induciendo varias proteínas G pequeñas, así como a través de las rutas reguladas por MAP quinasas (MAPK), PI 3-quinasa (PI3K) y fosfolipasa C [109]. En cultivos de neuronas del hipocampo, el efecto neuroprotector del BDNF fue demostrado contra la toxicidad del glutamato [142]. Algunos resultados confirman que el BDNF junto con el IGF-1 previenen la muerte celular inducida por privación de suero en neuronas del hipocampo[143]. El BDNF también puede promover la supervivencia neuronal en el hipocampo bajo condiciones de defecto de insulina [144].

Evidencias recientes sugieren que el BDNF participa en la regulación de la plasticidad sináptica que surge de la actividad asociada con los procesos de aprendizaje y de memoria [145, 146]. Esta posibilidad es sustentada por varios hallazgos, entre los cuales podemos mencionar que la inducción de la potenciación a largo plazo (LTP) causa aumentos en los niveles del ARNm del BDNF y de su receptor TrkB [147]. Se ha observado también que el BDNF es un mediador critico de plasticidad dependiente de la experiencia en las áreas corticales visuales [148].

A parte de los conocidos efectos sobre las neuronas, estudios recientes han encontrado que el BDNF juega un importante papel en la regulación del desarrollo vascular y en la respuesta a las lesiones. Este factor se expresa de manera específica tanto durante el desarrollo como en la edad adulta [12]. Las células endoteliales de las arterias y capilares del corazón y de los músculos expresan BDNF y TrkB. La falta de BDNF tiene como resultado la disminución de los contactos entre las células endoteliales, y la apoptosis de las mismas. Este factor está implicado en la regulación de los niveles del VEGF en las células del neuroblastoma, indicando que las terapias dirigidas a BDNF/TrkB/PI3K, a las rutas de transducción de señal mTOR y/o a HIF-1alfa tienen el potencial para inhibir la expresión del VEGF y limitar el crecimiento del neuroblastoma [125]. Por otra parte, el BDNF es capaz de inducir neoangiogénesis a través de las células endoteliales del músculo esquelético que expresan TrkB o por reclutamiento de subconjuntos específicos de células hematopoyéticas derivadas de la médula ósea TrkB+, proporcionando un soporte periendotelial para vasos recién formados [149]. La hipoxia crónica subletal, además de alterar la permeabilidad característica de la microvascularización cerebral, produce angiogénesis inducida por un aumento de la secreción de VEGF y BDNF por las células endoteliales y los astrocitos [150].

2.5. BDNF y enfermedades del sistema nervioso central

El BDNF ocupa una posición central en la patología molecular de un gran número de enfermedades cerebrales. El BDNF está implicado en la cascada de cambios electrofisiológicos y de comportamiento que subyacen al estado epiléptico [151]. La epileptogénesis en modelos animales pueden ser inhibida por la infusión de anticuerpos anti-BDNF o usando animales knockout para el BDNF [152, 153]. Los datos electrofisiológicos y de comportamiento demuestran también que la inhibición de la transducción del BDNF inhibe la sensibilización al dolor central [154]. Las enfermedades neurodegenerativas tales como el Alzheimer o el Parkinson muestran una reducción en la expresión del BDNF en el hipocampo o en la substantia nigra [24, 26]. Trastornos de comportamiento como la depresión, también muestran una disminución de los niveles de ARNm del BDNF [155].

2.6. Factor de crecimiento insulínico tipo I (IGF-I)

El IGF-I es una proteína similar a la insulina [156] y es uno de los principales mediadores de la acción de la hormona de crecimiento [157]. El IGF-I es una proteína de cadena sencilla de 70 amino ácidos con tres puentes disulfuro intramoleculares y un peso molecular 7,649 KDa. Se sintetiza principalmente en el hígado (también en riñón) y en los tejidos diana, de una manera autocrina y paracrina. La mayor parte de todo el IGF-I sanguíneo se une a las proteínas transportadoras (BPs). Hay 6 proteínas de unión al IGF (IGF-BPs), lo que aumenta en gran medida la complejidad del sistema IGF [158]. Estos complejos de unión prolongan la vida media del IGF, regulan su distribución en los tejidos y facilitan o bloquean la unión a sus receptores en los tejidos diana [159]. El IGFBP-3 es la proteína más abundante de todas las que se unen al IGF (transportando alrededor del 80% del IGF). El transporte del IGF al sistema nervioso central era un punto controvertido hasta que Nishijima et al. [160], sugirieron que el transporte localizado del IGF através de la barrera hematoencefálica venia posibilitado por el acoplamiento neurovascular que libera una serie de mensajeros que estimulan la acción de la metaloproteinasa-9, que lleva a la escisión de IGFBP-3, permitiendo el paso del IGF sérico al SNC a través de su interacción con el transportador endotelial de lipoproteínas relacionado con el receptor 1. Se tata pues de un proceso posibilitado por la actividad neuronal y la existencia de receptores específicos.

La expresión del IGF-I está restringida en el cerebro a regiones y periodos de desarrollo axonal, maduración dendrítica y sinaptogénesis [161, 162]. El IGF-I actúa principalmente a través de su receptor tirosin quinasa (IGF-1R), que está ampliamente distribuido en el cerebro. La unión de IGF-I a IGF-IR puede activar dos importantes rutas de señalización, las rutas PI3K/Akt y MAPK, estimulando el crecimiento y supervivencia de tipos celulares particulares [156]. El IGF-IR también se entrecruza con la ruta del receptor del factor de crecimiento epidérmico (EGFR) [163,164],y esta interacción entre las rutas de señalización de EGFR y de IGF-IR puede ocurrir directamente por heterodimerización de los receptores, o indirectamente a través de las moléculas comunes de señalización reguladas a la baja [164]. Una variedad de ensayos in vitro e in vivo han demostrado que el IGF está involucrado en el desarrollo del sistema nervioso central, durante ambos periodos: prenatal y posnatal. El IGF es un factor de supervivencia para las neuronas sensoriales y motoras [159], actuando como un neuroprotector contra la excitotoxicidad y el estrés oxidativo [165, 166]. Este factor desempeña un papel protector contra la citotoxicidad, para los precursores de los oligodendrocitos [167], y para los oligodendrocitos maduros contra los efectos inducidos por la muerte causada por el factor de necrosis [168]. El IGF ejerce a su vez, efectos sobre la proliferación de los progenitores neurales y de los progenitores de los oligodendrocitos, recuperando así, células de un accidente cerebrovascular isquémico a través de la regeneración, y mejorando la proliferación de progenitores neurales endógenos en ratas [169]. El IGF promueve la sinaptogénesis y la neurogénesis en el giro dentado del hipocampo [170] y modula la plasticidad cerebral a través del crecimiento de las neuritas, de la sinaptogénesis y de la liberación de neurotransmisores [171, 172].

El IGF es importante en el desarrollo de los vasos sanguíneos cerebrales, siendo un factor angiogénico conocido [14]). El IGF-I modula la formación de los vasos durante el desarrollo cerebral [13], modulando también la actividad angiogénica basal y reparando la disminución gradual de la densidad vascular que acompaña al envejecimiento cerebral [173]. La disminución de los niveles del IGF-I en suero inevitablemente se traduciría en la disminución de las capacidades angiogénicas de los cerebros en envejecimiento [174]; pero correspondientemente, los mismos autores afirman que el ejercicio físico promueve la angiogénesis mediada por el IGF-I, ejerciendo un papel neuroprotector y angiogénico. Algunos estudios demuestran que los efectos del ejercicio físico en el cerebro están mediados por IGF-I [175, 176], siendo el IGF-I un importante agente protector fente a la lesión cerebral [177], isquemia y traumas [178], o cualquier otra patología que requiera la formación de nuevos vasos sanguíneos en el cerebro [179].

2.7. IGF y enfermedades del sistema nerviosos central

La investigación de los niveles de IGF-I se centra específicamente en el envejecimiento y en las enfermedades neurodegenerativas [25], puesto que la edad se asocia con niveles bajos de IGF-I en suero en modelos animales [180] y también en seres humanos [181]. Una serie de patologías cerebrales, que van desde accidentes vasculares hasta la enfermedad del Alzheimer, muestran niveles de IGF-I alterados en suero, pero en este caso hay resultados controvertidos. Ciertas evidencias sugieren que el IGF-I podría ser de utilidad terapéutica en la enfermedad del Alzheimer [182] mientras que otros estudios muestran en cambio que la inhibición del IGF-I, también podría ser beneficioso en dicha enfermedad [183, 184]. Cada vez hay mas evidencias que apoyan el concepto de que la enfermedad del Alzheimer es fundamentalmente una enfermedad metabólica con alteraciones sustanciales y progresivas en la utilización de la glucosa cerebral, y en la capacidad de respuesta a la insulina y a la estimulación de IGF [185].

También hay una relación entre este factor de crecimiento y el cáncer [186]. Los niveles altos de IGF-I circulante y la expresión de IGF-IR están asociados con un mayor riesgo de padecer varios tipos de cánceres comunes. Por ejemplo, en el mieloma múltiple, el IGF-IR es uno de los principales mediadores del crecimiento y de la supervivencia celular [187]. La señalización del IGF-IR es crucial para la transformación tumoral y para la supervivencia de las células malignas, por ello se están desarrollando estrategias terapéuticas dirigidas al desarrollo de antagonistas para el IGF-IR [188].

2.8. Eritropoyetina (EPO)

La eritropoyetina (EPO) es una glicoproteína purificada en 1977 [189] y aislada por [190]. Inicialmente fue descrita como la principal reguladora de eritropoyesis, dado que inhibía la muerte celular programada de los eritrocitos y en consecuencia, permitía su maduración [191]; sin embargo, estudios recientes han demostrado que esta citoquina actúa en diferentes tejidos, incluyendo al sistema nervioso [192]. Si bien se produce en el hígado fetal y en los riñones adultos [193], la EPO y su receptor (EPOR) se han localizado en varias regiones del cerebro de los mamíferos [194, 195], tanto en las neuronas, como en las células gliales y en las células endoteliales de los capilares del cerebro [196, 197, 192]. Además, la expresión de EPO y EPOR en el cerebro adulto se ve reforzada por la hipoxia [194], y por otros estímulos tales como la hipoglucemia, la insulina y la liberación del factor de crecimiento de la insulina (IGF). Las especies reactivas de oxígeno y la activación del factor inducible por hipoxia (HIF) también llevan a un aumento en la expresión de EPO [198, 199].

La EPO y el EPOR se detectan en el SNC durante el desarrollo fetal [197] y permanecen durante la edad adulta [194]. La expresión de EPOR en la etapa embrionaria sugiere un papel de la EPO en el desarrollo del cerebro y en el mantenimiento de los tejidos [200]. Además, se ha demostrado que la EPO es capaz de inducir diversas respuestas celulares, entre otras se ha descrito como un factor neuroprotector, neurogénico, neurotrófico, angiogénico, antiapoptótico y antiinflamatorio [19, 201].

El papel de EPO en la neuroprotección se ha demostrado a través de la infusión de EPOR soluble en animales sometidos a isquemia leve. La unión competitiva de EPO entre el EPOR endógeno y el soluble causó la muerte neuronal y deterioro de la capacidad de aprendizaje. Ello sugiere que el EPOR endógeno juega un papel crítico en el control de la función neuronal y por lo tanto, tiene un efecto neuroprotector [202]. En cultivo de neuronas, EPO induce neuroprotección a través de la inhibición de la apoptosis y reduciendo el daño en el ADN [203].

Las funciones neurotróficas fueron descritas en primer lugar por [204], tanto in vitro como in vivo. Los efectos neurotróficos descritos para la EPO incluyen, entre otros, la capacidad para estimular el crecimiento axonal, la formación de neuritas, el crecimiento de nuevas dendritas y la síntesis y liberación de neurotransmisores [205, 206].

Se ha propuesto también, una función neurogénica para EPO. Se ha demostrado que la producción de EPO inducida por hipoxia aparentemente actúa sobre las células madre neuronales en el prosencéfalo, sugiriendo un papel directo de esta citoquina en la neurogénesis [207]. La EPO también induce la expresión del gen de BDNF [208], que está estrechamente racionado con la neurogénesis.

Además de sus efectos sobre las neuronas, la neuroprotección inducida por EPO puede atribuirse a una mejora en la vascularización cerebral, mediante la formación de nuevos vasos. Este efecto angiogénico se observó en diferentes modelos experimentales, tales como en los arcos aórticos de rata [15] o en el endometrio de ratón [16]. Además, la EPO ayuda en la preservación de la integridad de la barrera hematoencefálica durante una lesión, probablemente restaurando la expresión de las proteínas de las uniones estrechas [209] y reduciendo la inflamación [210] y la expresión de los radicales libres [209].

Los efectos antiapoptóticos de EPO en las células neuronales requieren la activación combinada de rutas de señalización, que incluyen a STAT5, AKT y potencialmente a MAPK, de un modo similar al observado en las células hematopoyéticas [211].

La EPO puede activar las rutas antiinflamatorias y antiapoptóticas, ya sea por la interacción con su clásico receptor EPO-R [212] o por la diana molecular responsable de los efectos de EPO en la protección de los tejidos, el receptor común β (βcR) [213]. El βcR es un dominio de transducción de señal, que está también presente en el complejo del receptor para los factores estimulantes de las colonias de macrófagos y granulocitos, IL-3 e IL-5.

Finalmente, la EPO atenúa la inflamación mediante la reducción de los astrocitos reactivos y la activación de la microglía, y por la inhibición del reclutamiento de las células inmunes en el área lesionada. Por tanto, la EPO tiene un efecto antiinflamatorio que contribuye a sus efectos neuroprotectores directos.

2.9. EPO y enfermedades del sistema nervioso central

Varios estudios se han llevado a cabo para poner a prueba el potencial terapéutico de la EPO en varias enfermedades del SNC.

Diferentes estudios han encontrado que la EPO reducía la producción de mediadores de inflamación, lo que reduce los infartos en la isquemia cerebral [214] y la atenuación de las lesiones en la esclerosis múltiple [215]. Varios modelos animales de accidentes cerebrovasculares han mostrado que la administración de EPO además de reducir el tamaño del infarto [19], reduce del daño histológico y mejora el resultado funcional tras un accidente cerebrovascular experimental [214, 216]. La administración de EPO en modelos experimentales de lesiones cerebrales traumáticas y de la médula espinal, conduce a una recuperación morfológica, funcional y cognitiva [217], aumentando la neurogénesis en el giro dentado [218] y disminuyendo el edema cerebral [22]. La respuesta inflamatoria protege al cerebro y promueve la revascularización para acelerar la recuperación del flujo sanguíneo cerebral [219].

La EPO resultó ser neuropotectora también en modelos de enfermedades neurodegenerativas y neuroinflamatorias. Se ha demostrado en un modelo animal de esclerosis múltiple que el tratamiento con EPO puede retrasar la aparición de la enfermedad y reducir su severidad mediante la administración profiláctica [215]. Por otro lado, la administración de EPO después de la aparición de los signos clínicos de la esclerosis múltiple disminuye el daño del tejido y la respuesta inflamatoria de la médula espinal, y también la permeabilidad de la barrera hematoencefálica [28]. El tratamiento con EPO puede contrarrestar los procesos degenerativos en la enfermedad del Parkinson y en la esclerosis lateral amiotrófica (ELA) por la inhibición de la apoptosis y la estimulación de la regeneración axonal [31]. Otras patologías como la esquizofrenia, la retinopatía o la epilepsia también mostraron mejorías después de la administración de EPO.

3. Enriquecimiento ambiental

El desarrollo postnatal del sistema nervioso central se completa en dos etapas, una genéticamente predeterminada y otra modulada por la experiencia ambiental [220, 221]. Después del nacimiento, la experiencia modula los programas de desarrollo de la arquitectura cortical y de la función [222, 223]. La experiencia media cambios tales como el aumento en el número y tamaño de sinapsis por neurona [224], el aumento de la actividad neuronal [225, 226], el aumento de la demanda metabólica [227, 228] y los cambios de la red vascular [224, 229, 230].

Las primeras aproximaciones a los efectos del ambiente sobre el desarrollo se remontan al siglo XIX con Lamarck y Darwin [231, 232]. Al final de siglo, tanto Cajal y Sherrington adelantaron los efectos del aprendizaje en la plasticidad sináptica [233, 234]. La mayoría de los cambios corticales inducidos por la experiencia se producen durante un periodo temprano de la plasticidad, definido como periodo crítico. Esta ventana de tiempo de la vida postnatal es específica para cada área cerebral, y después de esta reorganización mediada por la experiencia, las funciones sensoriales alcanzan su madurez [235, 236]. El cierre del periodo crítico se completa cuando las redes perineurales se forman alrededor de las neuronas [237].

El estudio de la modificación de la morfología del cerebro inducido por la experiencia se ha realizado mediante estudios de conducta llevados a cabo en un laboratorio, donde las condiciones ambientales se pueden modificar [238]. Desde los primeros estudios sobre modificaciones ambientales, los experimentos se han realizado en dos direcciones opuestas, el enriquecimiento y la privación.

3.1. *Privación sensorial*

Aunque la influencia de la experiencia externa tiene lugar en todo el SNC, la mayoría de los estudios de los efectos de los aportes externos se han desarrollado en la corteza visual. El sistema visual tiene una organización jerárquica bien definida que facilita el estudio de sus estructuras a través de la interrupción de las rutas en diferentes etapas o la privación de los aportes utilizando cualquiera de las técnicas invasivas –inyección de tetrodotoxina [239, 148]; cirugía, como la sutura del párpado [240, 241], enucleación bilateral o unilateral [242], la eliminación de la retina [243] – o técnicas no invasivas, tales como la cría en oscuridad [245, 229, 52, 244], o el uso de lentes de contacto opacas [246]. La ausencia de la experiencia visual desde el nacimiento retrasa la maduración normal y mantiene a la corteza visual en un estado inmaduro [241, 247, 248]. En particular, las conexiones visuales no se consolidan, permaneciendo plásticas tras el cierre del periodo crítico fisiológico, y por tanto, la agudeza visual no se desarrolla [237].

Otro sistema sensorial ampliamente utilizado para estudiar los efectos del empobrecimiento ambiental es la corteza somatosensorial, especialmente la región de los "barriles" (barrels) que reciben información sensorial crucial para muchos roedores y felinos procedentes de las vibrisas o pelos del bigote de estos animales [249, 250]. Recortar dichos bigotes empobrece las aferencias sensorial de tal modo que se inducen modificaciones morfológicas y fisiológicas en dicha corteza, máxime cuando la manipulación se desarrolla durante el periodo crítico [251, 252, 253]. Los estudios sobre los efectos de la privación auditiva u olfatoria comparten efectos similares con el sistema visual o con el sistema somatosensorial [254]. Una característica común a toda privación sensorial es la plasticidad compensatoria intermodal que aumenta el rendimiento para los sentidos restantes cuando uno es privado [255, 256].

Probablemente el método más conocido para compensar la deprivación sensorial es por medio del enriquecimiento ambiental, también usado para compensar los efectos de muchas enfermedades cerebrales [257].

3.2. Enriquecimiento sensorial

Los primeros estudios sistemáticos sobre el enriquecimiento ambiental (EA) se pueden atribuir a Donald Hebb en 1947, el cual describió como las ratas cuidadas como animales de compañía, tenian un mejor rendimiento en las pruebas de resolución de problemas, que las ratas criadas en jaulas [258]. Su grupo de discípulos en Berkeley (Rosenzweig, Krech, Bennet y Diamond) definieron el concepto de enriquecimiento ambiental como la combinación de complejos inanimados, la estimulación social y visual y ejercicio físico. Todo ello ejerce una gran variedad de efectos a largo plazo a nivel neuroanatómico, neuroquímico y conductual en varias especies de animales. Desde sus primeros estudios, el enriquecimiento ambiental se ha aplicado utilizando jaulas más grandes que las estándar, llenas de juguetes de diferentes colores y formas (túneles, rampas, refugios, material para construir nidos, etc). Estos objetos y la colocación de los alimentos se cambian de manera periódica. Otro elemento que tiene una influencia sustancial, es la interacción social, jaulas más amplias permiten criar a un mayor número de animales que intercambian estímulos sociales. Otro elemento del enriquecimiento ambiental es el ejercicio físico, forzado o voluntario, que en roedores es comúnmente implementado por el libre acceso a una rueda de ejercicio o por una cinta de caminar [36, 37]. Aunque, algunos autores dudan si el ejercicio físico debería estar incluido, cabe decir que el ejercicio físico por si mismo induce importantes cambios en el cerebro, por ello, la mayoría de los paradigmas sobre el entorno enriquecido, empezando desde Hebb, han decidió incluirlo. Recientemente, se ha puesto también de manifiesto, que el ejercicio físico es requerido para recuperarse de los efectos de la privación visual [259]. Por el contrario, el papel del ejercicio físico se ha despreciado en los modelos cognitivos [24].

Por lo tanto, el enriquecimiento ambiental aumenta la estimulación sensorial, cognitiva, y motora, y promueve la activación, señalización y plasticidad neuronal en todas las áreas del cerebro. Un aumento en el estímulo somatosensorial o visual afecta principalmente a estas áreas, así como un aumento de la estimulación cognitiva afecta al hipocampo y la estimulación motora afecta a la corteza motora, estriado o cerebelo. No obstante, los efectos no son tan selectivos cuando el enriquecimiento produce efectos globales por todo el cerebro [38, 31, 257]. Estos autores usan el término "reserva cognitiva" para referirse al amplio espectro de mecanismos neuroprotectores contra las patologías neurodegenerativas y otras enfermedades cerebrales.

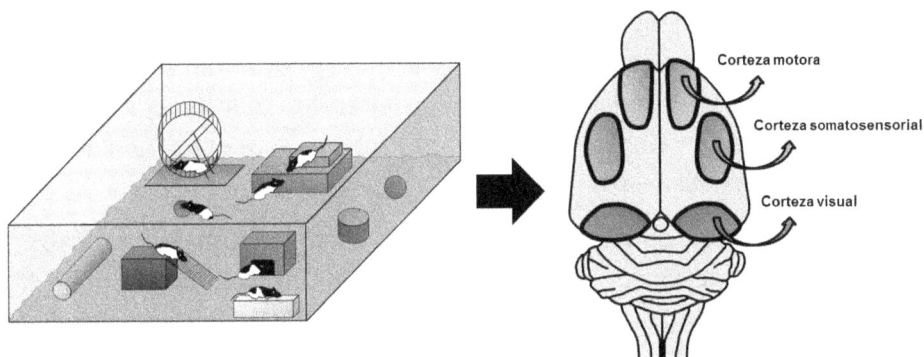

Fig 3.- Representación esquemática de una caja de enriquecimiento ambiental, de mayor tamaño que las estandar, con numerosos objetos de diversos colores y formas, donde conviven un número elevado de individuos. El gráfico de la derecha señala algunas de las áreas donde se pueden encontrar modificaciones debidas a la cría en estas condiciones.

La cría en ambientes enriquecidos induce efectos desde niveles celulares, moleculares o genéticos hasta niveles de comportamiento. Los estudios del grupo de Berkeley, demostraban que el enriquecimiento ambiental aumentaba el peso y el grosor cortical [260, 261], y estudios posteriores también describieron un aumento en la ramificación dendrítica y en su longitud, número de espinas dendríticas y en el tamaño de las sinapsis, sobre todo en algunas poblaciones neuronales [262, 263]. El enriquecimiento ambiental y el ejercicio físico tienen importantes efectos sobre la plasticidad de las conexiones neuronales, especialmente en la corteza visual ([34, 49]. El enriquecimiento ambiental también aumenta la neurogénesis en el hipocampo, mediada por VEGF [264]. Aunque, la mayoría de los estudios morfológicos se han llevado a cabo en la corteza visual, como se ha explicado anteriormente [265, 266], otras áreas sensoriales y no sensoriales experimentan cambios morfológicos importantes, asi ocurre por ejemplo en la corteza auditiva [267], la corteza somatosensorial [268], el hipocampo [269], la amígdala [270] o los ganglios basales [271, 272]. No obstante, los efectos de criar en entornos complejos no se limitan solo a las neuronas. Los primeros estudios refirieron que la morfología astrocitaria cambiaba debido a la exposición a entornos enriquecidos [265, 273] y estudios posteriores mostraron un aumento en el tamaño y densidad de los astrocitos [274]. El enriquecimiento ambiental también aumenta la densidad vascular [227, 52, 224] y la densidad oligodendroglial [274, 275]. Aparte de estos incrementos a nivel tisular, estudios recientes han descrito la aceleración del desarrollo del sistema visual como una consecuencia del enriquecimiento ambiental. La cría de animales en un entorno enriquecido induce la apertura temprana de los ojos y tiene efectos electrofisiológicos, tales como el desarrollo temprano de la agudeza visual [34].

La mayoría de estos cambios a nivel celular están en concordancia con los cambios en la expresión de genes involucrados en la plasticidad sináptica. El enriquecimiento ambiental aumenta los niveles de angioneurinas, tales como el factor de crecimiento nervioso (NGF) [48], el factor neurotrófico derivado del cerebro (BDNF) [49, 50], la neurotrofina-3 (NT-3) [51] y el VEGF que juega un papel clave en la señalización neuronal [52]. Al mismo tiempo, aumenta la expresión de las proteínas sinápticas e induce cambios en la expresión de las subunidades de los receptores NMDA y AMPA [276].

Por último, pero no menos importante, criar en entornos enriquecidos mejora el aprendizaje y la memoria [269, 277, 278], disminuye el deterioro cognitivo debido al envejecimiento [279, 280, 281], disminuye la ansiedad y aumenta la capacidad exploratoria [282]. En modelos experimentales, algunos autores han descrito como la exposición a entornos enriquecidos evita los efectos de criar en oscuridad, en la corteza visual de la rata [283]. Estudios recientes han destacado la importancia de la duración del enriquecimiento ambiental, dado que es relevante para la persistencia de sus efectos sobre el comportamiento [284].

3.3. Enriquecimiento ambiental y enfermedades del sistema nervioso central

Debido a los efectos beneficiosos del enriquecimiento ambiental sobre el desarrollo del cerebro, no es sorprendente que se haya postulado como una terapia, o al menos como una estrategia neuroprotectora para la mayoría de las enfermedades cerebrales [37, 38]. El concepto de "Reserva Cerebral Cognitiva" postulado por Nithianantharajah y Hannah ofrece un marco general para diversas estrategias neurorestauradoras en las enfermedades del SNC.

En los estudios realizados sobre las enfermedades neurodegenerativas, el entorno enriquecido ha demostrado ser una herramienta útil para evitar el deterioro cognitivo inducido no sólo por el envejecimiento normal, sino que también por la enfermedad de Alzheimer. Criar en ambientes complejos mejora las pruebas cognitivas en modelos de ratones transgénico de la enfermedad del Alzheimer [285], reduce la deposición de ß-amiloide [286] y aumenta la angiogénesis, facilitando la liberación de ß-amiloide [287]. En la enfermedad de Huntington, el enriquecimiento ambiental mejora el déficit cognitivo en un modelo de ratón transgénico [42]. En la enfermedad de Parkinson, el enriquecimiento ambiental aumenta la resistencia al efecto neurotóxico del MPTP, fármaco inductor del Parkinson e induce una variedad de cambios en la expresión de genes en el estriado. Esto es compatible con los drásticos cambios morfológicos inducidos por el enriquecimiento ambiental en el estriado [41, 288]. Las enfermedades genéticas tales como el síndrome de Rett y el síndrome de Down han mejorado las respuestas motoras y de comportamiento cuando los modelos animales son criados en ambientes enriquecidos [288, 290, 291, 292].

Pero las mejoras del enriquecimiento ambiental no sólo están vinculadas a las enfermedades neurodegenerativas. En modelos de accidentes cerebrovasculares, las secuelas motoras de dichos accidentes cerebrovasculares disminuyen con el enriquecimiento ambiental [293].

Los estudios en modelos de traumatismo cráneo-encefálico también han puesto de manifiesto los beneficios que proporciona criar en ambientes enriquecidos. Estos promueven la recuperación de la función cognitiva tras una lesión traumática [43]. También reduce el daño a la BHE inducido por una lesión quirúrgica [45] y disminuye la muerte apoptótica, neuronal además de mejora la vascularización en el mismo modelo [45]. Los estudios en humanos muestran también los beneficios de usar ambientes enriquecidos en la rehabilitación neurofisiológica [294].

Por último, el enriquecimiento ambiental incluso tiene efectos beneficiosos en los tumores. Se ha descrito recientemente que los ratones que viven en un ambiente enriquecido muestran un crecimiento tumoral reducido y una mayor remisión a través del eje BDNF/leptina [47].

3.4. VEGF y enriquecimiento ambiental

Varios estudios han indicado que el enriquecimiento ambiental (EA) aumenta la expresión de algunos factores tróficos, tales como el VEGF o el BDNF [48, 51, 52]. Sin embargo, pocos estudios han probado los efectos de combinar la infusión de VEGF y el EA [45]. Los pocos experimentos realizados han demostrado que la combinación del VEGF y el EA tienen un efecto sinérgico más fuerte, comparado con la infusión del VEGF solo, tanto a nivel celular como a nivel tisular.

A pesar del aumento de la permeabilidad inducida por la administración del VEGF, la conservación de los tejidos fue mejor cuando la infusión del VEGF se combinó con el EA. Además, parece haber un aumento en las densidades vasculares y neuronales por la aplicación combinada de ambas estrategias [45]. No obstante, se necesitan investigaciones adicionales para evitar los efectos potencialmente negativos, tales como la modificación del periodo crítico [34] o los relacionados con los efectos secundarios del VEGF, como el edema [295].

3.5. BDNF y enriquecimiento ambiental

Numerosos estudios han informado que la exposición a un entorno enriquecido durante el desarrollo y en la edad adulta afecta a la expresión de las neurotrofinas, mediante el aumento en la expresión del NGF [48], del BDNF [49] y de la neurotrofina-3 [51] en áreas cerebrales, tales como el prosencéfado basal, la corteza cerebral, el hipocampo y el cerebelo [296, 51]. Kuzumaki y colaboradores mostraron que un ambiente enriquecido estimula la diferenciación neuronal a partir de precursores en el giro dentado del hipocampo, aumentando la expresión del BDNF con una regulación sostenida de la cromatina en particular. La actividad física también afecta a los niveles de BDNF [297, 298, 299]. Otro estudio informó que la distribución diferencial de los niveles de neurotrofinas en el hipocampo dorsal y ventral puede verse afectado por el enriquecimiento ambiental, que aumenta los niveles de BDNF [300].

El enriquecimiento ambiental en ratones+/- para BDNF esta dirigido por mecanismos distintos en machos y hembras, siendo en los ratones macho, donde el rescate del fenotipo emocional esta relacionado con un aumento en la expresión del BDNF en el hipocampo [301]. Hay un estudio que demuestra como el ejercicio mejora el aprendizaje después de la neurodegeneración inducida en el hipocampo por la administración de ácido kainico lo que se asocia a un aumento de BDNF [302]. En algunos estudios, se ha observado que el ejercicio juega un papel relevante en la modulación de varios factores que inciden en la plasticidad del cerebro, aumentando los niveles de BDNF [299] y en la captación del factor de crecimiento similar a la insulina. Estos factores implican una mejor salud del animal, una buena protección contra la muerte neuronal [303], y un aumento en la proliferación neuronal [304, 305].

3.6. IGF y enriquecimiento ambiental

Sobre el efecto del enriquecimiento ambiental en la expresión del IGF-I no hay muchos estudios pero si los hay en relación con el ejercicio habiéndose demostrado que el IGF-I media los efectos neuroprotectores debidos a él [303, 306]. El ejercicio aumenta la expresión del IGF en el hipocampo, estando involucrado en la plasticidad del hipocampo, en el aprendizaje y en la memoria [172, 299, 307].

Neutralizando el IGF-I circulante bloquea significativamente la eficacia del EA en la recuperación funcional de la lesión de la médula espinal, apoyando la idea de que el IGF-1 podría ser una posible ayuda terapéutica en la rehabilitación temprana después de una lesión de la médula espinal [306].

Un estudio reciente, ha demostrado que el tratamiento intracortical con IGF-I unido al EA, restablece la plasticidad neuronal en el sistema visual de ratas adultas [308]. Por tanto el IGF-I promueve la plasticidad en el sistema nervioso adulto, pudiendo ser una estrategia para reparar el cerebro en la vida adulta.

Los niveles basales de IGF-I juegan un papel clave en la mediación de los efectos del EA sobre el desarrollo de la retina a través de una acción que requiere el concurso de BDNF [309]. El BDNF está también implicado en las acciones del IGF-I que median los efectos del EA y que podrían ser ejecutados a través de la modulación del circuito inhibitorio intracortical y del desarrollo de las redes perineuronales [310]. Otros trabajo demuestra que los masajes tienen una influencia sobre el desarrollo del cerebro, particularmente sobre el desarrollo visual, y que estos efectos están mediados por el IGF-1 [311]. El EA ejerce efectos sobre el receptor del IGF-I, y se ha demostrado que regula a la alta al gen de dicho receptor en el hipocampo y en la corteza somatosensorial de la rata adulta [312].

3.7. EPO y enriquecimiento ambiental

En experimentos llevados a cabo para establecer los efectos de la administración de EPO en combinación con un ambiente enriquecido [313] observaron que el EA produce un aumento en la expresión del gen de EPO y de EPOR durante la hipoxia. Sin embargo, aún se desconoce si este paradigma podría mejorar los efectos beneficiosos obtenidos por la administración de EPO por sí sola.

4. Observaciones finales

La exposición de pacientes a ambientes enriquecidos juega un importante papel en la restauración del cerebro. Esto implica un aumento de la expresión de las angioglioneurinas que están involucradas en la mejoría observada en varias enfermedades.

Las neurotrofinas son una familia de proteínas que juegan un papel fundamental en la regulación de la función neuronal, plasticidad, desarrollo y supervivencia. Las neurotrofinas se caracterizaron originalmente como factores tróficos por sus efectos en la proliferación, diferenciación y supervivencia de neuronas, tanto durante el desarrollo como en la edad adulta. Más recientemente, se ha descrito su papel en la regulación sináptica y en la orientación de los conos de crecimiento axonales. Se han descrito también, las funciones tanto de las neurotrofinas como de sus receptores sobre las células no neuronales, tales como las células endoteliales, las células musculares lisas, las células inmunes y las células epiteliales. Evidencias sólidas sugieren que el BDNF participa en la regulación de la plasticidad sináptica que surge de la actividad asociada con los procesos de aprendizaje y memoria.

Mientras que la expresión del IGF-I está restringida en el cerebro a las regiones y periodos de crecimiento axonal, maduración dendrítica y sinaptogénesis, desempeñando un papel relevante en el desarrollo de los vasos sanguíneos cerebrales, como factor angiogénico. Algunas patologías cerebrales, como las apoplejías o la enfermedad de Alzheimer, muestran resultados controvertidos con niveles de IGF-I alterados.

Otras de las principales angioglineurinas, la EPO, tiene un efecto antiinflamatorio que contribuye a su efecto neuroprotector directo. Pero una aplicación prolongada podría causar efectos secundarios serios debido a la estimulación de la eritropoyesis. Para este propósito, se han desarrollado citoquinas similares a EPO que carecen del potencial eritropoyético. Los efectos neuroprotectores de los derivados similares a EPO se han estudiado en modelos experimentales de isquemia cerebral y de lesión de la médula espinal [214, 217]. Se han probado los efectos neuroprotectores del VEGF en varios sistemas neuronales, incluyendo el sistema dopaminérgico. El VEGF juega un doble papel en diferentes patologías neurodegenerativas (esclerosis múltiple, enfermedad del Parkinson). Por ejemplo, en el modelo de encefalomielitis experimental autoinmune (EAE) en ratas (remeda

Esclerosis Múltiple), por un lado la infusión en el estriado empeora la inflamación de la placa y por otro reduce la gravedad de la enfermedad.

La combinación de la administración de angioglioneurinas y del enriquecimiento ambiental podría ser una estrategia terapéutica prometedora para solucionar algunos trastornos cerebrales. Sin embargo, se necesitan investigaciones adicionales para establecer el patrón de sincronización óptimo con el fin de garantizar los máximos efectos sinérgicos, evitando al mismo tiempo los potenciales efectos secundarios de esta combinación.

AGRADECIMIENTOS

El trabajo ha sido financado parcialmente por el Grupo de Investigación Consolidado LaNCE (IT 491/10) y el programa Saiotek del Gobierno Vasco y la UFI 11/32 (UPV-EHU)

5. Referencias

1. Zacchigna S, Lambrechts D, Carmeliet P. Neurovascular signalling defects in neurodegeneration. Nat Rev Neurosci 2008; 9:169-181.
- http://dx.doi.org/10.1038/nrn2336

2. Lecrux C, Hamel E. The neurovascular unit in brain function and disease. Acta Physiol (Oxf). 2011 Sep; 203(1):47-59.
- http://dx.doi.org/10.1111/j.1748-1716.2011.02256.x

3. Argando-a EG, Bengoetxea H, Ortuzar N, Bulnes S, Rico-Barrio I, Lafuente JV. Vascular endothelial growth factor: adaptive changes in the neuroglialvascular unit. Curr Neurovasc Res. 2012 Feb; 9 (1):72-81.
- http://dx.doi.org/10.2174/156720212799297119

4. Lafuente JV, Ortuzar N, Bengoetxea H, Bulnes S, Argando-a EG. Vascular endothelial growth factor and other angioglioneurins: key molecules in brain development and restoration. Int Rev Neurobiol. 2012; 102:317-46
- http://dx.doi.org/10.1016/B978-0-12-386986-9.00012-0

5. Storkebaum E, Lambrechts D, Carmeliet P. VEGF: once regarded as a specific angiogenic factor, now implicated in neuroprotection. Bioessays 2004; 26:943-54.
- http://dx.doi.org/10.1002/bies.20092

6. Ferrara N, Gerber HP, LeCouter J. The biology of VEGF and its receptors. Nat Med 2003; 9:669-76.
- http://dx.doi.org/10.1038/nm0603-669

7. Dvorak HF. Discovery of vascular permeability factor (VPF). Exp. Cell Res 2006; 312:522-6.
- http://dx.doi.org/10.1016/j.yexcr.2005.11.026

8. Jin K, Zhu Y, Sun Y, Mao XO, Xie L, Greenberg DA. Vascular endothelial growth factor (VEGF) stimulates neurogenesis in vitro and in vivo. Proc Natl Acad Sci USA 2002; 99:11946-50.
- http://dx.doi.org/10.1073/pnas.182296499

9. Rosenstein JM, Krum JM. New roles for VEGF in nervous tissue-beyond blood vessels. Exp Neurol 2004; 187:246-53.
- http://dx.doi.org/10.1016/j.expneurol.2004.01.022

10. Storkebaum E, Lambrechts D, Dewerchin M, Moreno-Murciano MP, Appelmans S, Oh H, Van Damme P, Rutten B, Man WY, De Mol M, Wyns S, Manka D, Vermeulen K, Van Den Bosch L, Mertens N, Schmitz C, Robberecht W, Conway EM, Collen D, Moons L, Carmeliet P. Treatment of motoneurons degeneration by intracerebroventriculr delivery of VEGF in a rat model of ALS. Nat Neurosci 2005; 8:85-92.
- http://dx.doi.org/10.1038/nn1360

11. Bozzini S, Gambelli P, Boiocchi C, Schirinzi S, Falcone R, Buzzi P, Storti C, Falcone C. Coronary artery disease and depression: possible role of brain-derived neurotrophic factor and serotonin transporter gene polymorphisms. Int J Mol Med. 2009 Dec;24(6):813-8.
- http://dx.doi.org/10.3892/ijmm_00000297

12. Donovan MJ, Lin MI, Wiegn P, Ringstedt T, Kraemer R, Hahn R, Wang S, Iba-ez CF, Rafii S, Hempstead BL. Brain-derived neurotrophic factor is an endothelial cell survival factor required for intramyocardial vessel stabilization. Development 2000; 127:4531-40.

13. Bar RS, Boes M, Dake BL, Booth BA, Henley SA, Sandra A. Insulin, insulin-like growth factors, and vascular endothelium. Am J Med 1988; 85:59-70.
- http://dx.doi.org/10.1016/0002-9343(88)90398-1

14. Dunn SE. Insulin-like growth factor I stimulates angiogenesis and the production of vascular endothelial growth factor. Growth Horm IGF Res Suppl 2000; A:S41-2.

15. Carlini RG, Reyes AA, Rothstein M. Recombinant human erythropoietin stimulates angiogenesis in vitro. Kidney Int 1995; 47:740-5.
- http://dx.doi.org/10.1038/ki.1995.113

16. Yasuda Y, Masuda S, Chikuma M, Inoue K, Nagao M, Sasaki R. Estrogen-dependent production of erythropoietin in uterus and its implication in uterine angiogenesis. J Biol Chem 1998: 273:25381-87.
- http://dx.doi.org/10.1074/jbc.273.39.25381100.
Sopher BL, Thomas PS Jr, LaFevre-Bernt MA, Holm IE, Wilke SA, Ware CB, Jin LW, Libby RT, Ellerby LM, La Spada AR. Androgen receptor YAC transgenic mice recapitulate SBMA motor neuropathy and implicate VEGF164 in the motor neuron degeneration. Neuron 2004; 41:687-99.
- http://dx.doi.org/10.1016/S0896-6273(04)00082-0

17. Plate KH, Beck H, Danner S, Allegrini PR, Wiessner C. Cell type specific upregulation of vascular endothelial growth factor in an MCA-occlusion model of cerebral infarct. J Neuropathol Exp Neurol 1999; 58:654-66.

• http://dx.doi.org/10.1097/00005072-199906000-00010

18. Mu D, Jiang X, Sheldon RA, Fox CK, Hamrick SE, Vexler ZS, Ferriero DM. Regulation of hypoxia-inducible factor 1 alpha and induction of vascular endothelial growth factor in a rat neonatal stroke model. Neurobiol Dis 2003; 14:524-34.
• http://dx.doi.org/10.1016/j.nbd.2003.08.020

19. Brines M, Cerami A. Emerging biological roles for erythropoietin in the nervous system. Nat Rev Neurosci 2005; 6:484-94.
• http://dx.doi.org/10.1038/nrn1687

20. Brines ML, Ghezzi P, Keenan S, Agnello D, de Lanerolle NC, Cerami C, Itri ML, Cerami A. Erythropoietin crosses the blood-brain barrier to protect against experimental brain injury. Proc Natl Acad Sci USA 2001; 97:10526-31.
• http://dx.doi.org/10.1073/pnas.97.19.10526

21. Skold MK, Risling M, Holmin S. Inhibition of vascular endothelial growth factor receptor 2 activity in experimental brain contusions aggravates injury outcome and leads to early increased neuronal and glial degeneration. Eur J Neurosci 2006; 23:21-34.
• http://dx.doi.org/10.1111/j.1460-9568.2005.04527.x

22. Verdonck O, Lahrech H, Francony G, Carle O, Farion R, Van de LY, Remy C, Segebarth C, Payen JF. Erythropoietin protects from post-traumatic edema in the rat brain. J Cereb Blood Flow Metab 2007; 27:1369-76.
• http://dx.doi.org/10.1038/sj.jcbfm.9600443

23. Font MA, Arboix A, Krupinski J. Angiogenesis, neurogenesis and neuroplasticity in ischemic stroke. Curr Cardiol Rev. 2010 Aug;6(3):238-44
• http://dx.doi.org/10.2174/157340310791658802

24. Phillips HS, Hains JM, Armanini M, Laramee GR, Johnson SA, Winslow JW. BDNF mRNA is decreased in the hippocampus of individuals with Alzheimer's disease. Neuron 1991; 7:695-702.

24. Pietropaolo S, Feldon J, Alleva E, Cirulli F, Yee BK. The role of voluntary exercise in enriched rearing: a behavioral analysis. Behav Neurosci 2006; 120:787-803.
• http://dx.doi.org/10.1037/0735-7044.120.4.787

25. Busiguina S, Fernandez AM, Barrios V, Clark R, Tolbert DL, Berciano J, Torres-Aleman I. Neurodegeneration is associated to changes in serum insulin-like growth factors. Neurobiol Dis 2000; 7:657-65.

26. Howells DW, Porritt MJ, Wong JY, Batchelor PE, Kalnins R, Hughes AJ, Donnan GF. Reduced BDNF mRNA expression in the Parkinson's disease substantia nigra. Exp Neurol 2000; 166: 127-35.
• http://dx.doi.org/10.1006/exnr.2000.7483

27. Oosthuyse B, Moons L, Storkebaum E, Beck H, Nuyens D, Brusselmans K, Van Dorpe J, Hellings P, Gorselink M, Heymans S, Theilmeier G, Dewerchin M, Laudenbach V, Vermylen P, Raat H, Acker T, Vleminckx V, Van Den Bosch L, Cashman N, Fujisawas H, Drost MR, Sciot R, Bruyninckx F, Hicklin DJ, Ince C, Gressens P, Lupu F, Plate KH, Robberecht W, Herbert JM, Collen D, Carmeliet P. Deletion of the hypoxia-response element in the vascular endothelial growth factor promoter causes motor neuron degeneration. Nat Genet 2001; 28:131-8.
• http://dx.doi.org/10.1038/88842

28. Leist M, Ghezzi P, Grasso G, Bianchi R, Villa P, Fratelli M, Savino C, Bianchi M, Nielsen J, Gerwien J, Kallunki P, Larsen AK, Helboe L, Christensen S, Pedersen LO, Nielsen M, Torup L, Sager T, Sfacteria A, Erbayraktar S, Erbayraktar Z, Gokmen N, Yilmaz O, Cerami-Hand C, Xie QW, Coleman T, Cerami A, Brines M. Derivatives of erythropoietin that are tissue protective but not erythropoietic. Science 2004; 305:239-42.
• http://dx.doi.org/10.1126/science.1098313

29. Yasuhara T, Shingo T, Muraoka K, Kameda M, Agari T, Wen Ji Y, Hayase H, Hamada H, Borlongan CV, Date I. Neurorescue effects of VEGF on rat model of Parkinson's disease. Brain Res 2005; 1053:10-8.
• http://dx.doi.org/10.1016/j.brainres.2005.05.027

30. Zlokovic BV. Neurovascular mechanisms of Alzheimer's neurodegeneration. Trends Neurosci 2005; 28:202-
• http://dx.doi.org/10.1016/j.tins.2005.02.001

31. Grunfeld JF, Barhum Y, Blondheim N, Rabey JM, Melamed E; Offen D. Erythropoietin delays disease onset in an amyotrophic lateral sclerosis model. Exp Neurol 2007; 204:260-3.
• http://dx.doi.org/10.1016/j.expneurol.2006.11.002

32. Nation DA, Hong S, Jak AJ, Delano-Wood L, Mills PJ, Bondi MW, Dimsdale JE. Stress, exercise, and Alzheimer's disease: a neurovascular pathway. Med Hypotheses. 2011 Jun; 76(6):847-54.
• http://dx.doi.org/10.1016/j.mehy.2011.02.034

33. Nithianantharajah J, Hannan AJ. The neurobiology of brain and cognitive reserve: mental and physical activity as modulators of brain disorders. Prog Neurobiol 2009; 89:369-82.

• http://dx.doi.org/10.1016/j.pneurobio.2009.10.001

34. Cancedda L, Putignano E, Sale A, Viegi A, Berardi N, Maffei L. Acceleration of visual system development by environmental enrichment. J Neurosci 2004; 24:4840-8.
• http://dx.doi.org/10.1523/
JNEUROSCI.0845-04.2004

35. Rosenzweig MR, Bennett EL. Psychobiology of plasticity: effects of training and experience on brain and behaviour. Behav Brain Res 1996; 78:57-65.
• http://dx.doi.org/10.1016/0166-4328(95)00216-2

36. van Praag H, Kempermann G, Gage FH. Neural consequences of environmental enrichment. Nature Rev Neurosci 2000; 1:191-8.
• http://dx.doi.org/10.1038/35044558

37. Will B, Galani R, Kelche C, Rosenzweig MR. Recovery from brain injury in animals: relative efficacy of environmental enrichment, physical exercise or formal training (1990-2002). Prog Neurobiol 2004; 72:167-82.
• http://dx.doi.org/10.1016/j.pneurobio.2004.03.001

38. Nithiananatharajah J, Hannan AJ. Enriched environments, experience-dependent plasticity and disorders of the nervous system. Nature Rev Neurosci 2006; 7:697-709.
• http://dx.doi.org/10.1038/nrn1970

39. Laviola G, Hannan AJ, Macrì S, Solinas M, Jaber M. Effects of enriched environment on animal models of neurodegenerative diseased and psychiatric disorders. Neurobiol Dis 2008; 31:159-68.
• http://dx.doi.org/10.1016/j.nbd.2008.05.001

40. Jankowsky JL, Melnikova T, Fadale DJ, Xu GM, Slunt HH, Gonzales V, Youkin SG, Borchelt DR, Savonenko AV. Environmental enrichment mitigates cognitive deficits in a mouse model of Alzheimer´s disease. J Neurosci 2005; 25:5217-24.
• http://dx.doi.org/10.1523/
JNEUROSCI.5080-04.2005

41. Bezard E, Dovero S, Belin D, Duconger S, Jackson-Lewis V, Przedborski S, Piazza PV, Gross CE, Jaber M. Enriched environment confers resistance to 1-methyl-4-phenyl-1,2,3,6-tetrahydropyridine and cocaine: involvement of dopamine transporter and trophic factors. J Neurosci 2003; 23:10999-1007.

42. Nithiananatharajah J, Barkus C, Murphy M, Hannan AJ. Gene-environment interactions modulating cognitive function and molecular correlates of synaptic plasticity in Huntington's disease transgenic mice. Neurobiol Dis 2008; 29:490-504.
• http://dx.doi.org/10.1016/j.nbd.2007.11.006

43. Hamm RJ, Temple MD, O'Dell DM, Pike BR, Lyeth BG. Exposure to environmental complexity promotes recovery of cognitive function after traumatic brain injury. J Neurotrauma 1996; 13:41-7.
• http://dx.doi.org/10.1089/neu.1996.13.41

44. Hoffman AN, Malena RR, Westergom BP, Luthra P, Cheng JP, Aslam HA, Zafonte RD, Kline AE. Environmental enrichment-mediated functional improvement after experimental traumatic brain injury is contingent on task-specific neurobehavioral experience. Neurosci Lett 2008; 431:226-30.
• http://dx.doi.org/10.1016/j.neulet.2007.11.042

45. Ortúzar N, Rico-Barrio I, Bengoetxea H, Argandoña EG, Lafuente JV. VEGF reverts the cognitive impairment induced by a focal traumatic brain injury during the development of rats raised under environmental enrichment. Behavioural Brain Research 2013; 246:36-46.

46. Briones TL, Rogozinska M, Woods J. Environmental experience modulates ischemia-induced amyloidogenesis and enhances functional recovery. Journal Neurotrauma 2009; 26:613-25.
• http://dx.doi.org/10.1089/neu.2008.0707

47. Cao L, Liu X, Lin EJ, Wang C, Choi EY, Riban V, Lin B, During MJ. Environmental and genetic activation of a brain-adipocyte BDNF/leptin axis causes cancer remission and inhibition. Cell. 2010; 142:52-64.
• http://dx.doi.org/10.1016/j.cell.2010.05.029

48. Pham TM, Winblad B, Granholm AC, Mohammed AH. Environmental influences on brain neurotrophins in rats. Pharmacol Biochem Behav 2002; 73:167-75.
• http://dx.doi.org/10.1016/S0091-3057(02)00783-9

49. Sale A, Putignano E, Cancedda L, Landi S, Cirulli F, Berardi N, et al. Enriched environment and acceleration of visual system development. Neuropharmacology 2004; 47:649-60.
• http://dx.doi.org/10.1016/j.
neuropharm.2004.07.008

50. Franklin TB, Murphy JA, Myers TL, Clarke DB, Currie RW. Enriched environment during adolescence changes brain-derived neurotrophic factor and TrkB levels in the rat visual system but does not offer neuroprotection to retinal ganglion cells following axotomy. Brain Res 2006; 1095:1-11.
• http://dx.doi.org/10.1016/j.brainres.2006.04.025

51. Ickes BR, Pham TM, Sanders LA, Albeck DS, Mohammed AH, Granholm AC. Long-term environmental enrichment leads to regional increases in neurotrophin levels in rat brain. Exp Neurol 2000; 164:45-52.
• http://dx.doi.org/10.1006/exnr.2000.7415

52. Bengoetxea H, Argando-a EG, Lafuente JV. Effects of visual experience on vascular endothelial growth factor expression during the postnatal development of the rat visual cortex. Cereb Cortex 2008; 18:1630-39.
• http://dx.doi.org/10.1093/cercor/bhm190

53. Senger DR, Galli SJ, Dvorak AM, Perruzzi CA, Harvey VS, Dvorak HF. Tumor cell secrete a vascular permeability factor that promotes accumulation of ascites fluid. Science 1983; 219:983-5.
• http://dx.doi.org/10.1126/science.6823562

54. Ferrara N, Henzel WJ. Pituitary follicular cells secrete a novel heparin-binding growth factor specific for vascular endothelial cells. Biochem Biophys Res Commun 1989; 161:851-8.
• http://dx.doi.org/10.1016/0006-291X(89)92678-8

55. Senger DR, Connolly DT, Van de Water L, Feder J, Dvorak HF. Purification and NH2-terminal amino acid sequence of guinea pig tumor-secreted vascular permeability factor. Cancer Res. 1990 Mar 15; 50(6):1774-8.

56. Ferrara N. Vascular endothelial growth factor: basic science and clinical progress. Endocr Rev 2004; 25:581-611.
• http://dx.doi.org/10.1210/er.2003-0027

57. Ruiz de Almodovar C1, Lambrechts D, Mazzone M, Carmeliet P. Role and therapeutic potential of VEGF in the nervous system. Physiol Rev 2009; 89(2):607-48.

58. Bates DO, Cui TG, Doughty JM, Winkler M, Sugiono M, Shields JD, Peat D, Gillatt D, and Harper SJ. VEGF165b, an inhibitory splice variant of vascular endothelial growth factor, is down-regulated in renal cell carcinoma. Cancer Res 2002; 62: 4123–4131.

59. Cui TG, Foster RR, Saleem M, Mathieson PW, Gillatt DA, Bates DO and Harper SJ. Differentiated human podocytes endogenously express an inhibitory isoform of vascular endothelial growth factor (VEGF165b) mRNA and protein. Am J Physiol Renal Physiol 2004; 286: F767–F773, Darwin C. On the origin of species by means of natural selection, or the preservation of favoured racesin the struggle for life. London. Murray J. 1859.

60. Ladomery MR, Harper SJ, Bates DO. Alternative splicing in angiogenesis: the vascular endothelial growth factor para¬digm. Cancer Lett 2007; 249: 133-142
• http://dx.doi.org/10.1016/j.canlet.2006.08.015

61. Nowak DG, Amin EM, Rennel ES, Hoareau-Aveilla C, Gam¬mons M, Damodoran G, Hagiwara M, Harper SJ, Woolard J, Ladomery MR, Bates DO. Regulation of vascular endothelial growth factor (VEGF) splicing from pro-angiogenic to anti-angiogenic isoforms: a novel therapeutic strategy for angio¬genesis. J Biol Chem 2010; 285: 5532-5540
• http://dx.doi.org/10.1074/jbc.M109.074930

62. Woolard J, Wang WY, Bevan HS, Qiu Y, Morbidelli L, Pritchard-Jones RO, Cui TG, Sugiono M, Waine E, Perrin R, Foster R, Digby-Bell J, Shields JD, Whittles CE, Mushens RE, Gillatt DA, Ziche M, Harper SJ, Bates DO. VEGF165b, an inhibitory vascular endothelial growth factor splice variant: mechanism of action, in vivo effect on angiogenesis and endogenous protein expression. Cancer Res 2004; 64:7822-7835
• http://dx.doi.org/10.1158/0008-5472.CAN-04-0934

63. Rennel ES, Varey AH, Churchill AJ, Wheatley ER, Stewart L, Mather S, Bates DO, Harper SJ: VEGF(121)b, a new member of the VEGF(xxx)b family of VEGF-A splice isoforms, inhibits neovascularisation and tumour growth in vivo. Br J Cancer 2009; 101:1183-1193.
• http://dx.doi.org/10.1038/sj.bjc.6605249

64. Rennel ES, Hamdollah-Zadeh MA, Wheatley ER, Magnus¬sen A, Schüler Y, Kelly SP, Finucane C, Ellison D, Cebe-Suarez S, Ballmer-Hofer K, Mather S, Stewart L, Bates DO, Harper SJ. Recombinant human VEGF165b protein is an effective anti-cancer agent in mice. Eur J Cancer 2008; 44: 1883-1894
• http://dx.doi.org/10.1016/j.ejca.2008.05.027

65. Tayama M, Furuhata T, Inafuku Y, Okita K, Nishidate T, Mizuguchi T, Kimura Y, Hirata K. Vascular endothelial growth factor 165b expression in stromal cells and colorectal cancer. World J Gastroenterol. 2011; 28;17(44):4867-74.

66. Ehlken C, Rennel ES, Michels D, Grundel B, Pielen A, Junker B, Stahl A, Hansen LL, Feltgen N, Agostini HT, Martin G. Levels of VEGF but not VEGF(165b) are increased in the vitreous of patients with retinal vein occlusion. Am J Ophthalmol. 2011;152(2):298-303.
• http://dx.doi.org/10.1016/j.ajo.2011.01.040

67. Plate KH, Breier G, Weich HA, Risau W. Vascular endothelial growth factor is a potential tumor angiogenesis factor in human gliomas in vivo. Nature 1992; 359:845-8.
• http://dx.doi.org/10.1038/359845a0

68. Lafuente JV, Adan B, Alkiza K, Garibi J, Rossi M and Cruz-Sánchez FF Expression of vascular endothelial growth factor (VEGF) and platelet-derived growth factor receptor-b (PDGFR-b) in human gliomas. J Mol Neurosci. 1999; 13 (1-2): 177-185
• http://dx.doi.org/10.1385/JMN:13:1-2:177

69. Marti HJ, Bernaudin M, Bellail A, Schoch H, Euler M, Petit E, Risau W. Hypoxia-induced vascular endothelial growth factor expression precedes neovascularisation after cerebral ischemia. Am J Pathol 2000; 156:965-76.
• http://dx.doi.org/10.1016/S0002-9440(10)64964-4

70. Bulnes S, Lafuente JV. VEGF immunopositivity related to malignancy degree, proliferative activity and angiogenesis in ENU-induced gliomas. J Mol Neurosci 2007; 33:163-72.
• http://dx.doi.org/10.1007/s12031-007-0061-0

71. Ogunshola OO, Stewart WB, Mihalcik V, Solli T, Madri JA, Ment LR. Neuronal VEGF expression correlates with angiogenesis in postnatal developing rat brain. Dev Brain Res 2000; 119:139-53.
• http://dx.doi.org/10.1016/S0165-3806(99)00125-X

72. Xie K, Wei D, Shi Q, Huang S. Constitutive and inducible expression and regulation of vascular endothelial growth factor. Cytokine Growth Factor Rev 2004; 15:297-324.
• http://dx.doi.org/10.1016/j.cytogfr.2004.04.003

73. Shalaby F, Rossant J, Yamaguchi TP, Gertsenstein M, Wu XF, Breitman ML, Schuh AC. Failure of blood-island formation and vasculogenesis in Flk-1-deficient mice. Nature 1995; 376:62-6.
• http://dx.doi.org/10.1038/376062a0

74. Fong GH, Zhang L, Bryce DM, Peng J. Increased hemangioblast commitment, not vascular disorganization, is the primary defect in flt-1 knock-out mice. Development 1999; 126:3015-25.

75. Neufeld G, Cohen T, Shraga N, Lange T, Kessler O, Herzog Y. The neuropilins: multifunctional semaphoring and VEGF receptors that modulate axon guidance and angiogenesis. Trend Cardiovas Med 2002; 12:13-9.
• http://dx.doi.org/10.1016/S1050-1738(01)00140-2

76. Soker S, Takashima S, Miao HQ, Neufeld G, Klagsbrun M. Neuropilin-1 is expressed by endothelial and tumor cells as an isoform-specific receptor for vascular endothelial growth factor. Cell 1998; 92:735-45.
• http://dx.doi.org/10.1016/S0092-8674(00)81402-6

77. Lafuente JV, Argando-a EG, Mitre B. VEGFR-2 expression in brain injury: its distribution related to brain-blood barrier markers. J Neural Trans 2006; 113:487-96.
• http://dx.doi.org/10.1007/s00702-005-0407-0

78. Argando-a EG, Bengoetxea H, Lafuente JV. Effects of intracortical administration and neutralisation of vascular endothelial growth factor in the developing brain. Int J Neuroprot-Neuroregen 2006; 3:45-52.

79. Wick A, Wick W, Waltenberger J, Weller M, Dichgans J, Schulz JB. Neuroprotection by hypoxic preconditioning requires sequential activation of vascular endothelial growth factor receptor and Akt. J Neurosci 2002; 22:6401-7.

80. Kaya D, Gursoy-Ozdemir Y, Yemisci M, Tuncer N, Aktan S, Dalkara T. VEGF protects brain against focal ischemia without increasing blood-brain barrier permeability when administered intracerebroventricularly. J Cereb Blood Flow Metab 2005; 25:1111-8.
• http://dx.doi.org/10.1038/sj.jcbfm.9600109

81. Moser KV and Humpel C. Vascular endothelial growth factor counteracts NMDA-induced cell death of adult cholinergic neurons in rat basal nucleus of Meynert. Brain Res Bull 2005; 65:125-31.
• http://dx.doi.org/10.1016/j.brainresbull.2004.12.005

82. Louissaint A Jr, Raos S, Leventhal C, Goldman SA. Coordinated interaction of neurogenesis and angiogenesis in the adult songbird brain. Nature 2002; 13:945-60.

83. Rosenstein JM, Mani N, Khaibullina A, Krum JM. Neurotrophic effects of vascular endothelial growth factor on organotypic cortical explants and primary cortical neurons. J Neurosci 2003; 23:11036-44.

84. Greenberg DA, Jin K. From angiogenesis to neuropathology. Nature 2005; 438:954-9.
• http://dx.doi.org/10.1038/nature04481

85. Khaibullina AA, Rosenstein JM, Krum JM. Vascular endothelial growth factor promotes neurite maturation in primary CNS neuronal diseases. Dev Brain Res 2004; 148:59-68.
• http://dx.doi.org/10.1016/j.devbrainres.2003.09.022

86. Schoch HJ, Fisher S, Marti HH. Hypoxia-induced vascular endothelial growth factor expression causes vascular leakage in the brain. Brain 2002; 125:2549-57.
• http://dx.doi.org/10.1093/brain/awf257

87. Nordal RA, Wong CS. Molecular targets in radiation-induced blood-brain barrier disruption. Int J Radiat Oncol Biol Phys 2005; 62:279-87.
• http://dx.doi.org/10.1016/j.ijrobp.2005.01.039

88. Rabchevsky AG, Weinitz JM, Coulpier M, Fages C, Tinel M, Junier MP. A role for transforming growth factor alpha as an inducer of astrogliosis. J Neurosci 1998; 18:10541-52.

89. Krum JM, Khaibullina A. Inhibition of endogenous VEGF impedes revascularization and astroglial proliferation: roles for VEGF in brain repair. Exp Neurol 2003; 181:241-57
• http://dx.doi.org/10.1016/S0014-4886(03)00039-6

90. Krum JM, Mani N, Rosenstein JM. Angiogenic and astroglial responses to vascular endothelial growth factor administration in adult rat brain. Neuroscience 2002; 110:589-604.
• http://dx.doi.org/10.1016/S0306-4522(01)00615-7

91. Argaw AT, Asp L, Zhang J, Navrazhina K, Pham T, Mariani JN, Mahase S, Dutta DJ, Seto J, Kramer EG, Ferrara N, Sofroniew MV, John GR. Astrocyte-derived VEGF-A drives blood-brain barrier disruption in CNS inflammatory disease. J Clin Invest. 2012 Jul 2;122(7):2454-68.
• http://dx.doi.org/10.1172/JCI60842

92. Nowacka MM, Obuchowicz E. Vascular endothelial growth factor (VEGF) and its role in the central nervous system: A new element in the neurotrophic hypothesis of antidepressant drug Action. Neuropeptides 2012; 46 (1):1-10
• http://dx.doi.org/10.1016/j.npep.2011.05.005

93. Hayashi T1, Abe K, Suzuki H, Itoyama Y. Rapid induction of vascular endothelial growth factor gene expression after transient middle cerebral artery occlusion in rats. Stroke 1997; 28(10):2039-44.

94. Lafuente JV, Bulnes S, Mitre B and Riese HH. Role of VEGF in an experimental model of cortical micronecrosis. Amino Acids. 2002; 23 (1-3): 241-245
• http://dx.doi.org/10.1007/s00726-001-0135-1

95. Zhang ZG, Zhang L, Jiang Q, Zhang R, Davies K, Powers C, Bruggen N, Chopp M. VEGF enhances angiogenesis and promotes blood-brain barrier leakage in the ischemic brain. J Clin Invest 2000; 106:829-38.
• http://dx.doi.org/10.1172/JCI9369

96. Widenfalk J, Lipson A, Jubran M, Hofstetter C, Ebendal T, Cao Y, Olson L. Vascular endothelial growth factor improves functional outcome and decreases secondary degeneration in experimental spinal cord contusion injury. Neuroscience 2003; 120:951-60.
• http://dx.doi.org/10.1016/S0306-4522(03)00399-3

97. Choi UH, Ha Y, Huang X, Park SR, Chung J, Hyun DK, Park H, Park HC, Kim SW, Lee M. Hypoxia-inducible expression of vascular endothelial growth factor for treatment of spinal cord injury in a rat model. J Neurosurg Spine 2007; 7:54-60.
• http://dx.doi.org/10.3171/SPI-07/07/054

98. Lambrechts D, Storkebaum E, Morimoto M, Del-Favero J, Desmet F, Marklund SL, Wyns S, Thijs V, Andersson J, van Marion I, Al-Chalabi A, Bornes S, Musson R, Hansen V, Beckman L, Adolfsson R, Pall HS, Prats H, Vermeire S, Rutgeerts P, Katayama S, Awata T. Leigh N, Lang-Lazdunski L, Dewerchin M, Shaw C, Moons L, Vlietinck R, Morrison KE, Robberecht W, Van Broeckhoven C, Collen D, Andersen PM, Carmeliet P. VEGF is a modifier of amyotrophic lateral sclerosis in mice and humans and protects motoneurons against ischemic death. Nat Genet 2003; 34:383-94.

99. Sathasivam S. VEGF and ALS. Neurosci Res 2008; 62:71-7.
• http://dx.doi.org/10.1016/j.neures.2008.06.008

101. Tarkowski E, Issa R, Sjogren M, Wallin A, Blennow K, Tarkowski A, Kumer P. Increased intrathecal levels of the angiogenic factors VEGF and TGF-beta in Alzheimer's disease and vascular dementia. Neurobiol Aging 2002; 23:237-43.
• http://dx.doi.org/10.1016/S0197-4580(01)00285-8

102. Girouard H, Iadecola C. Neurovascular coupling in the normal brain and in hypertension, stroke, and Alzheimer disease. J Appl Physiol 2006; 100:328-35.
• http://dx.doi.org/10.1152/japplphysiol.00966.2005

103. Solerte SB, Ferrari E, Cuzzoni G, Locatelli E, Giustina A, Zamboni M, Schifino N, Rondanelli M, Gazzaruso C, Fioravanti M. Decreased release of the angiogenic peptide vascular endothelial growth factor in Alzheimer´s disease: recovering effect with insulin and DHEA sulfate. Dement Geriatr Cogn Disord 2005; 19:1-10.
• http://dx.doi.org/10.1159/000080963

104. Xiong N, Zhang Z, Huang J, Chen C, Zhang Z, Jia M, Xiong J, Liu X, Wang F, X, Liang Z, Sun S, Lin Z, Wang T. VEGF-expressing human umbilical cord mesenchymal stem cells, an improved therapy strategy for Parkinson's disease. Gene Ther. 2011 Apr;18(4):394-402
• http://dx.doi.org/10.1038/gt.2010.152

105. Carvalho JF, Blank M, Shoenfeld Y. Vascular endothelial growth factor (VEGF) in autoimmune diseases. J Clin Immunol 2007; 27:246-56.
• http://dx.doi.org/10.1007/s10875-007-9083-1

106. Tan IL, Schijndel RA, Pouwels PJ, van WAlderveen MA, Reichenbach JR, Manoliu RA, Barkhof F. MR venography of multiple sclerosis. Am J Neuroradiol 2000; 21:1039-42.

107. Kirk S, Frank JA, Karlik S. Angiogenesis in multiple sclerosis: is it good, bad or an epiphenomenon? J Neurol Sci 2004; 217:125-30.
• http://dx.doi.org/10.1016/j.jns.2003.10.016

108. Proesholdt MA, Jacobson S, Tresser N, Oldfield EH, Merrill MJ. Vascular endothelial growth factor is expressed in multiple sclerosis plaques and can induce inflammatory lesions in experimental allergic encephalomyelitis rats. J Neuropathol Exp Neurol 2002; 61:914-25.

109. Huang EJ, Reichardt LF. Neurotrophins: roles in neuronal development and function. Annu Rev Neurosci 2001; 24:677-736.
• http://dx.doi.org/10.1146/annurev.neuro.24.1.677

110. Korsching S, Thoenen H. Two-site enzyme immunoassay for nerve growth factor. Methods Enzymology 1987; 147:167-85.
• http://dx.doi.org/10.1016/0076-6879(87)47108-5

111. Lewin GR, Barde YA. Physiology of the neurotrophins. Annu Rev Neurosci 1996; 19:289-317.
• http://dx.doi.org/10.1146/annurev.ne.19.030196.001445

112. Segal RA, Greenberg ME. Intracellular signaling pathways activated by neurotrophic factors. Annu Rev Neurosci 1996; 19:463-69.

113. McAllister AK, Katz LC, Lo DC. Neurotrophins and synaptic plasticity. Annu Rev Neurosci 1999; 22:295-318.
• http://dx.doi.org/10.1146/annurev.neuro.22.1.295

114. Poo MM. Neurotrophins as synaptic modulators. Nat Rev Neurosci 2001; 2:24-32.
• http://dx.doi.org/10.1038/35049004

115. Sofroniew MV, Howe CL, Mobley WC. Nerve growth factor signaling, neuroprotection, and neural repair. Annu Rev Neurosci 2001; 24:1217-81.
• http://dx.doi.org/10.1146/annurev.neuro.24.1.1217

116. Numakawa T, Suzuki S, Kumamaru E, Adachi N, Richards M, Kunugi H. BDNF function and intracellular signaling in neurons. Histol Histopathol 2010; 25:237-58.

117. Hallböök F, Wilson K, Thorndyke M, Olinski RP. Formation and evolution of the chordate neurotrophin and Trk receptor genes. Brain Behav Evol 2006; 68:133-44.
• http://dx.doi.org/10.1159/000094083

118. Lee R, Kermani P, Teng KK, Hempstead BL. Regulation of cell survival by secreted proneurotrophins. Science 2001; 294:1945-8.
• http://dx.doi.org/10.1126/science.1065057

119. Chao MV. Neurotrophins and their receptors: a convergent point for many signaling pathways. Nat Rev Neurosci 2003; 4:299-309.
• http://dx.doi.org/10.1038/nrn1078

120. Huang EJ, Reichardt LF. Trk receptors: roles in neuronal signal transduction. Annu Rev Biochem 2003; 72:609-42.
• http://dx.doi.org/10.1146/annurev.biochem.72.121801.161629

121. Nykjaer A, Lee R, Teng KK, Jansen P, Madsen P, Nielsen MS, Jacobsen C, Kliemannel M, Schwarz E, Willnow TE, Hempstead BL, Petersen CM. Sortilin is essential for proNGF-induced neuronal cell death. Nature 2004; 427:843-8.
• http://dx.doi.org/10.1038/nature02319

122. Kaplan DR, Miller FD. Neurotrophin signal transduction in the nervous system. Curr Opin Neurobiol 2000; 10:381-91.
• http://dx.doi.org/10.1016/S0959-4388(00)00092-1

123. Bibel M, Barde YA. Neurotrophins: key regulators of cell fate and cell shape in the vertebrate nervous system. Genes Dev 2000; 14:2919-37.
• http://dx.doi.org/10.1101/gad.841400

124. Lu B, Pang PT, Woo NH. The yin and yang of neurotrophin action. Nat Rev Neurosci 2005; 6:603-14.
• http://dx.doi.org/10.1038/nrn1726

125. Nakahashi T1, Fujimura H, Altar CA, Li J, Kambayashi J, Tandon NN, Sun B. Vascular endothelial cells synthesize and secrete brain-derived neurotrophic factor. FEBS Lett. 2000 Mar 24;470(2):113-7.

125. Nakamura K, Martin KC, Jackson JK, Beppu K, Woo CW, Thiele CJ. Brain-derived neurotrophic factor activation of TrkB induces vascular endothelial growth factor expression via hypoxia-inducible factor-1 in neuroblastoma cells. Cancer Res 2006; 66:4249-55.
• http://dx.doi.org/10.1158/0008-5472.CAN-05-2789

126. Donovan MJ, Miranda RC, Kraemer R, McCaffrey TA, Tessarollo L, Mahadeo D, Sharif S, Kaplan DR, Tsoulfas P, Parada L, et al. Neurotrophin and neurotrophin receptors in vascular smooth muscle cells. Regulation of expression in response to injury. Am J Pathol. 1995 Aug; 147(2):309-24.

127. Kerschensteiner M, Gallmeier E, Behrens L, Leal VV, Misgeld T, Klinkert WE, Kolbeck R, Hoppe E, Oropeza-Wekerle RL, Bartke I, Stadelmann C, Lassmann H, Wekerle H, Hohlfeld R. 1999. Activated human T cells, B cells, and monocytes produce brain-derived neurotrophic factor in vitro and in inflammatory brain lesions: A neuroprotective role of inflammation? J Exp Med 189:865–870.

128. Hahn C, Islamian AP, Renz H, Nockher WA. Airway epithelial cells produce neurotrophins and promote the survival of eosinophils during allergic airway inflammation. J Allergy Clin Immunol. 2006 Apr;117(4):787-94.
• http://dx.doi.org/10.1016/j.jaci.2005.12.1339

129. Tessarollo L. Pleiotrophic functions of neurotrophins in development. Cytokine Growth Factor Rev 1998; 9:125–137

130. Nockher WA, Renz H. Neurotrophins in clinical diagnostics: pathophysiology and laboratory investigation. Clin Chim Acta. 2005 Feb;352(1-2):49-74.
• http://dx.doi.org/10.1016/j.cccn.2004.10.002

131. Barde YA, Edgar D, Thoenen H. Purification of a new neurotrophic factor from mammalian brain. EMBO J 1982; 1:549-53.

132. Leibrock J, Lottspeich F, Hohn A, Hofer M, Hengerer B, Masiakowski P, Thoenen H, Barde YA. Molecular cloning and expression of brain derived neurotrophic factor. Nature 1989; 341:149-52.
• http://dx.doi.org/10.1038/341149a0

133. Maisonpierre PC, Bellucio L, Friedman B, Alderson RF, Wiegand SJ, Furth ME, Lindsay RM, Yancopoulos GD. NT-3, BDNF, and NGF in the developing rat nervous system: Parallel as well as reciprocal patters of expression. Neuron 1990; 5:501-9.
• http://dx.doi.org/10.1016/0896-6273(90)90089-X

134. Friedman WJ, Olson L, Persson H. Cells that express brain-derived neurotrophic factor mRNA in the developing postnatal rat brain. Eur J Neurosci 1991; 3:688-97.
• http://dx.doi.org/10.1111/j.1460-9568.1991.tb00854.x

135. Phillips HS, Hains JM, Armanini M, Laramee GR, Johnson SA, Winslow JW. BDNF mRNA is decreased in the hippocampus of individuals with Alzheimer's disease. Neuron 1991; 7:695-702.

136. Hofer M, Pagliusi SR, Hohn A, Leibrok J, Barde YA. Regional distribution of brain derived neurotrophic factor mRNA in the adult mouse brain. EMBO J 1990; 9:2459-64.

137. Piriz J, Muller A, Trejo JL, Torres-Aleman I. IGF-I and the aging mammalian brain. Exp Gerontol 2010; doi:10.1016/j.exger.2010.08.022.
• http://dx.doi.org/10.1016/j.exger.2010.08.022

138. Wetmore C, Ernfors P, Persson H, Olson L. Localization of brain derived neurotrophic factor mRNA to neurons in the brain by in situ hybridization. Exp Neurol 1990; 109:141-52.
• http://dx.doi.org/10.1016/0014-4886(90)90068-4

139. Kirschenbaum B, Goldman SA. Brain-derived neurotrophic factor promotes the survival of neurons arising from the adult rat forebrain subependymal zone. Proc Natl Acad Sci U S A 1995; 92:210-4.
• http://dx.doi.org/10.1073/pnas.92.1.210

140. Wu D, Pardridge WM. Neuroprotection with noninvasive neurotrophin delivery to the brain. Proc Natl Acad Sci U S A 1999; 96:254-9.
• http://dx.doi.org/10.1073/pnas.96.1.254

141. Schäbitz WR, Sommer C, Zoder W, Kiessling M, Schwaninger M, Schwab S. Intravenous brain-derived neurotrophic factor reduces infarct size and counterregulates Bax and Bcl-2 expression after temporary focal cerebral ischemia. Stroke 2000; 31:2212-7.
- http://dx.doi.org/10.1161/01.STR.31.9.2212

142. Almeida RD, Manadas BJ, Melo CV, Gomes JR, Mendes CS, Grãos MM, Carvalho RF, Carvalho AP, Duarte CB. Neuroprotection by BDNF against glutamate-induced apoptotic cell death is mediated by ERK and PI3-kinase pathways. Cell Death Differ 2005; 12:1329-43.

143. Zheng WH, Quirion R. Comparative signaling pathways of insulin-like growth factor-1 and brain-derived neurotrophic factor in hippocampal neurons and the role of the PI3 kinase pathway in cell survival. J Neurochem 2004; 89:844-52.
- http://dx.doi.org/10.1111/j.1471-4159.2004.02350.x

144. Johnson-Farley NN, Patel K, Kim D, Cowen DS. Interaction of FGF-2 with IGF-I and BDNF in stimulating Akt, ERK, and neuronal survival in hippocampal cultures. Brain Res 2007; 1154:40-9.
- http://dx.doi.org/10.1016/j.brainres.2007.04.026

145. Pang PT, Teng HK, Zaitsev E, Woo NT, Sakata K, Zhen S, Teng KK, Yung WH, Hempstead BL, Lu B. Cleavage of proBDNF by tPA/plasmin is essential for long-termn hippocampal plasticity. Science 2004; 306:487-91.
- http://dx.doi.org/10.1126/science.1100135

147. Nagappan G, Lu B. Activity-dependent modulation of the BDNF receptor TrkB: mechanisms and implications. Trends Neurosci 2005; 28:464-71.
- http://dx.doi.org/10.1016/j.tins.2005.07.003

148. Caleo M, Maffei L. Neurotrophins and plasticity in the visual cortex. Neuroscientist 2002; 8:52-61.
- http://dx.doi.org/10.1177/107385840200800110

149. Kermani P, Rafii D, Jin DK, Whitlock P, Schaffer W, Chiang A, Vincent L, Friedrich M, Shido Keyvani K, Sachser N, Witte OW, Paulus W. Gene expression profiling in the intact and injured brain following environmental enrichment. J Neuropathol Exp Neurol 2004; 63:598-609.

150. Kim H, Li Q, Hempstead BL, Madri JA. Paracrine and autocrine functions of brain-derived neurotrophic factor (BDNF) and nerve growth factor (NGF) in brain-derived endothelial cells. J Biol Chem 2004; 279:33538-46.
- http://dx.doi.org/10.1074/jbc.M404115200

151. Lindvall O, Kokaia Z, Bengzon J, Elmér E, Kokaia M. Neurotrophins and brain insults. Trends Neurosci 1994; 17:490-6.
- http://dx.doi.org/10.1016/0166-2236(94)90139-2

152. Kokaia M, Ernfors P, Kokaia Z, Elmér E, Jaenisch R, Lindvall O. Suppressed epileptogenesis in BDNF mutant mice. Exp Neurol 1995; 133:215-24.
- http://dx.doi.org/10.1006/exnr.1995.1024

153. Binder DK, Routbort MJ, Ryan TE, Yancopoulos GD, McNamara JO. Selective inhibition of kindling development by intraventricular administration of TrkB receptor body. 1999 J Neurosci 19:1424-36.

154. Pezet S, Malcangio M, Lever IJ, Perkinton MS, Thompson SW, Williams RJ, McMahon SB. Noxious stimulation induces Trk receptor and downstream ERK phosphorylation in spinal dorsal horn. Mol Cell Neurosci 2002; 21:684-95.
- http://dx.doi.org/10.1006/mcne.2002.1205

155. Smith MA, Makino S, Kvetnansky R, Post RM. Stress and glucocorticoids affect the expression of brain-derived neurotrophic factor and neurotrophin-3 mRNAs in the hippocampus. J Neurosci 1995; 15:1768-77.

156. Rinderknecht E, Humbel R. The amino acid sequence of human insulin-like growth factor 1 and its structural homology with proinsulin. J Biol Chem. 1978;253:2769–2776

157. Daughaday WH, Rotwein P. Insulin-like growth factors I and II. Peptide, messenger ribonucleic acid and gene structures, serum, and tissue concentrations. Endocr Rev 1989; 10:68-91.
- http://dx.doi.org/10.1210/edrv-10-1-68

158. Jones JI, Clemmons DR. Insulin-like growth factors and their binding proteins: biological actions. Endocr Rev 1995; 16:3-34.

159. Russo VC, Gluckman P, Feldman EL, Werther GA. The insulin-like growth factor system and its pleiotropic functions in the brain. Endocr Rev 2005; 26:916-43.
- http://dx.doi.org/10.1210/er.2004-0024

160. Nishijima T, Piriz J, Duflot S, Fernandez AM, Gaitan G, Gomez-Pinedo U, Verdugo JM, Leroy F, Soya H, Nu-ez A, Torres-Aleman I. Neuronal activity drives localized blood-brain barrier transport of serum insulin-like growth factor-I into the CNS. Neuron 2010; 67:834-46.
- http://dx.doi.org/10.1016/j.neuron.2010.08.007

161. Bondy CA. Transient IGF-I gene expression during the maturation of functionally related central projection neurons. J Neurosci 1991; 11:3442-55.

162. Bondy C, Werner H, Roberts CT Jr, LeRoith D. Cellular pattern of type-I insulin-like growth factor receptor gene expression during maturation of the rat brain: comparison with insulin-like growth factor I and II. Neuroscience 1992; 46:909-23.
• http://dx.doi.org/10.1016/0306-4522(92)90193-6

163. Wheeler DL, Dunn EF, Harari PM, Understanding resistance to EGFR inhibitors-impact on future treatment strategies, Nat. Rev. Clin. Oncol 2010; 493–507

164. van der Veeken J, Oliveira S, Schiffelers RM, Storm G, van Bergen En Henegouwen PM, Roovers RC. Crosstalk between epidermal growth factor receptor- and insulin-like growth factor-1 receptor signaling: implications for cancer therapy. Curr Cancer Drug Targets. 2009 Sep;9(6):748-60.

165. Ernfors P, Wetmore C, Olson L, Persson H. Identification of cells in rat brain and peripheral tissues expressing mRNA for members of the nerve growth factor family. Neuron 1990; 5:511-26.
• http://dx.doi.org/10.1016/0896-6273(90)90090-3

165. Heck S, Lezoualc'h F, Engert S, Behl C. Insulin-like growth factor-1-mediated neuroprotection against oxidative stress is associated with activation of nuclear factor kappaB. J Biol Chem 1999; 274:9828 –35.
• http://dx.doi.org/10.1074/jbc.274.14.9828

166. Vincent AM, Mobley BC, Hiller A, Feldman EL. IGF-I prevents glutamate-induced motor neuron programmed cell death. Neurobiol Dis 2004; 16:407–16.
• http://dx.doi.org/10.1016/j.nbd.2004.03.001

167. Ness JK, Scaduto RC Jr, Wood TL. IGF-I prevents glutamate-mediated bax translocation and cytochrome C release in O4 oligodendrocyte progenitors. Glia 2004; 46:183–94.
• http://dx.doi.org/10.1002/glia.10360

168. Mason JL, Jones JJ, Taniike M, Morell P, Suzuki K, Matsushima GK. Mature oligodendrocyte apoptosis precedes IGF-1 production and oligodendrocyte progenitor accumulation and differentiation during demyelination/remyelination. J Neurosci Res 2000; 61:251-262.
• http://dx.doi.org/10.1002/1097-4547(20000801)61:3<251::AID-JNR3>3.0.CO;2-W

169. Dempsey RJ, Sailor KA, Bowen KK, Tureyen K, Vemuganti R. Stroke induced progenitor cell proliferation in adult spontaneously hypertensive rat brain: effect of exogenous IGF-1 and GDNF. J Neurochem 2003; 87:586-97.
• http://dx.doi.org/10.1046/j.1471-4159.2003.02022.x

170. O'Kusky JR, Ye P, D'Ercole AJ. Insulin-like growth factor-I promotes neurogenesis and synaptogenesis in the hippocampal dentate gyrus during postnatal development. J Neurosci 2000; 20:8435–42.

171. Torres-Aleman I. Insulin-like growth factors as mediators of functional plasticity in the adult brain. Horm Metab Res 1999; 31:114-19.
• http://dx.doi.org/10.1055/s-2007-978707

172. Aberg ND, Brywe KG, Isgaard J. Aspects of growth hormone and insulinlike growth factor-I related to neuroprotection, regeneration, and functional plasticity in the adult brain. Scientific World Journal 2006; 6: 53-80.
• http://dx.doi.org/10.1100/tsw.2006.22

173. Sonntag WE, Lynch CD, Cooney PT, Hutchins PM. Decreases in cerebral microvasculature with age are associated with the decline in growth hormone and insulin-like growth factor I. Endocrinology 1997; 138:3515-20.

174. Lopez-Lopez C, LeRoith D, Torres-Aleman I. Insulin-like growth factor I is required for vessel remodeling in the adult brain. PNAS 2004; 101:9833-38.
• http://dx.doi.org/10.1073/pnas.0400337101

175. Carro E, Nunez A, Busiguina S, Torres-Aleman I. Circulating insulin-like growth factor I mediates effects of exercise on the brain. J Neurosci 2000; 20:2926-33.

176. Trejo JL, Carro E, Torres-Aleman I. Circulating insulin-like growth factor I mediates exercise-induced increases in the number of new neurons in the adult hippocampus. J Neurosci 2001; 21:1628-34.

178. Chavez JC, LaManna JC. Activation of hypoxia-inducible factor-1 in the rat cerebral cortex after transient global ischemia: potential role of insulin-like growth factor-I. J Neurosci 2002; 22:8922-31.

179. Plate KH. Mechanisms of angiogenesis in the brain. J Neuropathol Exp Neurol 1999; 58:313-20.
• http://dx.doi.org/10.1097/00005072-199904000-00001

180. Breese CR, Ingram RL, Sonntag WE. Influence of age and long-term dietary restriction on plasma insulin-like growth factor-1 (IGF-1), IGF-1 gene expression, and IGF-1 binding proteins. J Gerontol 1991; 46:B180-7.
• http://dx.doi.org/10.1093/geronj/46.5.B180

181. Leifke E, Gorenoi V, Wichers C, Von Zur Mühlen A, Von Büren E, Brabant G. Age-related changes of serum sex hormones, insulin-like growth factor-1 and sex-hormone binding globulin levels in men: cross-sectional data from a healthy male cohort. Clin Endocrinol 2000; 53:689-95.
• http://dx.doi.org/10.1046/j.1365-2265.2000.01159.x

182. Carro E, Trejo JL, Gomez-Isla T, LeRoith D, Torres-Aleman I. Serum insulin-like growth factor I regulates brain amyloid-beta levels. Nat Med 2002; 8:1390-7.
• http://dx.doi.org/10.1038/nm1202-793

183. Cohen E, Paulsson JF, Blinder P, Burstyn-Cohen T, Du D, Estepa G, Adame A, Pham HM, Holzenberger M, Kelly JW, Masliah E, Dillin A. Reduced IGF-1 signaling delays age-associated proteotoxicity in mice. Cell 2009; 139:1157-69.
• http://dx.doi.org/10.1016/j.cell.2009.11.014

184. Killick R, Scales G, Leroy K, Causevic M, Hooper C, Irvine EE, Choudhury AI, Drinkwater L, Kerr F, Al-Qassab H, Stephenson J, Yilmaz Z, Giese KP, Brion JP, Withers DJ, Lovestone S. Deletion of Irs2 reduces amyloid deposition and rescues behavioural deficits in APP transgenic mice. Biochem Biophys Res Commun 2009; 386:257-62.
• http://dx.doi.org/10.1016/j.bbrc.2009.06.032

185. de la Monte SM. Brain insulin resistance and deficiency as therapeutic targets in Alzheimer's disease. Curr Alzheimer Res. 2012 Jan;9(1):35-66.
• http://dx.doi.org/10.2174/156720512799015037

186. LeRoith D, Roberts Jr CT. The insulin-like growth factor system and cancer. Cancer Lett 2003; 195:127-37.
• http://dx.doi.org/10.1016/S0304-3835(03)00159-9

187. Jernberg-Wiklund H, Nilsson K. Targeting the IGF-1R signaling and mechanisms for epigenetic gene silencing in human multiple myeloma. Ups J Med Sci. 2012 May;117(2):166-77
• http://dx.doi.org/10.3109/03009734.2012.659293

188. Tao Y, Pinzi V, Bourhis J, Deutsch E. Mechanisms of disease: signaling of the insulin-like growth factor 1 receptor pathway-therapeutic perspectives in cancer. Nat Clin Pract Oncol 2007; 4:591–602.
• http://dx.doi.org/10.1038/ncponc0934

189. Myake T, Kung CK, Goldwasser E. Purification of human erythropoietin. J Biol Chem 1977; 252:5558-64.

190. Lin FK, Suggs S, Lin CH, Browne JK, Smalling R, Egrie JC, Chen KK, Fox GM, Martin F, Stabinsky Z. Cloning and expression of the human erythropoietin gene. Proc Natl Acad Sci USA 1985; 82:7580-4.
• http://dx.doi.org/10.1073/pnas.82.22.7580

191. Jelkmann W. Erythropoietin after a century of research: younger than ever. Eur J Haematol 2007; 78:183-205.
• http://dx.doi.org/10.1111/j.1600-0609.2007.00818.x

192. Nagai A, Nakagawa E, Choi HB, Hatori K, Kobayashi S, Kim SU. Erythropoietin and erythropoietin receptors in human CNS neurons, astrocytes, microglia, and oligodendrocytes grown in culture. J Neuropathol Exp Neurol 2001; 60:386-92.

193. Jelkmann W. Eryhtropoietin: structure, control of production, and function. Physiol Rev 1992; 72:449-89.

194. Marti HH, Wenger RH, Rivas LA, Straumann U, Digicaylioglu M, Henn V, Yonekawa Y, Bauer C, Gassmann M. Erythropoiein gene expresión in human, monkey and murine brain. Eur J Neurosci 1996; 8:666-76.
• http://dx.doi.org/10.1111/j.1460-9568.1996.tb01252.x

195. Harrigan MR, Ennis SR, Sullivan SE, Keep RF. Effects of intraventricular infusion of vascular endothelial growth factor on cerebral blood flow, edema and infarct volume. Acta Neurochir (Wien) 2003; 145:49-53.
• http://dx.doi.org/10.1007/s00701-002-1035-1

196. Digicaylioglu M, Bichet S, Marti HH, Wenger RH, Rivas LA, Bauer C, Gassmann M. Localization of specific erythropoietin binding sites in defined area of the mouse brain. Proc Natl Acad Sci USA 1995; 92:3717-20.
• http://dx.doi.org/10.1073/pnas.92.9.3717

197. Juul SE, Anderson DK, Li Y, Christensen RD. Erythropoietin and erythropoietin receptor in the developing human central nervous system. Pediatr Res 1998; 43:40-9.

• http://dx.doi.org/10.1203/00006450-199801000-00007

198. Masuda S, Chikuma M, Sasaki R. Insulin-like growth factors and insulin stimulates erythropoietin production in primary cultures astrocytes. Brain Res 1997; 746:63-70.
• http://dx.doi.org/10.1016/S0006-8993(96)01186-9

199. Chandel NS, Maltepe E, Goldwasser E, Mathieu CE, Simon MC, Schumacker PT. Mitocondrial reactive oxygen species trigger hypoxia-induced transcription. Proc Natl Acad Sci USA 1998; 95:11715-20.
• http://dx.doi.org/10.1073/pnas.95.20.11715

200. Noguchi CT, Asavaritikrai P, Teng R, Jia Y. Role of erythropoietin in the brain. Crit Rev Oncol Hematol 2007; 64:159-71.
• http://dx.doi.org/10.1016/j.critrevonc.2007.03.001

201. Rabie T, Marti HH. Brain protection by erythropoietin: a manifold task. Physiol 2008; 23:263-74.
• http://dx.doi.org/10.1152/physiol.00016.2008

202. Sakanaka M, Wen TC, Matsuda S, Masuda S, Morishita E, Nagao M, Sasaki R. In vivo evidence that erythropoietin protects neurons from ischemic damage. Proc Natl Acas Sci USA 1998; 95:4635-40.
• http://dx.doi.org/10.1073/pnas.95.8.4635

203. Digicaylioglu M, Lipton SA. Erythropoietin-mediated neuroprotection involves cross-talk between Jak2 and NF-kappaB signalling cascades. Nature 2001; 412:641-47.
• http://dx.doi.org/10.1038/35088074

204. Konishi Y, Chui DH, Hirose H, Kunishita T, Tabira T. Trophic effect of erythropoietin and other haematopoietic factors on central cholinergic neurons in vitro and in vivo. Brain Res 1993; 609:29-35.
• http://dx.doi.org/10.1016/0006-8993(93)90850-M

205. Yamamoto M, Koshimura K, Kawaguchi M, Sohmiya M, Murakami Y, Kato Y. Stimulating effect of erythropoietin on the release of dopamine and acetylcholine from the rat brain slice. Neurosci Lett 2000; 292:131-33.
• http://dx.doi.org/10.1016/S0304-3940(00)01441-5

206. Weber A, Maier RF, Hoffmann U, Grips M, Hoppenz M, Aktas AG, Heinemann U, Obiaden M, Schuchmann S. Erythropoietin improves synaptic transmission during and following ischemia in rat hippocampal slice cultures. Brain Res 2002; 958:305-11.
• http://dx.doi.org/10.1016/S0006-8993(02)03604-1

207. Shingo T, Sorokan ST, Shimazaki T, Weiss S. Erythropoietin regulates in vitro and in vivo production of neuronal progenitors by mammalian forebrain neural stem cells. J Neurosci 2001; 9733-43.

208. Viviani B, Bartesaghi S, Corsini E, Villa P, Ghezzi P, Garau A, Galli CL,Marinovich M. Erythropoietin protects primary hippocampal neurons increasing the expression of brain-derived neurotrophic factor. J Neurochem 2005; 93:412-43.
• http://dx.doi.org/10.1111/j.1471-4159.2005.03033.x

209. Li Y, Lu ZY, Ogle M, Wei L. Erythropoietin prevents blood-brain barrier damage induce by focal cerebral ischemia in mice.Neurochem Res 2007; 32:2132-41.
• http://dx.doi.org/10.1007/s11064-007-9387-9

210. Chen G, Shi JX, Hang CH, Xie W, Liu J, Liu X. Inhibitory effect on cerebral inflammatory agents that accompany traumatic brain injury in a rat model: a potential neuroprotective mechanism of recombinant human erythropoietin (rhEPO). Neurosci Lett 2007; 425:177-82.
• http://dx.doi.org/10.1016/j.neulet.2007.08.022

211. Um M, Lodish HF. Antiapoptotic effects of erythropoietin in differentiated neuroblastoma SH-SY5Y cells require activation of both the STAT5 and AKT signaling pathways. J Biol Chem 2006; 281(9):5648-56.

212. Chateauvieux S, Grigorakaki C, Morceau F, Dicato M, Diederich M. Erythropoietin, erythropoiesis and beyond. Biochem Pharmacol. 2011 Nov 15;82(10):1291-303
• http://dx.doi.org/10.1016/j.bcp.2011.06.045

213. Brines M, Grasso G, Fiordaliso F, Sfacteria A, Ghezzi P, Fratelli M, Latini R, Xie QW, Smart J, Su-Rick CJ, Pobre E, Diaz D, Gomez D, Hand C, Coleman T, Cerami A. Erythropoietin mediates tissue protection through an erythropoietin and common beta-subunit heteroreceptor.Proc Natl Acad Sci U S A. 2004 Oct 12;101(41):14907-12
• http://dx.doi.org/10.1073/pnas.0406491101

214. Villa P, Bigini P, Mennini T, Agnello D, Laragione T, Cagnotto A, Viviani B, Marinovich M, Cerami A, Coleman TR, Brines M; Ghezzi P. Erythropoietin selectively attenuates cytokine production and inflammation in cerebral ischemia by targeting neuronal apoptosis. J Exp Med 2003; 198:971-5.
• http://dx.doi.org/10.1084/jem.20021067

215. Agnello D, Bigini P, Villa P, Mennini T, Cerami A, Brines ML, Ghezzi P. Erythropoietin exerts anti-inflammatory effect on the CNS in a model of experimental autoimmune encephalomyelitis. Brain Res 2002; 952:128-34.

216. Wang Y, Zhang ZG, Rhodes K, Renzi M, Zhang RL, Kapke A, Lu M, Pool C, Heavner G, Choop M. Post-ischemic treatment with erythropoietin or carbamylated erythropoietin reduces infarction and improves neurological outcome in a rat model of focal cerebral ischemia. Br J Pharmacol 2007; 151:1377-84.
• http://dx.doi.org/10.1038/sj.bjp.0707285

217. Yatsiv I, Grigoriadis N, Simeonidou C, Stahel PF, Schmidt OI, Alexandrovitch AG, Tsenter J, Shohami E. Erythropoietin is neuroprotective, improves functional recovery, and reduces neuronal apoptosis and inflammation in a rodent model of experimental closed head injury. FASEB J 2005; 19:1701-03.

218. Lu D, Mahmood A, Qu C, Goussev A, Schallert T, Choop P. Erythropoietin enhances neurogenesis and restores spatial memory in rats after traumatic brain injury. J Neurotrauma 2005; 22:1011-17.
• http://dx.doi.org/10.1089/neu.2005.22.1011

219. Xu F, Yu ZY, Ding L, Zheng SY. Experimental studies of erythropoietin protection following traumatic brain injury in rats. Exp Ther Med. 2012 Dec;4(6):977-982.

220. Mayeux R. Epidemiology of neurodegeneration. Annu Rev Neurosci 2003; 26:81-104.
• http://dx.doi.org/10.1146/annurev.neuro.26.043002.094919

221. Spires TL, Hannan AJ. Nature, nurture and neurology: gene-environment interactions in neurodegenerative disease. FEBS Anniversary Prize Lecture delivered on 27 June 2004 at the 29th FEBS Congress in Warsaw. FEBS J 2005; 272:2347-61.
• http://dx.doi.org/10.1111/j.1742-4658.2005.04677.x

222. Katz LC, Shatz CJ. Synaptic activity and the construction of cortical circuits. Science 1996; 274:1133-8.
• http://dx.doi.org/10.1126/science.274.5290.1133

223. Hensch TK. Critical period regulation. Annu Rev Neurosci 2004; 27:549-79.
• http://dx.doi.org/10.1146/annurev.neuro.27.070203.144327

225. Gilbert CD. Adult cortical dynamics. Physiol Rev 1998; 78:467-85.

226. Yao H, Dan Y. Synaptic learning rules, cortical circuits, and visual function. Neuroscientist 2005; 11:206-16.
• http://dx.doi.org/10.1177/1073858404272404

227. Black JE, Sirevaag AM, Greenough WT. Complex experience promotes capillary formation in young rat visual cortex. Neurosci Lett 1987; 83:351-5.
• http://dx.doi.org/10.1016/0304-3940(87)90113-3

228. Harrison RV, Harel N, Panesar J, Mount RJ. Blood cappilary distribution correlates with hemodynamic-based functional imaging in cerebral cortex. Cereb Cortex 2002; 12:225-33.
• http://dx.doi.org/10.1093/cercor/12.3.225

229. Argando-a EG, Lafuente JV. Effects of dark-rearing on the vascularization of the developmental rat visual cortex. Brain Res 1996; 732:43-51.
• http://dx.doi.org/10.1016/0006-8993(96)00485-4

230. Tieman SB, Mollers S, Tieman DG, White J. The blood supply of the cat's visual cortex and its postnatal development. Brain Res 2004; 998:100-12.
• http://dx.doi.org/10.1016/j.brainres.2003.11.023

231. Lamarck JB. Recherches sur l'organisation des corps vivants. 1808.

232. Darwin C. On the origin of species by means of natural selection, or the preservation of favoured racesin the struggle for life. London. Murray J. 1859.

233. Cajal SRy. Les nouvelles idées sur la structure du système nerveux: chez l'homme et chez les vertébrés. 1894.

234. Foster MSCS. A textbook of Physiology, Part Three: The Central Nervous System. MacMillan & Co. Ltd., London. 1897.

235. Berardi N, Pizzorusso T, Maffei L. Critical periods during sensory development. Curr Opin Neurobiol 2000; 10:138-45.
• http://dx.doi.org/10.1016/S0959-4388(99)00047-1

236. Hensch TK. Critical period plasticity in local cortical circuits. Nature Rev Neurosci 2005; 6:877-88.
• http://dx.doi.org/10.1038/nrn1787

237. Pizzorusso T, Medini P, Berardi N, Chierzi S, Fawcett JW, Maffei L. Reactivation of ocular dominance plasticity in the adult visual cortex. Science 2002; 298:1248-51.
• http://dx.doi.org/10.1126/science.1072699

238. Markham JA, Greenough WT. Experience-driven brain plasticity: beyond the synapse. Neuron glia Biol 2004; 1:351-63.

239. Riccio RV, Matthews MA. The effect of intraocular injection of tetrodotoxin on fast axonal transport of [3H]proline- and [3H]fucose-labeled materials in the developing rat optic nerve. Neuroscience 1985; 16:1027-39.
• http://dx.doi.org/10.1016/0306-4522(85)90113-7

240. Fifkova E. The effect of unilateral deprivation on visual centers in rats. J Comp Neurol 1970; 140:431-8.
• http://dx.doi.org/10.1002/cne.901400404

241. Fagiolini M, Pizzorusso T, Berardi N, Domenici L, Maffei L. Functional postnatal development of the rat primary visual cortex and the role of visual experience: dark rearing and monocular deprivation. Vision Res 1994; 34:709-20.
• http://dx.doi.org/10.1016/0042-6989(94)90210-0

242. Bedi KS. The combined effects of unilateral enucleation and rearing in a 'dim' red light on synapse-to-neuron ratios in the rat visual cortex. J Anat 1989; 167:71-84.

243. Dehay C, Horsburgh G, Berland M, Killackey H, Kennedy H. Maturation and connectivity of the visual cortex in monkey is altered by prenatal removal of retinal input. Nature 1989; 337:265-7.
• http://dx.doi.org/10.1038/337265a0

244. Cragg BG. Changes in visual cortex on first exposure of rats to light. Effect on synaptic dimensions. Nature 1967; 215:251-3.
• http://dx.doi.org/10.1038/215251a0

244. Sirevaag AM, Black JE, Shafron D, Greenough WT. Direct evidence that complex experience increases capillary branching and surface area in visual cortex of young rats. Brain Res 1988; 471:299-304.
• http://dx.doi.org/10.1016/0165-3806(88)90107-1

245. Borges S, Berry M. The effects of dark rearing on the development of the visual cortex of the rat. J Comp Neurol 1978; 180:277-300.
• http://dx.doi.org/10.1002/cne.901800207

246. Mower GD. The effect of dark rearing on the time course of the critical period in cat visual cortex. Dev Brain Res. 1991; 58151-8.
• 247. Argando-a EG, Rossi ML, Lafuente JV. Visual deprivation effects on the s100beta positive astrocytic population in the developing rat visual cortex: a quantitative study. Dev Brain Res 2003; 141:63-9.
• http://dx.doi.org/10.1016/S0165-3806(02)00643-0

248. Gianfranceschi L, Siciliano R, Walls J, Morales B, Kirkwood A, Huang ZJ, Tonegawa S, Maffei L. Visual cortex is rescued from the effects of dark rearing by overexpression of BDNF. Proc Natl Acad Sci USA 2003; 100:12486-91.
• http://dx.doi.org/10.1073/pnas.1934836100

249. Fox K. Anatomical pathways and molecular mechanisms for plasticity in the barrel cortex. Neuroscience 2002; 111:799-814.
• http://dx.doi.org/10.1016/S0306-4522(02)00027-1

250. Briner A, De Roo M, Dayer A, Muller D, Kiss JZ, Vutskits L. Bilateral whisker trimming during early postnatal life impairs dendritic spine development in the mouse somatosensory barrel cortex. J Comp Neurol 2010; 518:1711-23.
• http://dx.doi.org/10.1002/cne.22297

251. Shoyket M, Land PW, Simons DJ. Whisker trimming begun at birth or on postnatal day 12 affects excitatory and inhibitory receptive fields of layer IV barrel neurons. J Neurophysiol 2005; 94:3987-95.
• http://dx.doi.org/10.1152/jn.00569.2005

252. Foeller E, Celikel T, Feldman DE. Inhibitory sharpening of receptive fields contributes to whisker map plasticity in rat somatosensory cortex. J Neurophysiol 2005; 94:4387-400.
• http://dx.doi.org/10.1152/jn.00553.2005

253. Lee SH, Land PW, Simons DJ. Layer- and cell-type-specific effects of neonatal whisker-trimming in adult rat barrel cortex. J Neurophysiol 2007; 97:4380-5.
• http://dx.doi.org/10.1152/jn.01217.2006

254. Kral A, Eggermont JJ. What's to lose and what's to learn: development under auditory deprivation, cochlear implants and limits of cortical plasticity. Brain Res Rev 2007; 56:259-69.
• http://dx.doi.org/10.1016/j.brainresrev.2007.07.021

255. Rauschecker JP. Compensatory plasticity and sensory substitution in the cerebral cortex. Trends Neurosci 1995; 18:36-43.
• http://dx.doi.org/10.1016/0166-2236(95)93948-W

256. Merabet LB, Pascual-Leone A. Neural reorganization following sensory loss: the opportunity of change. Nature Rev Neurosci 2010; 11:44-52.
• http://dx.doi.org/10.1038/nrn2758

257. Bengoetxea H, Ortúzar N, Rico-Barrio I, Lafuente JV, Argandoña EG. Neither environmental enrichment nor physical exercise alone is enough to recover astrocytic population from dark-rearing. Synergy is required. Front Cell Neurosci, 2013; 7 (170): 1-10 (2013)

258. Hebb DO. The effects of early experience on problem solving at maturity. Am Pscychol 1947; 2:306-7.

259. Argando-a EG, Bengoetxea H, Lafuente JV. Physiscal exercise is required for environmental enrichment to offset the quantitative effects of dark-rearing on the S-100beta astrocytic density in the rat visual cortex. J Anat 2009; 215:132-40.
• http://dx.doi.org/10.1111/j.1469-7580.2009.01103.x

260. Bennett EL, Rosenzweig MR, Diamond MC. Rat brain: effects of environmental enrichment on wet and dry weights. Science 1969; 163:825-6.
• http://dx.doi.org/10.1126/science.163.3869.825

261. Diamond MC, Ingham CA, Johnson RE, Bennett EL, Rosenzweig MR. Effects of environment on morphology of rat cerebral cortex and hippocampus. J Neurobiol 1976; 7:75-85.
• http://dx.doi.org/10.1002/neu.480070108

262. Faherty CJ, Kerley D, Smeyne RJ. A Golgi-Cox morphological analysis of neuronal changes induced by environmental enrichment. Dev Brain Res. 2003; 141:55-61.
• http://dx.doi.org/10.1016/S0165-3806(02)00642-9

263. Leggio MG, Mandolesi L, Federico F, Spirito F, Ricci B, Gelfo F, Petrosini L. Environmental enrichment promotes improved spatial abilities and enhanced dendritic growth in the rat. Behav Brain Res 2005; 163:78-90.
• http://dx.doi.org/10.1016/j.bbr.2005.04.009

264. During MJ, Cao L. VEGF, a mediator of the effect of experience on hippocampal neurogenesis. Curr Alzheimer Res 2006; 3:29-33.
• http://dx.doi.org/10.2174/156720506775697133

265. Diamond MC, Krech D, Rosenzweig MR. The Effects of an Enriched Environment on the Histology of the Rat Cerebral Cortex. J Comp Neurol 1964; 123:111-20.
• http://dx.doi.org/10.1002/cne.901230110

266. Volkmar FR, Greenough WT. Rearing complexity affects branching of dendrites in the visual cortex of the rat. Science 1972; 176:1445-7.
• http://dx.doi.org/10.1126/science.176.4042.1445

267. Greenough WT, Volkmar FR, Juraska JM. Effects of rearing complexity on dendritic branching in frontolateral and temporal cortex of the rat. Exp Neurol 1973; 41:371-8.
• http://dx.doi.org/10.1016/0014-4886(73)90278-1

268. Coq JO, Xerri C. Environmental enrichment alters organizational features of the forepaw representation in the primary somatosensory cortex of adult rats. Exp Brain Res 1998; 121:191-204.
• http://dx.doi.org/10.1007/s002210050452

269. Rampon C, Jiang CH, Dong H, Tang YP, Lockhart DJ, Schultz PG, Tsien JZ, Hu Y. Effects of environmental enrichment on gene expression in the brain. Proc Natl Acad Sci USA 2000; 97:12880-4.
• http://dx.doi.org/10.1073/pnas.97.23.12880

270. Nikolaev E, Kaczmarek L, Zhu SW, Winblad B, Mohammed AH. Environmental manipulation differentially alters c-Fos expression in amygdaloid nuclei following aversive conditioning. Brain Res 2002; 957:91-8.
• http://dx.doi.org/10.1016/S0006-8993(02)03606-5

271. Comery TA, Shah R, Greenough WT. Differential rearing alters spine density on medium-sized spiny neurons in the rat corpus striatum: evidence for association of morphological plasticity with early response gene expression. Neurobiol Learn Mem 1995; 63:217-9.
• http://dx.doi.org/10.1006/nlme.1995.1025

272. Comery TA, Stamoudis CX, Irwin SA, Greenough WT. Increased density of multiple-head dendritic spines on medium-sized spiny neurons of the striatum in rats reared in a complex environment. Neurobiol Learn Mem 1996; 66:93-6.
• http://dx.doi.org/10.1006/nlme.1996.0049

273. Szeligo F, Leblond CP. Response of the three main types of glial cells of cortex and corpus callosum in rats handled during suckling or exposed to enriched, control and impoverished environments following weaning. J Comp Neurol 1977; 172:247-63.

274. Sirevaag AM, Greenough WT. Differential rearing effects on rat visual cortex synapses. III. Neuronal and glial nuclei, boutons, dendrites, and capillaries. Brain Res 1987; 424:320-32.
• http://dx.doi.org/10.1016/0006-8993(87)91477-6

275. Black JE, Zelazny AM, Greenough WT. Capillary and mitochondrial support of neural plasticity in adult rat visual cortex. Exp Neurol 1991; 111:204-9.
• http://dx.doi.org/10.1016/0014-4886(91)90008-Z

276. Naka F, Narita N, Okado N, Narita M. Modification of AMPA receptor properties following environmental enrichment. Brain Dev 2005; 27:275-8.
• http://dx.doi.org/10.1016/j.braindev.2004.07.006

277. Dahlqvist P, Ronnback A, Bergstrom SA, Soderstrom I, Olsson T. Environmental enrichment reverses learning impairment in the Morris water maze after focal cerebral ischemia in rats. Eur J Neurosci 2004; 19:2288-98.
• http://dx.doi.org/10.1111/j.0953-816X.2004.03248.x

278. Dash PK, Orsi SA, Moore AN. Histone deactylase inhibition combined with behavioral therapy enhances learning and memory following traumatic brain injury. Neuroscience 2009; 163:1-8.
• http://dx.doi.org/10.1016/j.neuroscience.2009.06.028

279. Bennett JC, McRae PA, Levy LJ, Frick KM. Long-term continuous, but not daily, environmental enrichment reduces spatial memory decline in aged male mice. Neurobiol Learn and Mem 2006; 85:139-52.
• http://dx.doi.org/10.1016/j.nlm.2005.09.003

280. Mora F, Segovia G, del Arco A. Aging, plasticity and environmental enrichment: structural changes and neurotransmitter dynamics in several areas of the brain. Brain Res Rev 2007;55:78-88.
• http://dx.doi.org/10.1016/j.brainresrev.2007.03.011

281. Segovia G, del Arco A, Mora F. Environmental enrichment, prefrontal cortex, stress, and aging of the brain. J Neural Transm 2009; 116:1007-16.
• http://dx.doi.org/10.1007/s00702-009-0214-0

282. Benaroya-Milshtein N, Hollander N, Apter A, Kukulansky T, Raz N, Wilf A, Yaniv I, Pick CG. Environmental enrichment in mice decreases anxiety, attenuates stress responses and enhances natural killer cell activity. Eur J Neurosci 2004; 20:1341-7.
• http://dx.doi.org/10.1111/j.1460-9568.2004.03587.x

283. Bartoletti A, Medini P, Berardi N, Maffei L. Environmental enrichment prevents effects of dark-rearing in the rat visual cortex. Nat Neurosci 2004; 7:215-6.
• http://dx.doi.org/10.1038/nn1201

284. Amaral OB, Vargas RS, Hansel G, Izquierdo I, Souza DO. Duration of environmental enrichment influences the magnitude and persistence of its behavioral effects on mice. Physiol Behav 2008; 93:388-94.
• http://dx.doi.org/10.1016/j.physbeh.2007.09.009

285. Levi O, Jongen-Relo AL, Feldon J, Roses AD, Michaelson DM. ApoE4 impairs hippocampal plasticity isoform-specifically and blocks the environmental stimulation of synaptogenesis and memory. Neurobiol Dis 2003; 13:273-82.
• http://dx.doi.org/10.1016/S0969-9961(03)00045-7

286. Cracchiolo JR, Mori T, Nazian SJ, Tan J, Potter H, Arendash GW. Enhanced cognitive activity--over and above social or physical activity--is required to protect Alzheimer's mice against cognitive impairment, reduce Abeta deposition, and increase synaptic immunoreactivity. Neurobiol Learn Mem 2007; 88:277-94.
• http://dx.doi.org/10.1016/j.nlm.2007.07.007

287. Herring A, Yasin H, Ambree O, Sachser N, Paulus W, Keyvani K. Environmental enrichment counteracts Alzheimer's neurovascular dysfunction in Tg-CRND8 mice. Brain Pathol 2008; 18:32-9.
• http://dx.doi.org/10.1111/j.1750-3639.2007.00094.x

288. Thiriet N, Amar L, Toussay X, Lardeux V, Ladenheim B, Becker KG, Cadet JL, Solinas M, Jaber M. Environmental enrichment during adolescence regulates gene expression in the striatum of mice. Brain Res 2008; 1222:31-41.
• http://dx.doi.org/10.1016/j.brainres.2008.05.030

289. Martinez-Cue C, Baamonde C, Lumbreras M, Paz J, Davisson MT, Schmidt C, Dierssen M, Florez J. Differential effects of environmental enrichment on behavior and learning of male and female Ts65Dn mice, a model for Down syndrome. Behav Brain Res 2002; 134:185-200.
• http://dx.doi.org/10.1016/S0166-4328(02)00026-8

290. Martinez-Cue C, Rueda N, Garcia E, Davisson MT, Schmidt C, Florez J. Behavioral, cognitive and biochemical responses to different environmental conditions in male Ts65Dn mice, a model of Down syndrome. Behav Brain Res 2005; 163:174-85.
• http://dx.doi.org/10.1016/j.bbr.2005.04.016

291. Dierssen M, Benavides-Piccione R, Martinez-Cue C, Estivill X, Florez J, Elston GN, DeFelipe J. Alterations of neocortical pyramidal cell phenotype in the Ts65Dn mouse model of Down syndrome: effects of environmental enrichment. Cereb Cortex. 2003; 13:758-64.
• http://dx.doi.org/10.1093/cercor/13.7.758

292. Kondo M, Gray LJ, Pelka GJ, Christodoulou J, Tam PP, Hannan AJ. Environmental enrichment ameliorates a motor coordination deficit in a mouse model of Rett syndrome--Mecp2 gene dosage effects and BDNF expression. Eur J Neurosci 2008; 27:3342-50.

• http://dx.doi.org/10.1111/j.1460-9568.2008.06305.x

293. Saucier DM, Yager JY, Armstrong EA. Housing environment and sex affect behavioral recovery from ischemic brain damage. Behav Brain Res 2010; 214:48-54.
• http://dx.doi.org/10.1016/j.bbr.2010.04.039

294. Penn PR, Rose FD, Johnson DA. Virtual enriched environments in paediatric neuropsychological rehabilitation following traumatic brain injury: Feasibility, benefits and challenges. Dev Neurorehabil 2009; 12:32-43.
• http://dx.doi.org/10.1080/17518420902739365

296. Falkenberg T, Mohammed AK, Henriksson B, Persson H, Winblad B, Lindefors N. Increased expression of brain-derived neurotrophic factor mRNA in rat hippocampus is associated with improved sptail memory and enriched environment. Neurosci Lett 1992; 138:153-6.
• http://dx.doi.org/10.1016/0304-3940(92)90494-R

297. Kuzumaki N, Ikegami D, Tamura R, Hareyama N, Imai S, Narita M, Torigoe K, Niikura K, Takeshima H, Ando T, Igarashi K, Kanno J, Ushijima T, Suzuki T, Narita M. Hippocampal epigenetic modification at the brain-derived neurotrophic factor gene induced by an enriched environment. Hippocampus 2010; DOI 10.1002/hipo.20775.
• http://dx.doi.org/10.1002/hipo.20775

298. Widenfalk J, Olson L, Thoren P. Deprived of habitual running, rats downregulate BDNF and TrkB messages in the brain. Neurosci Res 1999; 34:125-32.
• http://dx.doi.org/10.1016/S0168-0102(99)00051-6

299. Cotman CW, Berchtold NC. Exercise: a behavioral intervention to enhance brain health and plasticity. Trends Neurosci 2002; 25:295-301.
• http://dx.doi.org/10.1016/S0166-2236(02)02143-4

300. Zhu SW, Yee BK, Nyffeler M, Winblad B, Feldon J, Mohammed AH. Influence of differential housing on emotional behaviour and neurotrophin levels in mice. Behav Brain Res 2006; 169:10-20.
• http://dx.doi.org/10.1016/j.bbr.2005.11.024

301. Chourbaji S, Hörtnagl H, Molteni R, Riva MA, Gass P, Hellweg R. The impact of environmental enrichment on sex-specific neurochemical circuitries - effects on brain-derived neurotrophic factor and the serotonergic system. Neuroscience. 2012 Sep 18;220:267-76.
• http://dx.doi.org/10.1016/j.neuroscience.2012.06.016

302. Gobbo OL, O'Mara SM. Combining exercise and cyclooxygenase-2 inhibition does not ameliorate learning deficits after brain insult, despite an increase in BDNF levels. Brain Res 2005; 1046:224-9.
• http://dx.doi.org/10.1016/j.brainres.2005.03.046

303. Carro E, Trejo JL, Busiguina S, Torres-Aleman I. Circulating insulin-like growth factor I mediates the protective effects of physical exercise against brain insults of different etiology and anatomy. J Neurosci 2001; 21:5678-84.

304. Cao L, Jiao X, Zuzga DS, Liu Y, Fong DM, Young D, During MJ. VEGF links hippocampal activity with neurogenesis, learning and memory. Nat Genet 2004; 36:827-35.
• http://dx.doi.org/10.1038/ng1395

305. Matsumori Y, Hong SM, Fan Y, Kayama T, Hsu CY, Weinstein PR, Liu J. Enriched environment and spatial learning enhance hippocampal neurogenesis and salvages ischemic penumbra after focal cerebral ischemia. Neurobiol Dis 2006; 22:187-98.
• http://dx.doi.org/10.1016/j.nbd.2005.10.015

306. Koopmans GC, Brans M, Gomez-Pinilla F, Duis S, Gispen WH, Torres-Aleman I, Joosten EA, Hamers FP. Circulating insulin-like growth factor I and functional recovery from spinal cord injury under enriched housing conditions. Eur J Neurosci 2006; 23:1035-46.
• http://dx.doi.org/10.1111/j.1460-9568.2006.04627.x

307. Ding Q, Vaynman S, Akhavan M, Ying Z, Gomez-Pinilla F. Insulin-like growth factor I interfaces with brain-derived neurotrophic factor-mediated synaptic plasticity to modulate aspects of exercise-induced cognitive function. Neuroscience 2006; 140:823-33.
• http://dx.doi.org/10.1016/j.neuroscience.2006.02.084

308. Maya-Vetencourt JF, Baroncelli L, Viegi A, Tiraboschi E, Castren E, Cattaneo A, Maffei L. IGF-1 restores visual cortex plasticity in adult life by reducing local GABA levels. Neural Plast. 2012;2012:250421.
• http://dx.doi.org/10.1155/2012/250421

309. Landi S, Ciucci F, Maffei L, Berardi N, Cenni MC. Setting the pace for retinal development: environmental enrichment acts through insulin-like growth factor 1 and brain-derived neurotrophic factor. J Neurosci 2009; 29:10809-19.
• http://dx.doi.org/10.1523/JNEUROSCI.1857-09.2009

310. Ciucci F, Putignano E, Baroncelli L, Landi S, Berardi N, Maffei L. Insulin-like growth factor 1 (IGF-1) mediates the effects of enriched environment (EE) on visual cortical development. PloS One 2007; 2:e475.
• http://dx.doi.org/10.1371/journal.pone.0000475

311. Guzzetta A, Baldini S, Bancale A, Baroncelli L, Ciucci F, Ghirri P, Putignano E, Sale A, Viegi A, Berardi N, Boldrini A, Cioni G, Maffei L. Massage accelerates brain development and the maturation of visual function. J Neurosci 2009; 29:6042-51.
• http://dx.doi.org/10.1523/
JNEUROSCI.5548-08.2009

312. Keyvani K, Sachser N, Witte OW, Paulus W. Gene expression profiling in the intact and injured brain following environmental enrichment. J Neuropathol Exp Neurol 2004; 63:598-609.

313. Sanchez PE, Risso JJ, Bonnet C, Bouvard S, Le-Carvorsin M, Georges B, Moulin C, Belmeguenai A, Bodennec J, Morales A, Pequignot JM, Baulieu EE, Levine RA, Bezin L. Optimal neuroprotection by erythropoietin requires elevated expression of its receptor in neurons. Proc Natl Acad Sci USA 2009; 106:9848-53.

OmniaScience

DOI:

http://dx.doi.org/10.3926/oms.46

REFERENCIAR ESTE CAPÍTULO:

Montero Cabrera, E. (2014).
Efecto neuroprotector de los fármacos utilizados en anestésia general.
En García Rodríguez, J.C. (Ed.). Neuroprotección en enfermedades
Neuro y Heredo degenerativas. Barcelona, España: OmniaScience;
2014. pp.257-292.

Efecto neuroprotector de los fármacos utilizados en anestesia general

Edson Montero Cabrera

Facultad de Medicina Veterinaria, Universidad San Sebastián, Chile.
e-mail: edson.montero@uss.cl

RESUMEN

La principal causa de daño neuronal en el Sistema Nervioso Central es la privación de oxígeno-glucosa, la que se presenta en diversos trastornos agudos tales como: isquemia, trauma, apoplejía o enfermedades neurodegenerativas. Muchos de estos desordenes se presentan durante la realización de procedimientos anestésicos, por lo cual la elección y uso de agentes anestésicos es fundamental, para lograr una neuroprotección efectiva.

En el este capítulo se analizaran lo posibles efectos neuroprotectores de dos grandes grupos de agentes anestésicos: aquellos de administración inhalatoria (agentes gaseosos como xenón y óxido nitroso, y anestésicos volátiles, que involucran productos halogenados) y agentes de administración endovenosa (tiopental sódico, propofol, ketamina, etc). Ambos grupos de fármacos han demostrado neuroprotección a corto plazo, la que se expresa cuando el tiempo entre de privación oxígeno-glucosa y la administración del agente no supera los 7 días. La neuroprotección a largo plazo, que se sucede en un tiempo superior a 1 semana, exhibe resultados controversiales. Los mecanismos relacionados con el efecto neuroprotector en los anestésicos inhalatorios incluyen: la activación de los canales de potasio dependientes de ATP, sobreexpresión de la óxido nítrico sintasa, reducción de la tasa metabólica cerebral, aumento del flujo perisquémico y regulación de los factores antiapoptoticos. Es importante destacar que aunque el principal mecanismo de neuroprotección en los agentes endovenosos es la disminución de la tasa metabólica cerebral, contribuyen a ésta, la facilitación de la síntesis proteica, la actividad GABAérgica, y una acción anti-oxidante. El tiempo de duración de esta neuroprotección fluctúa entre 2 a 4 semanas. Si bien es cierto es potencialmente producida por los distintos agentes anestésicos, es también un hecho, la existencia de estudios que aseguran resultados neurodegenerativos. En particular, los anestésicos volátiles han demostrado una estimulación de la neurogénesis, sugiriendo una contribución a la reparación cerebral post-traumática. Otro aspecto discutible, ha sido el efecto neuroprotector de estos agentes en modelos preclínicos en la edad perinatal, el cual se ha planteado como dosis y tiempo dependiente.

Actualmente con la información disponible no se ha demostrado la superioridad de un agente sobre otro, para ello, es imprescindible realizar estudios clínicos controlados que establezcan resultados solidos e incuestionables del efecto neuroprotector y las ventajas comparativas de un agente en particular, más allá de las investigaciones realizadas en animales o *in vitro*.

1. Introducción

Las neuronas del SNC son muy sensibles a cualquier deterioro de la entrega de sustrato, especialmente durante la privación de oxígeno-glucosa, esta alteración representa una de las principales causas del daño cerebral irreversible. Diversos desórdenes agudos tales como, isquemia, apoplejía o trauma y enfermedades crónicas neurodegenerativas como, enfermedad de Parkinson, enfermedad de Alzheimer, son causantes de dichas lesiones cerebrales. La neuroprotección, concepto que involucra un conjunto de mecanismos fisiopatológicos utilizado para proteger el tejido nervioso de procesos celulares complejos, como apoptosis, inflamación, degeneración y depleción energética, surge necesariamente como una estrategia terapéutica eficiente en el tratamiento de estas enfermedades. Debido a que muchas de estas lesiones ocurren durante el período perioperatorio, la protección del cerebro en pacientes sometidos a cirugía representa uno de las preocupaciones más importantes para los anestesistas, siendo de la alta relevancia la elección del agente anestésico más adecuado para lograr la neuroprotección [1].

En el último tiempo, la anestesia intravenosa ha sido ampliamente utilizada convirtiéndose en la técnica de elección en muchos procedimientos quirúrgicos en que la neuroprotección es una preocupación importante para los anestesistas, tales como neurocirugía, endarterectomía carotídea e intervenciones a corazón abierto, sustituyendo así casi por completo a la anestesia inhalatoria.

Durante este capítulo examinaremos la información disponible y actualizada sobre los efectos de los agentes anestésicos más comúnmente utilizados en términos de neuroprotección y, en particular, compararemos los fármacos utilizados en dos protocolos anestésicos diferentes. Analizaremos los efectos neuroprotectores de los fármacos anestésicos comúnmente usados en la práctica clínica, sus ventajas comparativas y la interacción de éstos en su uso asociado.

Tomando en cuenta la modalidad de administración de los agentes anestésicos, éstos pueden ser divididos en dos clases: aquellos administrados por una vía inhalatoria y que obedecen a agentes volátiles y aquellos fármacos administrados por vía endovenosa. En la primera clase encontramos moléculas distintas tales como xenón y óxido nitroso y anestésicos volátiles halogenados tales como: ha-lotano, isoflurano, desflurano y sevoflurano. En la segunda clase en la que se in-cluyen los agentes intravenosos, tenemos drogas como tiopental sódico, propofol y ketamina.

2. Agentes anestésicos

2.1. Agentes Anestésicos Volátiles

Los agentes anestésicos volátiles son de gran importancia en la realización de procedimientos quirúrgicos complejos, jugando un rol relevante en la manten-ción de la estabilidad neurovegetativa durante la intervención. Muchos estudios han demostrado algún grado de neuroprotección en la compleja red neuronal, al intervenir en el metabolismo de cerebral en su conjunto [2].

Es importante destacar que el concepto de neuroprotección, tomando en consi-deración la literatura revisada en el presente artículo, involucra dos clasificacio-nes relevantes en base al tiempo en que se ha producido la lesión isquémica. Neu-roprotección a corto plazo, en la cual las medidas terapéuticas seleccionadas se han implementado en un tiempo inferior a una semana de producida la isquemia cerebral, este tipo de intervención se presenta en estudios controlados de carác-ter experimental, normalmente realizado en animales. Mientras que la neuropro-tección a largo plazo, se sucede en un tiempo superior a una semana de producida la injuria isquémica, este período sigue siendo un aspecto controversial [3].

Los resultados obtenidos de la revisión realizada sugieren que los mecanismos re-lacionados con el efecto neuroprotector de los agentes anestésicos volátiles son cinco, e incluyen:

- Activación de los canales de potasio dependientes de ATP (adenosin trifosfa-to)
- Up regulation de la óxido nítrico sintasa
- Reducción de los factores de estrés excitotóxico y tasa metabólica cerebral
- Aumento del flujo cerebral periisquémico
- Regulación de los factores antiapopticos, incluyendo los mitógenos activados por proteinquinasas [3]

2.1.1. Halotano

Halotano, fue un gas anestésico ampliamente usado en la práctica clínica pero debido a su potencial hepatotoxicidad ha sido reemplazado por otros anestésicos volátiles. Este efecto secundario, dañino al sistema se asocia a una alta tasa de mortalidad.

Es por ello, y en consideración a lo anterior que las investigaciones sobre los efectos neuroprotectores de este agente son escasos. Nakao y cols en el año 2003, han demostrado como halotano, junto a otros anestésicos como isofluorano, barbitúricos y las benzodiacepinas inhibe el daño causado por los antagonistas no competitivos del receptor NMDA en la corteza cingulada posterior y corteza retroesplenial de los roedores, estas regiones cerebrales se cree que son responsables de la actividad psicomimética de los seres humanos, probablemente a través de la activación del receptor GABAA [4]. Los efectos neuroprotectores de halotano han sido evaluados en modelos experimentales de isquemia cerebral.

En un primer estudio realizado en ratas Sprague-Dawley se estudiaron los efectos neuroprotectores de halotano en relación al tamaño del infarto cerebral después de 2 hr. de realizada la oclusión intraluminal de la arteria cerebral media y durante 22 hr. de reperfusión. En este ensayo se administró halotano mediante intubación y ventilación mecánica a dos grupos de ratas, uno en régimen de corta duración, mientras se efectuaba la preparación del animal y otro grupo en régimen de larga duración durante el proceso de preparación e isquemia. En el grupo de larga duración el tamaño del infarto, visualizado por tinción con cloruro de 2,3,5-trifenil-tetrazolio, fue significativamente menor que el grupo ratas en que se administró halotano en un régimen de corta duración [5]. En un segundo estudio realizado por Kobayashi y col, 2007, que se diseñó para evaluar cuantitativamente los efectos neuroprotectores de halotano en comparación con otros agentes anestésicos endovenosos en la isquemia cerebral, se encontró al analizar el tiempo de isquemia necesario para lograr el 50% del daño neuronal causado por los agentes anestésicos en estudio que, tiopental y propofol necesitaron un tiempo significativamente mayor que el tiempo utilizado por halotano para producir la misma injuria, por lo que estos agentes presentaron un mayor tiempo de neuroproteccion que halotano, sin embargo halotano presento un tiempo de neuroproteccion mayor que el control, esto fue ratificado en el mismo estudio por técnicas histopatológicas al 5° día de realizada la experiencia y por métodos electrofisiológicos y de microdiálisis cerebral en la zona CA1 del hipocampo de los jerbos estudiados [6].

En particular en el modelo anterior se demostró que halotano atenúa la gravedad de despolarización isquémica, daño neuronal y los niveles de glutamato extracelular, siendo menos eficaz que tiopental y propofol [6].

Haelewyn y cols. en el 2003, han demostrado que halotano proporciona protección contra la isquemia cerebral local, siendo su efecto neuroprotector menor que el producido por desflurano . Otro aspecto estudiado, fue la neuroprotección obtenida en cortes cerebelosos de ratas, que previamente fueron expuestas a la isquemia experimental, fenómeno denominado pre-acondicionamiento. En una experiencia realizada por Wang y cols., 2007 en que se estudió la potencia de un grupo de anestésicos volátiles como inductores de pre-acondicionamiento y su posible relación con la capacidad de éstos mismos agentes para producir anestesia, se encontró que halotano, isofluorano, desfluorano y sevofluorano produjeron pre-acondicionamiento y que ésta era dosis dependiente, planteando un mecanismo a través de la modificación de la actividad del transportador de glutamato, ya que, al usar inhibidores de este transportador el pre-acondicionamiento no se podía obtener. Por otro lado, la administración continua de halotano disminuye la privación de oxígeno y glucosa que induce apoptosis neuronal en cultivos de células corticales de ratas recién nacidas, preparadas *in vitro* [7].

No hay estudios prospectivos que hayan examinado los efectos de la exposición a halotano en la estructura neuronal y el resultado neurocognitivo durante los primeros años de vida. Anomalías conductuales transitorias se han observado, tales como el miedo a los extraños, rabietas, búsqueda de atención, trastornos del sueño, enuresis y ansiedad [8].En modelo murino, se cuantifico la densidad sináptica en la corteza entorrinal y subículo de las ratas desde los 5 a 95 días post-parto. Estas ratas fueron descendientes de madres que habían sido sometidas a cuatro diferentes concentraciones de halotano durante la gestación y durante 60 días después del nacimiento. Las condiciones de exposición al agente se diseñaron de la siguiente manera: control (sin exposición), administración de halotano intermitente y administración de halotano continuo. Los resultados obtenidos mostraron que la densidad sináptica en ratas expuestas a halotano fue significativamente menor que las ratas control y que los animales expuestos intermitentemente a halotano tuvieron una densidad sináptica mayor que aquellos expuestos de manera continua al agente. El retraso del desarrollo sináptico en la corteza entorrinal y subiculo se estableció a los 5 días post-parto y se mantuvo hasta los primeros 90 días después del parto. El retraso en la sinaptogénesis causada por halotano generó una supresión del comportamiento normal de estas ratas en la prueba de alternancia espontanea. Por lo tanto, el retraso inicial en la maduración sináptica causada por la exposición a halotano en el útero puede causar permanentes déficits morfológicos y funcionales en el cerebro [9]. Es así, como se ha demostrado en los experimentos de laboratorio que la exposición prenatal a halotano en dosis clínicas entre los días 3 y 17 de gestación, consecuentemente llevó a un deterioro en el aprendizaje en la edad adulta, mientras que las dosis subclínicas generaron una disminución de la densidad sináptica, pero carecieron de disfunción cognitiva [8,9].

2.1.2. Isofluorano

Isofluorano es un anestésico inhalatorio introducido al mercado desde hace varias décadas, pero aún es ampliamente utilizado en la clínica. Al igual que otros anestésicos volátiles exhibe un efecto neuroprotector, induciendo preacondicionamiento dosis-dependiente cuando es usado previo a la exposición. Se han realizado estudios en células de Purkinje, en cortes histológicos de cerebelo de ratas con el objeto de aceptar como hipótesis que el precondicionamiento de isoflurano reduce la muerte neuronal inducida por isquemia. Para ello, se realizó un ensayo en que se indujo un preacondicionamiento con este agente en dosis de administración de 1-4% durante 15 minutos a 37°C, y se observó la disminución significativa de las lesiones y muerte de estas células causada por una isquemia de 20 min. (simulando una privación de oxígeno-glucosa). La concentración eficaz para lograr la mitad del efecto máximo de neuroprotección del isofluorano por preacondicionamiento fue de 1,17 + / -0,31% y los efectos protectores máximos se alcanzaron en concentraciones de isoflurano al 3% o mayores. Al usar inhibidores específicos del transportador de glutamato, éstos no fueron capaces de generar un cambio en la muerte celular por privación de oxígeno-glucosa inducido por la isquemia. Resultados similares se obtuvieron al utilizar inhibidores de canales de K+ dependientes de ATP, como la glibenclamida [9]. En otro estudio de este mismo autor el 2005, en que realizó un preacondicionamiento con isofluorano al 2% durante 30 min. antes de la estimulación de los receptores de glutamato a distintas concentraciones, se observó una reducción significativa de la neurotoxicidad inducida por el neurotransmisor. Al administrar dos proteínas quinasa C (PKC), calfostina C y queleritrina al cultivo celular cortical, éstas neutralizaron la protección inducida por el pre-acondicionamiento generado por isofluorano. Un resultado similar se obtuvo cuando se adiciona al cultivo celular un inhibidor de la óxido nítrico sintasa (NOS), l-nitro (G) - arginina metil éster, L-NAME. Este estudio nos permite concluir, que la neuroprotección obtenida por el pre-acondicionamiento con isofluorano es PKC-y NOS-dependiente [10].

Zhao y cols., 2007 administraron isofluorano en dosis de 1,5 % durante 30 min., 24 h antes de producir la isquemia cerebral que fue producida por la ligadura de la arteria carótida común izquierda, para luego administrar oxígeno durante 2 h. El propósito de este ensayo fue evaluar la neuropatología al mes de realizada la isquemia, a través de pruebas de coordinación motora, funciones de aprendizaje y memoria. En otro grupo de ratas, tratadas de igual forma se realizó el test Western para cuantificar la expresión de la proteína de choque térmico 70, Bcl-2, 24 h. después de realizado pre-acondicionamiento con isofluorano. Los resultados obtenidos demostraron que el pre-acondicionamiento producido por isofluorano atenúa la isquemia que genera pérdida de neuronas y tejido cerebral, tales como corteza e hipocampo. Es así, como la coordinación motora de las ratas mejoro en un plazo menor a 1 mes después de la isquemia, al igual que las funciones de aprendizaje y memoria, las que fueron evaluadas en test sociales y reconocimiento de laberinto "Y". Por otra parte, la expresión de Bcl-2, una proteína antiapoptótica bien conocida en el hipocampo se incrementó después de la exposición a isoflurano. Este aumento se redujo al administrar al cultivo celular, inhibidores del óxido nítrico sintasa. Basados en estos hallazgos se puede concluir que el pre-acondicionamiento inducido por isoflurano mejoró los resultados neurológicos a largo plazo después de la isquemia cerebral y que la óxido nítrico sintasa puede estar implicada en esta neuroprotección cerebral [11].

Isofluorano inhibe la neurotoxicidad inducida y activa durante la hipoxia el factor-1α, inducida por la oxído nítrico sintasa, relacionadas con las quinasas 1 y 2 que protege contra el daño neuronal producido por la privación de oxígeno y glucosa en ratas. Por otro lado, mediante estudios de preacondicionamiento en que se agruparon ratas con administración de oxígeno e isofluorano en diferentes dosis, se demostró la neuroprotección obtenida después de 24 hr. de haber generado una isquemia focalizada a los animales por transfixión transitoria de la arteria cerebral media derecha. En esta misma experiencia, se relacionó la administración de isofluorano en distintas dosis con la administración de glibenclamida, molécula que bloquea los canales de potasio dependientes de ATP, para determinar el rol que juega en la neuroprotección estos canales. Xiong y cols. en el año 2003, concluyeron que la tolerancia isquémica inducida por el precondicionamiento con isoflurano es dependiente de la activación de los canales de potasio dependientes de ATP [12].

Hasta aquí, hemos visto como isofluorano provee de neuroprotección a los tejidos cerebrales mediante un preacondicionamiento, pero no sabemos que sucede cuando este agente se administra después de producida la privación de oxígeno y glucosa a través de una isquemia. Es así, como Lee y cols., 2008 diseñaron un estudio en el cual se obtuvieron muestras histopatológicas cortico-estriatales de ratas Sprague-Dawley que estuvieron sometidas a una isquemia cerebral durante 15 min. y una exposición a isofluorano (2%),con el objeto de medir 24 h. después del inicio de la reperfusión el volumen de tejido infartado, el déficit neurológico producido y el rendimiento en rotarod. La cuantificación del daño celular se realizó mediante, tinción con cloruro de 2,3,5-trifeniltetrazolio (TTC) y la vía de transducción utilizada para generar tal daño se evaluó al adicionar glibenclamida, bloqueador de los canales de K+ mitocondriales dependientes de ATP, molécula que verifico dicha vía al potenciar el daño celular registrado. Este ensayo demostró que el isofluorano mejora los resultados neurológicos después de una isquemia cerebral incompleta sugiriendo que los canales de potasio dependientes de ATP están involucrados en la neuroprotección [13].

Isofluorano ha demostrado en los últimos estudios, que aunque puede reducir la lesión neuronal isquémica después de cortos intervalos de recuperación postisquémicos, esta neuroprotección generada no logra sostenerse en el tiempo y la demora en la muerte apoptótica neuronal, mediada en parte por la activación de las caspasas, contribuye al aumento gradual en el tamaño de la infarto. Estradiol ha sido una de las moléculas estudiadas que ha potenciado esta neuroprotección producida por isofluorano. Otra de las moléculas farmacológicas investigadas ha sido z-IETD-FMK, un inhibidor específico de la caspasa 8, molécula que al asociarse con isofluorano preservó un número de neuronas intactas dentro de la corteza peri-infarto significativamente mayor que el control, la cual fue estable y duradera en el tiempo [14].

Otro aspecto poco estudiado, ha sido el preacondicionamiento inducido por el isofluorano en ratas recién nacidas, Sasaoka y cols. 2009 observaron cómo dosis de 1% a 2% de isofluorano administradas a ratas de 7 días de edad exhibieron desarrollo de tolerancia al daño neurológico inducida por la lesión isquémica en neuronas hipocampales y un aumento significativo en la sobrevida de estas células en el sector CA1 al compararlos con los controles sin preacondicionamiento [15].

Este efecto neuroprotector obtenido por la administración de este agente anestésico, se ha contradicho con reportes de apoptosis neurodegenerativa hecho por diferentes autores en especies, tales como: monos Rhesus, ratas, ratones, cobayos y lechones recién nacidos. La evaluación cuantitativa de cortes cerebrales a los que se realizó inmunohistoquímica con anticuerpos de la caspasa-3 activada para la detección y cuantificación de las neuronas apoptóticas, determinaron un aumento de las lesiones focalizadas después de 5 h de exposición a un plano quirúrgico de anestesia con isoflurano en 13 veces respecto de su control.[16] Anestésicos generales comunes administrados a ratas jóvenes en el momento culminante del desarrollo del cerebro causan neurodegeneración apoptótica generalizada en el cerebro inmaduro. Los estudios de comportamiento han demostrado que esto conduce a deficiencia en el aprendizaje y memoria, los que son más observables en la edad madura. El subículo, una parte del hipocampo y el circuito de Papez, está involucrado en el desarrollo cognitivo y es vulnerable a la neurodegeneración inducida por la anestesia en cerebros en desarrollo. Esta degeneración se manifiesta por un daño neuroapoptótico agudo sustancial y pérdida neuronal permanente en etapas posteriores de la sinaptogénesis. La formación de sinapsis es un componente crítico del desarrollo cerebral, es así, como en distintos ensayos se examinó los efectos de la combinación de anestesia isoflurano, óxido nitroso y midazolam observando el desarrollo ultraestructural de las sinapsis en el subículo de rata, encontrándose que cuando esta asociación anestésica se administra en el pico de la sinaptogénesis, causa un importante daño en el neuropilo subicular. Esto se manifiesta como escasez y desorden en el neuropilo, cambios morfológicos indicativos de degeneración mitocondrial, una disminución en el número de perfiles neuronales con múltiples botones sinápticos y disminución significativa en el volumen de densidades sinápticas. Creemos que las alteraciones morfológicas observadas en las sinapsis en desarrollo pueden, al menos en parte, contribuir a los déficits de aprendizaje y de memoria que ocurren más tarde en la vida después de la exposición del cerebro inmaduro a la anestesia general [17].La data obtenida por otros grupos de experimentación han demostrado que la exposición a concentraciones mínimas alveolares de isofluorano por 1 o más horas gatillan neuroapoptosis en cerebros de ratones infantes[18] todas las condiciones probadas (Isoflurano al 0,75% durante 4 horas, 1,5% durante 2 horas, 2,0% durante

1 hora),desencadenan un aumento estadísticamente significativo de la neuroapoptosis comparada con las tasas de apoptosis espontanea en la camada control [18] En humanos aunque la data anecdótica sugiere al menos secuelas transitorias después de una exposición prolongada, ningún estudio se ha realizado para determinar los efectos del isofluorano a largo plazo durante el desarrollo del cerebro [8].

2.1.3. Desfluorano

Desfluorano es un anestésico volátil recientemente introducido en la práctica clínica, tiene un bajo coeficiente de solubilidad sangre/gas, coeficiente que permite cambios rápidos en los niveles de anestesia, ductilidad que le hace ser de elección en anestesia de emergencia. Una rápida recuperación después de la administración de desfluorano, de hecho, parece ser deseable, especialmente después de procedimientos quirúrgicos prolongados, lo que permite la plena cooperación del paciente facilitando el diagnóstico precoz de cualquier potencial déficit neurológico [19].

Investigaciones *in vitro*, realizadas por Wise-Faberowski y cols., 2003 en cultivo celular de neuronas corticales obtenidas de ratas de 10 a 14 días de edad, demostraron que al ser sometidas a un preacondicionamiento con desfluorano 30 min. antes de producir la privación de glucosa y oxígeno disminuyeron significativamente la muerte neuronal, estimándose en un 98% la preservación celular respecto de su control [20]. In vivo, se realizó un estudio de isquemia cerebral incompleta en ratas, en donde a los animales se les clampeó la arteria carótida común por 10 min. y se suministró desfluorano al 6% por media hora, al cabo del cual finalizó la cirugía. Cinco días después los animales fueron sacrificados para realizar el análisis histopatológico de cortes neuronales en el sector CA1 hipocampal [21], la data obtenida demostró el efecto neuroprotector de este agente anestésico, el cual fue significativamente mayor que el referido por halotano [5].

Finalmente en un estudio prospectivo realizado en pacientes humanos que fueron sometidos a craneotomías bajo la acción anestésica de desfluorano, a los cuales se les insertó una sonda neurotrend para medir presión de gases tisulares y pH en una región de tejido con riesgo de desarrollar isquemia, se observó un aumento en un 70% pO2 tisular sin generar una disminución del pH. Por lo que es factible concluir que desfluorano posee efectos metabólicos y vasodilatadores en el cerebro que le permite mejorar la oxigenación de los tejidos y atenuar la reducción de pO2 tisular frente a una privación oxígeno-glucosa localizada, inhibiendo así la acidosis láctica isquémica que disminuye el pH tisular [22].

2.1.4. Sevofluorano

Sevofluorano es corrientemente considerado como el agente inhalatorio volátil de elección en anestesia general, siendo ampliamente usado en neuroanestesia. Al igual que desfluorano, *in vitro*, sevofluorano reduce la muerte neuronal por privación de oxígeno y glucosa [20], provee preacodicionamiento dosis-dependiente cuando se administra previo a la exposición [7] y en modelos animales muestra efectos de protección cerebral cuando se administra después de la isquemia [21]. En un modelo de asfixia perinatal, ésta se indujo 4 h. después del preacondicionamiento con dosis analgésicas de sevofluorano (1,5%) al cabo del cual se determinó el tamaño del infarto cerebral 7 días después y la función neuromotora fue evaluada a los 30 días post-isquemia en cohortes separadas. En cultivos celulares de neurona y neurona-glia se realizó una privación controlada de oxígeno-glucosa 24 h. después de realizar el preacondicionamiento con sevofluorano, observándose un incremento en la viabilidad celular vía fosfoinositida-3-quinasa al reducir el tamaño del infarto cerebral, el que fue evaluado por exámenes de citometría de flujo determinando la muerte celular por apoptósis mediante el uso de anexina V y por necrosis al usar la tinción yoduro de propidio. En este mismo estudio el preacondicionamiento combinado de sevoflurano con xenón resultó en una neuroprotección funcional a largo plazo asociado con un aumento en la fosforilación del adenosin monofosfato cíclico (APMc) en respuesta a la señalización de elementos ligados a proteínas, el que fue evaluado mediante inmunotransferencia. Estos resultados nos garantizan la neuroprotección a largo plazo contra el daño neuronal después de un período no predecible de asfixia perinatal [23].Un estudio más específico realizado por Ye y cols. 2009 demostró que el preacodicionamiento con sevofluorano induce un retraso en la neuroprotección contra la isquemia cerebral localizada en ratas por una regulación negativa del factor de necrosis tumoral α (TNFα), interleukina 1β (IL 1β) y proteínas mensajeras de expresión del RNAm [24]. El rol del glutamato y las especies reactivas de oxígeno en la neuroprotección mediada por sevofluorano ha sido investigada *in vitro*, por Canas y cols [25]., quién demostró en un modelo de cultivo de células corticales neurona-glia, la reducción significativa de la liberación de lactato deshidrogenasa y el aumento de la viabilidad celular mediante una disminución de las concentraciones de glutamato en el espacio sináptico, al detener la inactivación de los transportadores giales de glutamato potenciando así la recaptación de este neurotransmisor. De este estudio se desprende que el transportador glial GLT1 estaría involucrado al menos en parte, en las propiedades anti-excitotoxicas que sevofluorano expresa durante la privación de oxígeno y glucosa y por la reducción de las especies reactivas de oxígeno durante la reoxigenación. Estudios recientes de poscondicionamiento de sevofluorano en combinación con aportes de albúmina fueron evaluados mediante técnicas histológicas y neuroconductuales, en los cuales se observó un aumento significativo de la expresión de la proteína Bcl-2, lo que permitió concluir que la combinación estudiada proporciona efectos aditivos neuroprotectores después de una isquemia general transitoria en cerebros de ratas y que este efecto se logra mediante la disminución de la apoptósis[26]. Se postula que estos efectos protectores contra lesiones isquémicas cerebrales transitorias están mediados por la activación de la vía canónica de señalización Notch, a través de un aumento en la expresión del dominio intracelular de Notch 1 y las transcripciones de Hes1 y Hes 527.

Finalmente, la anestesia con sevofluorano durante la cirugía en niños pequeños ha sido asociada con cambios conductuales en el post-operatorio, tales como aumento de las rabietas, trastornos del sueño y pérdida de apetito[28]. Sin embargo, contrastando con estos efectos deletéreos producidos por sevofluorano, la data preliminar en ratones neonatos sugiere que sevofluorano no causa degeneración neuroapoptótica en el cerebro en desarrollo después de una exposición clínica significativa en tiempo y concentración [29].

2.2. Gases Anestésicos

El mecanismo de acción actualmente aceptado para los anestésicos generales es mediante su interacción con receptores específicos, el más común es el receptor GABAA, aunque existen otros receptores que participan del efecto depresor, tal como el subtipo del receptor de glutamato, que potencia la neurotransmisión inhibitoria e inhibe la neurotransmisión excitatoria, respectivamente [30].

Óxido nitroso y xenón son gases anestésicos que tienen distintos perfiles farmacológicos. Debemos considerar que la base molecular para la acción de estos anestésicos aún no está dilucidada, estos gases se comportan en forma muy diferentes a otros agentes anestésicos generales, ya que tienen poco o ningún efecto sobre los receptores GABAA, pero inhiben poderosamente los receptores NMDA. Por esta razón estos gases se clasifican en un grupo específico de anestésicos con efectos sobre los receptores NMDA, particularmente sobre aquellos receptores que contienen la subunidad NR1a/NR2D, sin embargo, estas moléculas carecen de interacción efectiva sobre los receptores GABAA [31]. Incluso los receptores nicotínicos de acetilcolina (nAChR) especialmente aquellos que tienen la subunidad β2 han sido indicados como objetivos potenciales para óxido nitroso y xenón [32]. De hecho los nAChR fueron inhibidos por los anestésicos gaseosos con diferencias de sensibilidad entre los receptores α4β2 y α4β4: por ejemplo óxido nitroso inhibe los receptores α4β2 en un 39% y los receptores α4β4 en un 7% [32].

Otros mecanismos moleculares involucran a ciertos miembros de la superfamilia de los canales de potasio de doble poro que representan un nuevo e importante objetivo para estos anestésicos gaseosos. TREK-1 es una canal de K+ marcadamente activo mediante concentraciones clínicamente relevantes de óxido nitroso y xenón. Por el contrario, TASK-3, un miembro de esta familia que es muy sensible a los anestésicos volátiles, como halotano, es insensible a los gases anestésicos xenón y óxido nitroso. Se demuestra que el dominio C-terminal citoplasmático no es un requisito absoluto para las acciones de los gases, a pesar de que claramente desempeña un papel modulador importante. Finalmente, se muestra que Glu306, un aminoácido que ha demostrado ser importante en la modulación de TREK-1 por el ácido araquidónico, estiramiento membrana y el pH interno, es crítico para los efectos de activación de estos gases anestésicos [33].

2.2.1. Óxido nitroso

El óxido nitroso es un agente anestésico débil y por esta razón se administra en combinación con fármacos anestésicos volátiles más poderosos, tales como sevofluorano, desfluorano, isofluorano o halotano. Estudios preliminares han demostrado la acción neuroprotectora del óxido nitroso especialmente sobre el daño neuronal cuya acción es mediada por el receptor NMDA[34].

Sin embargo, debido a sus posibles efectos neurotóxicos y proneurotóxicos obtenido en condiciones particulares, y a la característica principal de ser un agente con un débil rendimiento en concentraciones anestésicas, no se han realizado investigaciones exhaustivas respecto de las propiedades potencialmente neuroprotectores de óxido nitroso[35].

David y cols. el 2003, investigaron si óxido nitroso, un anestésico gaseoso con un perfil clínico notablemente seguro y que se ha demostrado como un inhibidor eficaz del receptor de NMDA, puede reducir las siguientes alteraciones:

- El daño cerebral in vivo, inducido por isquemia, cuando se administra este agente después de la oclusión de la arteria cerebral media, un modelo necesario para verificar si los fármacos anestésicos son potencialmente neuroprotectores y presentan propiedades terapéuticas eficaces, o

- La entrada masiva Ca2+, inducida por la activación de los receptores NMDA en cultivos de células corticales, evento muy importante y a la vez crítico en la muerte neuronal excitotóxica. Los autores han demostrado que óxido nitroso al 75% reduce la muerte neuronal isquémica en la corteza en un 70% y disminuye el influjo de Ca2+ inducida por NMDA, en un 30% [36].

Por ejemplo, en ratas sometidas a isquemia cerebral transitoria al suministrar óxido nitroso al 50%, éste ofrece una completa neuroprotección tanto a nivel histológico como neurológico, cuando se administra hasta 2 h. post-isquemia, en tiempos mayores este efecto se pierde [35].

Sin embargo, la protección inducida por otros anestésicos presenta un efecto negativo al ser coadministrado junto al óxido nitroso [1]. El efecto neuroprotector de isofluorano en la isquemia o derrame cerebral, por ejemplo se ve significativamente alterada durante la coadministración con óxido nitroso y viceversa [2]. Del mismo modo, los barbitúricos mostraron un efecto limitado como agente neuroprotector en estudios con animales experimentales en donde se usó óxido nitroso como parte del protocolo anestésico, a diferencia de los estudios en que no se utilizó este gas y en cual se pudo apreciar un efecto beneficioso [1].

En relación a la investigación en cerebros en desarrollo, como es el caso de aquellos estudios en que los fetos fueron expuestos a óxido nitroso en su vida intrauterina durante el 3er trimestre de la preñez o durante la realización de la cesárea [37], se apreciaron secuelas neurológicas de carácter transitorio, observado por un incremento del tono muscular, acostumbramiento a los estímulos audibles, resistencia a los abrazos y menor presencia de sonrisas en el corto y mediano plazo [8, 28]. En estudios en animales, el aumento de la neurodegeneración apoptótica se encontró en ratas tratadas con óxido nitroso al 50%, 75% o 150% (en cámara hiperbárica) por 6 horas [38]. Sin embargo la administración in vivo de óxido nitroso a la dosis de 75% exacerba la neuroapoptosis causada por isofluorano al 0,75% [38]. Finalmente algunos estudios recientes indican que durante la post-isquemia el óxido nitroso no inhibe el factor activador del plasminógeno a nivel tisular, originando hemorragias cerebrales y rupturas de la barrera hematoencefálica, y por lo tanto no reduce el daño isquémico cerebral del mismo modo que lo hace xenón durante su administración post-isquémica [39]. Es por ello, que se sugiere precaución durante la administración de óxido nitroso.

2.2.2. Xenón

Xenón es un gas inerte con propiedades de antagonismo de los receptores NMDA, lo que le permite exhibir efectos neuroprotectores, similar a otros anestésicos, tales como, óxido nitroso y ketamina que poseen el mismo mecanismo de acción. Pero a diferencia de estos agentes, xenón esta desprovisto tanto de neurotoxicidad como de efectos hemodinámicos adversos [30]. Por el contrario, xenón parece ser un agente antagonista de los receptores ionotrópicos inespecíficos de glutamato ya que no solo antagoniza receptores NMDA, sino también receptores AMPA y Kainato en las neuronas corticales, es así, como xenón mostró un efecto inhibidor sobre las corrientes de membrana inducidas por el receptor de kainato de las células SH-SY5Y transfectadas con la subunidad GluR6 de este receptor [40].

El flujo sanguíneo cerebral puede verse comprometido en una variedad de procedimientos anestésicos y complicaciones cerebrales isquémicas y representan la principal causa de morbilidad después de realizadas las cirugías cardiovasculares. Con la creciente importancia de las estrategias neuroprotectoras, Schmidt y cols., el 2005 diseñaron un estudio para determinar si xenón reduciría las lesiones cerebrales producidas por un paro cardiaco en cerdos [41], para ello, se anestesiaron dos grupos de cerdos de 12 a 16 sem. de edad , uno grupo se anestesió con xenón al 75% y oxígeno al 25% y el otro con anestesia total intravenosa combinada con oxígeno al 25%, a ambos grupos se les indujo un paro cardiaco por 4 min., luego se reanimaron durante 60 seg. y una vez concretada la desfribilación se evaluó el tamaño de la lesión cortical producida para lo cual se usó como marcador de daño tisular al glicerol, además se midió el impacto neuroquímico de la hipoxia por técnica de microdiálisis cerebral. Los resultados obtenidos en esta experiencia determinaron que las concentraciones de glicerol durante la reperfusión eran significativamente más bajos y rápidamente más normalizada en el grupo de xenón en comparación con el grupo de anestesia total intravenosa, por otro lado, la microdiálisis cerebral mostró que xenón induce un beneficio diferencial neuroquímico en el daño celular y el metabolismo cerebral, en comparación con anestesia total intravenosa in vivo durante la reperfusión cerebral después de un paro cardíaco en un modelo porcino [41].

Otros estudios en animales, también han demostrado que el uso de xenón atenúa el daño cerebral que produce la isquemia in vivo después de la oclusión de la arteria cerebral media, mostrando como es capaz de reducir la lesión isquémica del cuerpo estriado, una estructura subcortical resistente a las intervenciones neuroprotectoras que se destinan para mejorar tanto el resultado histológico como funcional del tejido afectado [36]. Xenón en modelos de lesión hipóxico-isquémica atenúa en el curso de una lesión neuronal tanto *in vitro* como in vivo. Es así, como después del preacondicionamiento en un cultivo mixto de células neuronales y glía, se observó cómo el incremento de la unión del factor de transcripción CREB a los elementos de respuesta a AMPc en el genoma que corriente abajo aumenta las proteínas reguladoras que promueven la supervivencia de las células contra las lesiones neuronales, además la supervivencia celular se pudo apreciar por un aumento en la expresión de la proteína Bcl-2, factor neurotrófico cerebral que se incrementó cuando a los individuos se les administró xenón [42].

En los últimos años, la aplicación de xenón solo o en combinación con otros agentes anestésicos ha sido analizada en un gran número de estudios. David y cols., 2010 en estudios en roedores demostraron que xenón puede ser un agente neuroprotector muy prometedor para el tratamiento del accidente vascular encefálico. Sin embargo, una propiedad físico-química no apreciada en el xenón ha sido que este gas también se une al sitio activo de una serie de proteasas de serina. Debido a que el sitio activo de las serina proteasas posee una estructura estable, para ello se investigó la hipótesis si xenón puede alterar la eficiencia catalítica del Activador tisular del Plasminógeno (tPA), una serina proteasa que es la única terapia aprobada para el accidente cerebrovascular isquémico hasta el día de hoy. En este ensayo en que se usó un modelo molecular *in vitro* y estudios in vivo, se demostró que xenón es un inhibidor de tPA. La administración de xenón durante la isquemia debe evitarse debido al riesgo de la supresión de los beneficios brindados por la terapia con tPA, mientras que la administración post-isquémica de xenón se podría constituir en una *estándar de oro* para el tratamiento de la isquemia cerebrovascular aguda por sus propiedades neuroprotectoras y anti-proteolíticas (antihemorrágicas), permitiendo el bloqueo tanto de los procesos excitotóxicos como de la toxicidad propia del tPA [43]. Luo y col., el 2008 investigaron el uso de xenón y sevofluorano, de manera independiente o en combinación para atenuar el daño isquémico perinatal. Estos autores demostraron que el preacondicionamiento con estos agentes proporcionan una neuroprotección de larga duración en un modelo hipóxico-isquémico y puede representar un método viable para prevenir el daño neuronal después de una inesperada asfixia durante el periodo perinatal [23].

En los últimos años, estudios sobre la manipulación de diversos gases anestésicos inertes durante trastornos de isquemia y/o reperfusión han demostrado que la administración de estos gases pueden ser beneficiosos en el tratamiento de la isquemia cerebrovascular aguda y trastornos isquémicos por hipoxia perinatal. Si bien es cierto, existe un consenso general que dentro de estos gases xenón es un *estándar de oro* el posible uso clínico generalizado de este gas experimenta grandes obstáculos, debido a dificultades de disponibilidad y el alto costo de producción [44]. David y cols., el 2009, demostraron que el helio bajo ciertas condiciones de temperatura pueden proporcionar neuroprotección contra el accidente cerebrovascular isquémico agudo in vivo, y considerando estos resultados se sugiere que la combinación de helio con xenón pueden ayudar a reducir el excesivo costo del tratamiento con xenón mientras se asegura el mismo nivel de neuroprotección [44].

Ma. y cols. el 2005, en un estudio in vivo y en cultivo neuronales sometidos a privación de oxigeno-glucosa a los que se les administró xenón en condiciones controladas de hipotermia por 4 h. después de generada la lesión hipóxico-isquémica en ratas neonatales, proporcionó una neuroprotección sinérgica la que fue evaluada por criterios morfológicos, histopatológicos y por estudios de funcionalidad neurológica hasta 30 días después de producida la lesión. El mecanismo protector de esta combinación en modelos tanto, *in vitro* como in vivo, ha supuesto una acción antiapoptótica. Si se aplica a los seres humanos, estos datos sugieren que dosis subanestésicas de xenón en combinación con hipotermia leve puede proporcionar un tratamiento seguro y eficaz para la asfixia perinatal [45]. Los efectos de xenón sobre la estructura neuronal y el perfil neurocognitivo no han sido estudiados en niños pequeños [8, 28]. En estudios en animales, se ha observado que durante la exposición de éstos al gas xenón, este agente no incrementa la muerte neuronal apoptótica en ratas neonatales y a la vez atenúa el efecto neurotóxico de isofluorano y óxido nitroso [38].

2.3. Agentes anestésicos intravenosos

2.3.1. Barbitúricos

Los fármacos barbitúricos actúan sobre el SNC como depresores, produciendo un amplio espectro de efectos que van desde la sedación leve hasta la anestesia. Durante mucho tiempo se ha investigado a estos fármacos como una alternativa terapéutica en el tratamiento de la lesión neuronal isquémica, la cual se caracteriza por la muerte temprana de las neuronas afectadas debido a la excitotoxicidad y en el caso de muerte neuronal retardada, dicha muerte se produce por apoptosis. La evidencia actual indica que los barbitúricos, propofol y otros agentes como algunos anestésicos inhalatorios pueden proteger a las neuronas contra la lesión isquémica causada por la excitotoxicidad. En el caso de estos últimos agentes, la neuroprotección puede ser sostenida si la lesión isquémica es relativamente leve, sin embargo en lesiones de carácter moderado o grave esta protección neuronal no se mantiene después de un periodo de recuperación prolongado. Esto sugiere que los agentes volátiles y propofol no reducen la muerte neuronal retardada causada por apoptosis. Los efectos a largo plazo de los barbitúricos sobre la lesión cerebral isquémica no están aún definidos. La isquemia cerebral se caracteriza por la pérdida neuronal continua por un largo tiempo después producida la lesión isquémica inicial, por lo tanto en las investigaciones de isquemia cerebral la duración del período de recuperación debe ser tomada en consideración en el análisis de los efectos neuroprotectores de los agentes anestésicos utilizados [46].

Estudios preliminares de neuroprotección sugieren que los barbitúricos realizan su protección celular mediante la reducción de la tasa metabólica en el tejido afectado. Sin embargo, la magnitud de la supresión de la tasa metabólica cerebral no se correlaciona con los efectos neuroprotectores de los anestésicos, lo que sugiere que otros factores además de la reducción en la tasa metabólica cerebral contribuyen a la neuroprotección. La facilitación de la síntesis de proteínas, la actividad GABAérgica, y una acción anti-oxidante son factores a los que se les ha atribuido efectos beneficiosos de los barbitúricos y propofol. Aunque el cerebro está protegido durante la anestesia, los anestésicos no pueden realizar acciones lo suficientemente eficaces para recuperar los daños causados por la isquemia severa[47]. Otro factor que puede jugar un rol importante, es el hecho que durante la administración de barbitúricos y otros depresores del SNC que comparten su acción GABAérgica, en el espacio extracelular se acumula una gran concentración de adenosina, un neuromodulador inhibitorio de la neurotransmisión excitatoria, esto se logra por el bloqueo de los transportadores específicos de adenosina, que facilita su concentración y unión post-sináptica a los receptores A1 que modulan dicha neurotransmisión [48]. Además, se postula que los canales de K+ dependientes de ATP que se expresan ampliamente en las membranas citoplasmáticas de las neuronas, participan en la neuroprotección contra el daño celular durante la hipoxia, isquemia y excitotoxicidad, mediante un proceso de hiperpolarización de la neurona y la reducción de la excitabilidad, los efectos de los barbitúricos sobre este tipo de canal neuronal , también lo ha investigado Ohtsuka y cols. el 2006 quienes demostraron que los barbitúricos a altas concentraciones, pero no a concentraciones clínicamente relevantes inhiben los canales de K+ sensibles a ATP activados por el agotamiento intracelular de ATP en la substancia nigra, en ratas [49].

Pentobarbital y tiopental sódico son algunos de los barbitúricos más frecuentemente usados en la práctica clínica. El primero parece ser eficaz en términos de controlar la hipertensión intracraneal refractaria en pacientes con lesión cerebral traumática, y provee neuroprotección conductual contra la neurotoxicidad inducida por el ácido kainico. Mientras que tiopental proporciona máxima neuroprotección en los cultivos corticales expuestos a prolongados episodios hipóxicos cuando se administran en ambientes hipotérmicos [50].

La evidencia actual de los efectos neurológicos adversos producido por barbitúricos en el cerebro humano en desarrollo se limita solo a informe de casos, por lo general atribuido a los síntomas neurológicos y de abstinencia a largo plazo, cuyo seguimiento es deficiente [8]. Estudios en animales sin embargo, indican que los barbitúricos parecen estar asociados a la neurodegeneración dosis dependiente. En ratas recién nacidas, aumenta la neurodegeneración, observada después de las inyecciones de pentobarbital 5-10 mg/Kg o fenobarbital 40-100 mg/kg mientras que el fenobarbital en dosis bajas (entre 20 y 30 mg/kg) no produjo neurodegeneración [8].

Tiopental es un agente anestésico barbitúrico de corta acción y rápido inicio. Es comúnmente usado como agente neuroprotector y sus propiedades farmacológicas han sido ampliamente investigadas. A fines de 1990, investigaciones realizadas de manera independiente demostraron que tiopental sódico genera protección al tejido cerebral frente a la isquemia experimental inducida en perros y jerbos. Además, Hoffmann y cols. en 1998 demostraron que el tiopental al igual que el desfluorano , aumenta la oxigenación del tejido cerebral e inhibe la acidosis láctica de origen isquémico que disminuye el pH tisular, cuando se administra como neuroprotector durante la oclusión de la arteria cerebral en pacientes sometidos a craneotomías en cirugías cerebro-vasculares [22]. En los últimos años, se ha demostrado en modelos animales que el tiopental proporciona un gran efecto supresor del daño neuronal cuando se produce idéntica despolarización isquémica a la observada con propofol [6]. Estudios realizados por Chen y cols. el 2003, en el que investigaron la acción neuroprotectora de tiopental sódico, propofol y midazolam sobre la isquemia-reperfusión focalizada en cerebro de rata y su impacto en las concentraciones de una amplia variedad de aminoácidos tales como: aspartato, glutamato, glicina, taurina y ácido gama-aminobutírico (GABA), reveló en sus resultados que propofol y midazolam atenúan los déficits neurológicos disminuyendo el tamaño del infarto y el volumen del edema. Propofol mostró una mejor protección neurológica que midazolam mientras que el tiopental sódico no mostró ningún efecto protector. Tanto propofol y midazolam disminuyeron la acumulación aminoácidos excitatorios, mientras que el propofol aumentó GABA en las zonas isquémicas durante la reperfusión. Por ello, los autores concluyeron que propofol y midazolam, pero no tiopental sódico, puede proporcionar efectos protectores contra el daño por reperfusión en ratas sometidas a isquemia cerebral focalizada. Esta protección neurológica podría ser debido a una disminución de los aminoácidos excitatorios en el espacio sináptico durante la reperfusión [51].

Se han realizado estudios con anestésicos GABAmiméticos como, propofol y tiopental sódico comprobando su protección contra la acción neurodegenerativa irreversible producida por potentes antagonistas NMDA, dizocilpine (MK801) [52]. Además, al estudiar la relación de tiopental en las vías de señalización se observó detenidamente el comportamiento de una quinasa de adhesión focal (pp125 FAK), que no pertenece al receptor de tirosina y que se activa por la fosforilación del residuo de tirosina Tyr 397. Esta quinasa ejerce un control importante sobre las vías de señalización y puede acoplar rápidos eventos, tales como, generación de potencial de acción y liberación de neurotransmisores, para el logro de cambios de larga duración en la fuerza sináptica y la sobrevida celular. La activación de la isoforma específica neuronal pp125FAK (llamado FAK) se consigue mediante diversas señales extracelulares, incluyendo la estimulación de N-metil-D-aspartato (NMDA) o receptores nicotínicos. Ahora, este estudio demostró que la depleción de energía lograda por la privación de oxígeno-glucosa disminuye el proceso de fosforilación dependiente de ATP de pp125FAK, y este fenómeno es atenuado por tiopental e isoflurano [53]. El uso de tiopental sódico en combinación con dosis reducidas de ketamina ha sido sugerido por Shibuta y cols. el 2006 para aumentar la protección de las neuronas corticales del cerebro durante la isquemia y la neurotoxicidad inducida por los receptores NMDA [54]. La eficacia de tiopental en términos de controlar la presión intracraneal refractaria en pacientes con daño cerebral traumático severo ha sido investigada también para analizar los efectos adversos en el tratamiento con analgésicos[55]. No obstante el hecho que los resultados podrían ser interpretados con precaución debido al desequilibrio en las características patológicas del paciente frente a las diferentes dosis empleadas, en este estudio se ha demostrado que el barbitúrico más eficaz es tiopental sódico incluso por sobre pentobarbital [55].

Recientes estudios, han atribuido al aumento de la concentración citosólica de Ca2+ mediada por el incremento en la disponibilidad de óxido nítrico, (NO) la perdida neuronal durante excitotoxicidad, es así, como en el trabajo realizado por Jain y cols, el 2012 determinaron la acción de la melatonina sobre las neuronas hipocampales de ratas Wistar a las que se les indujo excitotoxicidad mediante la administración de ácido kaínico. Estos investigadores demostraron que los grupos a los que se les administro melatonina protegieron las áreas hipocampales CA1 y CA3 y el giro dentado, mediante la interferencia por parte de la esta hormona en la producción de NO reduciendo el daño oxidativo [56].

Finalmente la exposición neonatal al tiopental en dosis de 5 a 25 mg/kg dos veces al día, no deriva en una neurodegeneración, problemas de comportamiento a largo plazo o trastornos de aprendizaje en ratones [8, 28].

2.3.2. Propofol

El propofol es un derivado fenólico que estructuralmente no está relacionado con otros agentes sedativos. Es un agente intravenoso ampliamente utilizado para inducción de la anestesia general en pacientes pediátricos mayores de tres años de edad, en la mantención de la anestesia general en adultos y niños mayores de 2 meses de edad, y en la sedación en pacientes adultos durante la ventilación mecánica en la unidad de cuidados intensivos. El perfil farmacocinético del propofol se caracteriza por un rápido comienzo y una acción ultra-corta que controla el estrés y propiedades amnésicas, lo que permite ser un agente hipnótico ideal para su uso durante los procedimientos quirúrgicos. El propofol es un depresor completo del SNC que activa directamente los receptores GABAA, inhibe los receptores NMDA que modulan los influjos de Ca2+, ha demostrado efectos neuroprotectores relacionados con una disminución de las necesidades de oxígeno en el metabolismo cerebral y otras propiedades farmacológicas [57]. Ito y cols, en 1999, diseñó un estudio de isquemia-reperfusión en jerbos ocluyendo las arterias carótidas comunes por 4 minutos, con un preacondicionamiento con agonistas GABAA , agonistas GABAB y antagonistas GABAA, el fármaco principal de este estudio fue el propofol demostrando que el daño masivo producido por la isquemia en el área hipocampal CA1 y la corteza parietal era significativamente atenuado por la activación de subunidades especificas del receptor GABAA con las que interactúa el propofol [58]. Por otro lado, un estudio realizado por Grasshoff y Gillessen en cultivos cerebrocorticales de rata en donde se estimuló los receptores NMDA incrementado así las concentraciones citosólicas de Ca2+ para favorecer la presentación de excitotoxicidad, el propofol en altas dosis logró inhibir la acción de este receptor produciendo una neuroprotección efectiva [59].

En general, el efecto del propofol sobre la isquemia cerebral ha sido investigado en muchos modelos experimentales, *in vitro* o in vivo. Durante la despolarización isquémica en jerbos, el propofol ha reportado menos efectos supresores del daño neuronal que tiopental6. Una técnica conocida para determinar la lesión isquémica celular ha sido evaluar la presentación de tumefacción de la membrana mitocondrial en las células del área CA1 hipocampal, es por ello, que en un estudio realizado con esta técnica por Adombri y cols, el 2006, reportó que el daño neurológico producido en modelos de isquemia cerebral *in vitro* e in vivo era atenuado por la acción de propofol [60].

Las experiencias realizadas en la línea celular feocromocitoma N° 12(PC12) propofol protege contra el daño celular producido por la privación de oxígeno-glucosa y este efecto se incrementa cuando se añade ácido etilendiaminotetraacético (EDTA), el cual protege contra el daño neuronal isquémico, posiblemente debido a su capacidad de quelar el zinc [61].

Los estudios experimentales de la lesión cerebral traumática son limitados y menos alentadores. A pesar de los escasos resultados experimentales los efectos son positivos sobre la fisiología cerebral. Propofol reduce el flujo sanguíneo en el cerebro pero al mismo tiempo mantiene el acoplamiento con la tasa metabólica cerebral y la presión intracraneal disminuída, estos efectos permiten desarrollar condiciones óptimas para enfrentar las intervenciones neuroquirúrgicas. Ningún estudio clínico ha señalado todavía al propofol como un agente superior a otros anestésicos para mejorar el resultado neurológico después de una lesión cerebral aguda. Por lo tanto, propofol no se puede indicar como un neuroprotector clínicamente establecido per se, sino se puede acotar como un fármaco capaz de desempeñar un papel importante en la neuroprotección multimodal enmarcado en una estrategia general para el tratamiento de la lesión aguda cerebral, la que incluye la preservación de la perfusión cerebral, control de la temperatura corporal, prevención de infecciones, y el estricto control de la glicemia[62]. Por otra parte, algunos estudios en animales apuntan a las propiedades neurodegenerativas dosis-dependiente de propofol en el cerebro de ratas desarrollo [8]. Cattano y cols. el año 2008 demostraron que dosis subanestésicas (un cuarto de la dosis requerida para la anestesia quirúrgica) de propofol inducen neuroapoptosis en cerebro de rata lactante [63], mientras que Pesic y cols. el 2009 investigaron los mecanismos moleculares que contribuyen a la acción apoptótica al anestesiar con la dosis de 25 mg /kg de propofol el cerebro de ratas juveniles de 7 días de edad, demostrando así, que la apoptosis fue inducida por una vía extrínseca por la cual se sobre-expresó el factor de necrosis tumoral (TNF), que condujo a la activación de caspasa-3 en corteza y tálamo [64].

2.3.3. Ketamina

Ketamina es un antagonista no-competitivo de los receptores NMDA, la cual se ha documentado muy bien respecto de sus efectos neuroprotectores contra las lesiones isquémicas cerebrales y lesión cerebral por glutamato. La evidencia inicial para ketamina y sus efectos neuroprotectores derivado de estudios de cultivo celular demostró que la administración de ketamina: (i) incrementa la viabilidad neuronal y de la astroglia; (ii) preserva la morfología celular (iii) reduce la inflamación celular subsecuente a la anoxia-hipoxia o lesión por glutamato (iv) preserva las fuentes de energía celular después de la lesión isquémica y (v) preserva la producción de ATP [65]. Otros estudios en que se investigó a ratas recién nacidas expuestas al dolor inflamatorio repetitivo y los mecanismos analgésicos por el cual la ketamina atenúa el deterioro cognitivo en la edad adulta, fueron examinados.

Para ello, se observó la relación entre la expresión de proteínas, supervivencia neuronal y plasticidad en el cerebro de rata neonatal, y se correlacionó con los cambios en el comportamiento cognitivo en la edad adulta. El reporte de este trabajo estableció que la ketamina parece atenuar los comportamientos cognitivos deteriorados que resultan de la muerte celular acentuados en los campos corticales y del hipocampo de las ratas recién nacidas expuestas a dolor inflamatorio repetitivo. La muerte celular observada en once diferentes regiones corticales no parece ser principalmente dependiente de las proteínas de apoptosis asociadas caspasa-3, Bax o Bcl-2, pero se correlacionó con la activación glial, como se indica por la expresión de la proteína ácida fibrilar glial (GFAP). Los efectos analgésicos y antiinflamatorios de ketamina pueden ser neuroprotectores en el entorno de dolor inflamatorio neonatal, asociado con los efectos a largo plazo en la conducta cognitiva en la adultez [66]. Además la ketamina tiene efectos neuroprotectores contra las lesiones por privación oxígeno-glucosa en tejido cerebral cortical, en rata [51].

Es sabido que la ketamina reduce la actividad de la endotoxina (LPS) inducida por la producción de citoquinas proinflamatorias, incluyendo el factor de necrosis tumoral-alfa (TNFα), en varios tipos de células inflamatorias, incluyendo monocitos y macrófagos. Es conocido también el hecho que la transcripción de los genes que codifican la producción de estas citoquinas proinflamatorias es regulada por el factor nuclear kappa B (NF-kappaB). Proteína citoplasmática B que se activa por la endotoxina LPS, así como por el TNFα, permitiendo que la proteína B migre al núcleo de la célula para activar la transcripción de genes que aumentan estos mediadores inflamatorios. Debido a NF-kappaB es probable que participe en el desarrollo de la lesión cerebral y enfermedad neurodegenerativa inflamatoria, tal como esclerosis múltiple se estudió si la ketamina inhibe LPS inducida por la activación de NF-kappaB en células de glioma humano *in vitro* y en células intactas de cerebro de ratón in vivo. Dicho estudio concluyó que la ketamina inhibe la endotoxina y con ello la expresión NF-kappaB en las células cerebrocorticales tanto in vivo como *in vitro* y se sugiere que esto puede tener implicaciones en los efectos neuroprotectores [67]. De manera similar, la inhibición de la actividad del factor de transcripción c-Jun parece estar involucrada en efectos neuroprotectores de este anestésico en contra a las lesiones neuronales en células PC12 inducidas por glutamato [68].

Sin embargo, contrariamente a los efectos neuroprotectores descritos anteriormente, la ketamina intraisquémica no provee neuroprotección en un modelo experimental de isquemia en medula espinal [69]. Por otra parte, recientes datos experimentales obtenidos en animales en desarrollo apuntan a que el efecto neurodegenerativo depende del tiempo de exposición y la dosis administrada [8, 28]. En sus estudios Zou y cols. por ejemplo, demostraron que los efectos neurotoxicos no son significativos si la duración de la anestesia fue de tres horas, mientras que la infusión de ketamina tanto para 9 o 24 hr. incrementa significativamente la muerte neuronal en los estratos II y III de la corteza frontal de monos y ratas [70,71]. Del mismo modo, efectos neurotóxicos no significativos fueron detectados en los estratos II y III de la corteza frontal del cerebro de ratas en desarrollo a las que se les administró una, tres o seis inyecciones de 5 o 10mg/kg de ketamina, mientras que en ratas a las que se les administró seis inyecciones de 20 mg/Kg de ketamina generó un incremento significativo en el número de caspasa-3 y fluoro-jade C-positivo las que pudieron ser observadas en neuronas de la corteza frontal. Soriano y cols. el 2010 confirmó también estos hallazgos, resaltando como la ketamina induce un ciclo celular aberrante de reingreso que conduce a la muerte celular apoptótica en cerebro de rata en desarrollo [72]. No se dispone de información con respecto a los efectos de dosis clínicas de ketamina en la estructura neuronal o funciones neurocognitivas en niños pequeños [8]. Por último, aunque la ketamina muestra gran potencial neuroprotector varios efectos desfavorables hacen que sea muy inadecuado de administrar en pacientes con isquemia cerebral [54].

2.3.4. Dexmedetomidina

Dexmedetomidina es un agonista del receptor α2-adrenérgico que se ha desarrollado para su uso clínico en humanos como anestésico y sedante. Sus efectos neuroprotectores se cree que están relacionados tanto con su agonismo a los receptores α2- adrenérgicos como en su unión a los receptores 1 y 2 imidazolinicos [73]. Dexmedetomidina redujo la liberación de lactato deshidrogenasa a partir de cultivos neuronales corticales de ratón expuestos a privación de oxígeno y glucosa. En el mismo estudio, una combinación de xenón y dexmedetomidina redujo del área de infarto y mejoró en forma significativa el estado neurológico de las ratas sometidas a isquemia focalizada [73]. Además dexmedetomidina redujo la toxicidad producida por isoflurano en ratas recién nacidas, esto se pudo apreciar al medir la expresión de caspasa 3 mediante técnica de inmunohistoquímica [74]. En ese estudio, se evaluó la función cognitiva de las ratas sometidas experimentalmente a la administración de isoflurano, registrando su deterioro, el cual fue atenuado cuando se administró asociado a dexmedetomidina. Dexmedetomidina también disminuyó las lesiones neuronales inducidas por isquemia cerebral focalizada, en conejos [73].

Varios estudios se han centrado en los mecanismos que subyacen a la neuroprotección de dexmedetomidina. Este agente farmacológico aumentó Bcl2 (una proteína antiapoptótica) y redujo la proteína asociada a Bax (una proteína proapoptótica) en el hipocampo de ratas Sprague-Dawley machos, que se sometieron a una isquemia cerebral incompleta [75]. Este anestésico también disminuyó la expresión de caspasa 3 (un indicador de apoptosis) y la fluorescencia reducida de yoduro de propidio (un tipo de evaluación de la muerte celular) en cortes de hipocampo expuestas a privación de oxígeno y glucosa [76]. Además dexmedetomidina aumentó los niveles basales de fosforilados ERK1/2 por medio de un mecanismo independiente al receptor α2-adrenérgico, dado que la yohimbina antagonista α2-adrenérgico no pudo evitar este aumento de pERK1/2 después de la administración dexmedetomidina en cortes hipocampales de rata. Sin embargo, efaroxan (un antagonista del receptor α2-adrenérgico y del receptor de imidazolina 1) bloqueó la fosforilación inducida por dexmedetomidina de ERK1/2. Este resultado sugiere que la acción de dexmedetomidina sobre el receptor de imidazolina para inducir la fosforilación de ERK1/2 y se indica que las acciones neuroprotectoras de dexmedetomidina pueden requerir la interacción con los receptores 1 imidazolinicos[77]. Por el contrario, dexmedetomidina ha demostrado reducir lesiones en la materia blanca de la corteza cerebral provocado por la excitotóxina ibotenato (agonista de glutamato que actúa sobre receptores NMDA) en ratones knockout de los receptores α2C-adrenérgicos. Estos hallazgos sugieren que la dexmedetomidina requiere de los receptores α2A-adrenérgicos para expresarse como un agente .neuroprotector eficaz[78]. Por lo tanto, aunque los datos son un tanto contradictorios, dexmedetomidina claramente afecta la viabilidad neuronal y se debe utilizar con precaución en vista de su capacidad para influir en el resultado experimental de estudios de neuroprotección.

3. Anestesia intravenosa versus anestesia inhalatoria y su potencial neuroprotector.

Basados en los actuales conocimientos sobre las propiedades neuroprotectoras de los agentes anestésicos individuales, el próximo paso esencial es comprender la idoneidad de cada agente individual en la práctica clínica, especialmente en el contexto del protocolo de anestesia realizada. Desde este punto de vista, varios estudios han comparado la neuroprotección ofrecida por agentes inhalatorios e intravenosos. Hans y Bonhomme en el año 2006 demostraron que pacientes con tumores cerebrales sometidos a craneotomía, al usar propofol como anestésico endovenoso se asoció con una menor presión intracraneal y menor inflamación cerebral que la anestesia inhalatoria, además de proporcionar excelente recuperación así como mínimos efectos adversos (menor incidencia de náuseas y vómitos)[79]. Durante la realización de cirugías de bypass cardiovascular, sin embargo, propofol no parece ofrecer ninguna ventaja sobre el isofluorano, especialmente en la protección cerebral, después de la implantación de un injerto bypass, debido a que se pudo observar modificaciones en los resultados neuropsicológicos para ambos anestésicos[80]. Del mismo modo, en un estudio donde se comparan los resultados obtenidos de 7 agentes anestésicos después de generar una lesión traumática experimental en ratas machos adultos. Statler y cols. el 2006 demostraron en un primer momento que, el uso de isofluorano durante una lesión cerebral post-traumática, a pesar de sus incovenientes logísticos, puede ser más neuroprotector que otros sedantes y analgésicos comúnmente utilizados (diazepam, fentanilo, ketamina, morfina, pentobarbital y propofol)[81]. En particular, se observó que ratas tratadas con isofluorano tuvieron mejor recuperación cognitiva (p <0,05) y sobrevivencia de las neuronas hipocampales (p <0,05) que los agentes intravenosos estudiados. Por otra parte, la ketamina tuvo una gran muerte de neuronas hipocampales (p <0,05) Morfina y propofol fue asociada con una pobre función motora en los días 1 al 5 post-trauma (p <0,05) [81].

Comparado con propofol, los anestésicos volátiles como sevofluorano también disminuyeron el flujo plasmático cerebral, no aumentaron la presión intracraneal (propofol la disminuye), y disminuyeron el metabolismo cerebral [82]. Kobayashi y cols. el 2007 investigaron en jerbos, los efectos neuroprotectores en la isquemia cerebral de propofol y tiopental sódico comparando estos 2 anestésicos con halotano [6]. En particular, ellos reportaron que la duración de la despolarización isquémica disminuyó igualmente con tiopental sódico y propofol al compararlo con halotano en donde la severidad del daño neuronal con idéntica duración de la despolarización isquémica, es más atenuado por tiopental que propofol y los niveles máximos de glutamato son significativamente reducidos en ambos anestésicos respecto de halotano [6]. Chen y cols. analizaron también los efectos del propofol, tiopental y midazolam sobre los resultados de la isquemia-reperfusión en zonas cerebrales localizadas, cabe destacar como propofol y midazolam, pero no en el caso de tiopental, proporcionan efectos neuroprotectores contra las lesiones producidas por la reperfusión en ratas sometidas a este tipo de lesión[50].

Por lo tanto, es posible afirmar que agentes inhalatorios e intravenosos, obviamente con excepciones menores, puedan jugar un importante rol en términos de neuroprotección durante los procedimientos quirúrgicos. Sin embargo, los datos parecen ser insuficientes para recomendar un agente anestésico específico como un agente neuroprotector óptimo.

Conforme a los datos experimentales reportados anteriormente, en pacientes con elastancia intracraneal reducida causada por lesiones que ocupan este espacio, con elevada presión intracraneal y compleja aproximación quirúrgica, propofol parece ser el agente de 1ª opción, mientras que pacientes neuroquirúrgicos con presión intracraneal normal quien está en riesgo de hipoperfusión, sevofluorano es la alternativa [82].

4. Conclusiones

En la literatura revisada, hay evidencia que afirma que tanto los agentes anestésicos inhalatorios e intravenosos pueden ser instrumentos útiles en garantizar el grado de neuroprotección requerido [2]. Fármacos como barbitúricos, propofol y dexmedetomidina así como los anestésicos volátiles y gaseosos (halotano, isofluorano, sevofluorano, desfluorano y xenón) demuestran efectos neuroprotectores que protegen el tejido cerebral ante eventos adversos, tales como, apoptosis, degeneración, inflamación, y falla energética, causada por enfermedades neurodegenerativas , isquemia o trauma en el SNC. La duración de esta neuroprotección bajo las circunstancias correctas, ronda las 2-4 sem. y depende del modelo experimental, parámetros de control fisiológico y una adecuada reperfusión. Además los anestésicos (especialmente los volátiles) han demostrado que aceleran la neurogénesis, lo que sugiere que ellos pueden aumentar los procesos reparativos endógenos en la lesión cerebral[83]. Sin embargo, también es cierto que varios estudios en cerebro de animales en desarrollo han demostrado que algunos anestésicos volátiles e intravenosos fueron asociados con efectos neurodegenerativos [12,13]. Fármacos individuales, especialmente halotano, Iso-fluorano y ketamina, o una combinación de ellos, parece causar muerte celular en el cerebro y disfunción neurocognitiva a largo plazo en ratas recién nacidas de manera dosis-dependiente y tiempo-dependiente. Por lo tanto, cada fármaco exhibe ventajas y desventajas, las cuales junto a la historia médico-quirúrgica parece ser decisiva en la elección del anestésico más adecuado para una situación específica [84]. En la actualidad, los datos experimentales disponibles no apoyan la selección de algún agente anestésico por sobre otro. Obviamente, esto no es sorprendente. En ausencia de estudios controlados que demuestre la superiori-dad de una técnica sobre otra, creo que es normal la diferencia de interpretación de los diferentes datos disponibles, tales como opiniones sobre la mejor elección farmacológica.

Por último, dado que mucho de los estudios en la literatura se han realizado en animales o *in vitro*, creo que es prematuro cambiar la práctica clínica, ya que el tema no ha sido estudiado actualmente en humanos. Se requieren obviamente, investigaciones adicionales.

5. Referencias

1. Sreedhar R, Gadhinglajkar SV. Pharmacological neuroprotection. Indian J Anaesth 2003; 47: 8-22
• http://dx.doi.org/10.1111/j.1399-6576.2008.01822.x

2. Miura Y, Amagasa S. Perioperative cerebral ischetnia and the possibility of neuroprotection by inhalational anesthetics]. Masui 2003; 52: 116-27
• PMid:12649865

3. Matchett GA, Allard MW, Martin RD, et al. Neuroprotective effect of volatile anesthetic agents: molecular mechanisms. Neurol Res 2009; 31: 128-34
• http://dx.doi.org/10.1179/174313209X393546
• PMid:19298752

4. Nakao S, Nagata A, Masuzawa M, et al. NMDA receptor antagonist neurotoxicity and psychotomimetic activity. Masui 2003; 52: 594-602
• PMid:12854473

5. Haelewyn B, Yvon A, Hanouz JL, et al. Desflurane affords greater protection than halothane against focal cerebral ischaemia in the rat. Br J Anaesth 2003; 91: 390-6
• http://dx.doi.org/10.1093/bja/aeg186
• PMid:12925480

6. Kobayashi M, Takeda Y, Taninishi H, et al. Quantitative evaluation of the neuroprotective effects of thiopental sodium, propofol, and halothane on brain ischemia in the gerbil: effects of the anesthetics on ischémie depolarization and extracellular glutamate concentration. J Neurosurg Anesthesiol 2007; 19: 171-8
• http://dx.doi.org/10.1097/ANA.0b013e318051743d
• PMid:17592348

7. Wang C, Jin Lee J, Jung HH, et al. Pretreatment with volatile anesthetics, but not with the nonimmobilizer 1,2- dichlorohexafluorocyclobutane, reduced cell injury in rat cerebellar slices after an in vitro simulated ischemia. Brain Res 2007; 1152:201-8
• http://dx.doi.org/10.1016/j.brainres.2007.03.030
• PMid:17434151 PMCid:PMC1950153

8. Loepke AW, Soriano SG. An assessment of the effects of general anesthetics on developing brain structure and neurocognitive function. Anesth Analg 2008; 106: 1681-707
• http://dx.doi.org/10.1213/ane.0b013e318167ad77
• PMid:18499597

9. Zheng S, Zuo Z. Isoflurane preconditioning reduces purkinje cell death in an in vitro model of rat cerebellar ischemia. Neuroscience 2003; 118: 99-106
• http://dx.doi.org/10.1016/S0306-4522(02)00767-4

10. Zheng S, Zuo Z. Isoflurane preconditioning decreases glutamate receptor overactivation-induced Purkinje neuronal injury in rat cerebellar slices. Brain Res 2005; 1054: 143-51
• http://dx.doi.org/10.1016/j.brainres.2005.06.064
• PMid:16081051

11. Zhao P, Peng L, Li L, et al. Isoflurane preconditioning improves long-term neurologic outcome after hypoxicischemic brain injury in neonatal rats. Anesthesiology. 2007; 107: 963-70
• http://dx.doi.org/10.1097/01.anes.0000291447.21046.4d
• PMid:18043065

12. Xiong L, Zheng Y, Wu M, et al. Preconditioning with isoflurane produces dose-dependent neuroprotection via activation of adenosine triphosphate-regulated potassium channels after focal cerebral ischemia in rats. Anesth Analg 2003; 96: 233-7
• PMid:12505958

13. Lee JJ, Li L, Jung HH, et al. Postconditioning with isoflurane reduced ischemia-induced brain injury in rats. Anesthesiology 2008; 108: 1055-62
• http://dx.doi.org/10.1097/ALN.0b013e3181730257
• PMid:18497606 PMCid:PMC2666347

14. Inoue S, Davis DP, Drummond JC, et al. The combination of isoflurane and caspase B inhibition results in sustained neuroprotection in rats subject to focal cerebral ischemia. Anesth Analg 2006; 102: 1548-55
• http://dx.doi.org/10.1213/01.ane.0000202381.40516.8d
• PMid:16632840

15. Sasaoka N, Kawaguchi M, Kawaraguchi Y, et al. Isoflurane exerts a short-term but not a long-term preconditioning effect in neonatal rats exposed to a hypoxic-ischaemic neuronal injury. Anaesthesiol Scand 2009; 53: 46-54
• http://dx.doi.org/10.1111/j.1399-6576.2008.01822.x
• PMid:19032558

16. Brambrink AM, Evers AS, Avidan MS, et al. Isofluraneinduced neuroapoptosis in the neonatal rhesus macaque brain. Anesthesiology 2010; 112: 834-41
• http://dx.doi.org/10.1097/ALN.0b013e3181d049cd
• PMid:20234312

17. Lunardi N, Ori C, Erisir A, et al. General anesthesia causes long-lasting disturbances in the ultrastructural properties of developing synapses in young rats. Neurotox Res 2010; 17: 179-88
• http://dx.doi.org/10.1007/s12640-009-9088-z
• PMid:19626389 PMCid:PMC3629551

18. Stratmann G, Sail JW, May LD, et al. Isoflurane differentially affects neurogenesis and long-term neurocognitive function in 60-day-old and 7-day-old rats. Anesthesiology2009; 110; 834-48
• http://dx.doi.org/10.1097/ALN.ob013e31819c463d
• PMid:19293705

19. Bedforth NM, Girling KJ, Skinner HJ, et al. Effects of desflurane on cerebral autoregulation. Br J Anaesth 2007; 87; 193-7
• http://dx.doi.org/10.1093/bja/87.2.193

20. Wise-Faberowski L, Raizada MK, Sumners C. Desflurane and sevoflurane attenuate oxygen and glucose deprivation- induced neuronal cell death. J Neurosurg Anesthesiol2003; 15; 193-9
• http://dx.doi.org/10.1097/00008506-200307000-00006
• PMid:12826966

21. Erdem AF, Cesur M, Alici HA, et al. Effects of sevoflurane and desflurane in CAI after incomplete cerebral ischemia in rats. Saudi Med J 2005; 26; 1424-8
• PMid:16155662

22. Hoffman WE, Charbel FT, Edelman G, et al. Thiopental and desflurane treatment for brain protection. Neurosurgery 1998;43; 1050-3
• http://dx.doi.org/10.1097/00006123-199811000-00026
• PMid:9802848

23. Luo Y, Ma D, Ieong E, et al. Xenon and sevoflurane protect against brain injury in a neonatal asphyxia model. Anesthesiology 2008; 109; 782-9
• http://dx.doi.org/10.1097/ALN.ob013e3181895f88
• PMid:18946288

24. Ye Z, Guo Q, Wang E, et al. Sevoflurane preconditioning induced delayed neuroprotection against focal cerebral ischemia in rats. Zhong Nan Da Xue Xue Bao Yi Xue Ban2009; 34; 152-7
• PMid:19270356

25. Canas PT, Velly LJ, Labrande CN, et al. Sevoflurane protects rat mixed cerebrocortical neuronal-glial cell cultures against transient oxygen-glucose deprivation; involvement of glutamate uptake and reactive oxygen species. Anesthesiology 2006; 105; 990-8
• http://dx.doi.org/10.1097/00000542-200611000-00021
• PMid:17065894

26. Jeon YT, Hwang JW, Lim YJ, Kim AN, Park HP. A combination of sevoflurane postconditioning and albumin increases bcl-2 expression after transient global cerebral ischemia compared with either sevoflurane postconditioning or albumin alone. J Neurosurg Anesthesiol. 2013; 1:43-50
• http://dx.doi.org/10.1097/ANA.ob013e31826ca3bc
• PMid:23027225

27. Yang Q, Yan W, Li X, Hou L, Dong H, Wang Q, Dong H, Wang S, Zhang X, Xiong L. Activation of canonical notch signaling pathway is involved in the ischemic tolerance induced by sevoflurane preconditioning in mice. Anesthesiology. 2012 ; 5 :996-1005.
• http://dx.doi.org/10.1097/ALN.ob013e31826cb469
• PMid:22929735

28. Istaphanous GK, Loepke AW. General anesthetics and the developing brain. Curr Opin Anaesthesiol 2009; 22: 368-73
• http://dx.doi.org/10.1097/ACO.ob013e3283294c9e

29. Berns M, Zacharias R, Seeberg L, et al. Effects of sevoflurane on primary neuronal cultures of embryonic rats. Eur J Anaesthesiol 2009; 26; 597-602
• http://dx.doi.org/10.1097/EJA.ob013e32832a0c61
• PMid:19522051

30. Sanders RD, Ma D, Maze M. Xenon; elemental anaesthesia in clinical practice. Br Med Bull 2005; 71; 115-35
• http://dx.doi.org/10.1093/bmb/ldho34
• PMid:15728132

31. David HN, Ansseau M, Lemaire M, et al. Nitrous oxide and xenon prevent amphetamine-induced carriermediated dopamine release in a memantine-like fashion and protect against behavioral sensitization. Biol Psychiatry 2006; 60; 49-57
• http://dx.doi.org/10.1016/j.biopsych.2005.10.007
• PMid:16427030

32. Yamakura T, Harris RA. Effects of gaseous anesthetics nitrous oxide and xenon on ligand-gated ion channels; comparison with isoflurane and ethanol. Anesthesiology. 2000; 93; 1095-101
• http://dx.doi.org/10.1097/00000542-200010000-00034
• PMid:11020766

33. Gruss M, Bushell TJ, Bright DP, et al. Two-pore-domain K+ channels are a novel target for the anesthetic gases xenon, nitrous oxide, and cyclopropane. Mol Pharmacol.

34. Jevtovic-Todorovic V, Todorovic SM, Mennerick S, et al. Nitrous oxide (laughing gas) is an NMDA antagonist, neuroprotectant and neurotoxin. Nat Med 1998; 4; 460-3
• http://dx.doi.org/10.1038/nm0498-460
• PMid:9546794

35. Haelewyn B, David HN, Rouillon C, et al. Neuroprotection by nitrous oxide; facts and evidence. Crit Care Med2008; 36; 2651-9
• http://dx.doi.org/10.1097/CCM.0b013e318183f646
• PMid:18679119

36. David HN, Leveille F, Chazalviel L, et al. Reduction of ischemic brain damage by nitrous oxide and xenon. J Cereb Blood Flow Metab 2003; 23; 1168-73
• http://dx.doi.org/10.1097/01.WCB.0000087342.31689.18
• PMid:14526227

37. Hollmen AI, Jouppila R, Koivisto M, et al. Neurologic activity of infants following anesthesia for cesarean section. Anesthesiology 1978; 48; 350-6
• http://dx.doi.org/10.1097/00000542-197805000-00009
• PMid:646154

38. Ma D, Williamson P, Januszewski A, et al. Xenon mitigates isoflurane-induced neuronal apoptosis in the developing rodent brain. Anesthesiology 2007; 106: 746-53
• http://dx.doi.org/10.1097/01.anes.0000264762.48920.80
• PMid:17413912

39. David HN, Haelewyn B, Risso JJ, et al. Xenon is an inhibitor of tissue-plasminogen activator; adverse and beneficial effects in a rat model of thromboembolic stroke. J Cereb Blood Flow Metab 2010; 30; 718-28
• http://dx.doi.org/10.1038/jcbfm.2009.275
• PMid:20087367 PMCid:PMC2949169

40. Dinse A, Föhr KJ, Georgieff M, et al. Xenon reduces glutamate-, AMPA-, and kainate-induced membrane currents in cortical neurones. Br J Anaesth 2005; 94: 479-85
• http://dx.doi.org/10.1093/bja/aei080
• PMid:15695547

41. Schmidt M, Marx T, Glöggl E, et al. Xenon attenuates cerebral damage after ischemia in pigs. Anesthesiology.2005; 102: 929-36
• http://dx.doi.org/10.1097/00000542-200505000-00011
• PMid:15851879

42. Ma D, Hossain M, Pettet GK, et al. Xenon preconditioning reduces brain damage from neonatal asphyxia in rats. J Cereb Blood Flow Metab 2006; 26: 199-208
• http://dx.doi.org/10.1038/sj.jcbfm.9600184
• PMid:16034370

43. David HN, Haelewyn B, Risso JJ, et al. Xenon is an inhibitor of tissue-plasminogen activator; adverse and beneficial effects in a rat model of thromboembolic stroke. J Cereb Blood Flow Metab 2010; 30; 718-28
• http://dx.doi.org/10.1038/jcbfm.2009.275
• PMid:20087367 PMCid:PMC2949169

44. David HN, Haelewyn B, Chazalviel L, et al. Post-ischemic helium provides neuroprotection in rats subjected to middle cerebral artery occlusion-induced ischemia by producing hypothermia. J Cereb Blood Flow Metab 2009; 29: 1159-65
• http://dx.doi.org/10.1038/jcbfm.2009.40
• PMid:19384333

45. Ma D, Hossain M, Chow A, et al. Xenon and hypothermia combine to provide neuroprotection from neonatal asphyxia. Ann Neurol 2005; 58; 182-93
• http://dx.doi.org/10.1002/ana.20547
• PMid:16049939

46. Kawaguchi M, Furuya H, Patel PM. Neuroprotective effects of anesthetic agents. J Anesth 2005; 19: 150-6
• http://dx.doi.org/10.1007/s00540-005-0305-5
• PMid:15875133

47. Adachi N. Brain protection by anesthetics. Masui 2006; 55: 542-51
• PMid:16715908

48. Narimatsu E, Niiya T, Kawamata M, et al. The mechanisms of depression by benzodiazepines, barbiturates and propofol of excitatory synaptic transmissions mediated by adenosine neuromodulation. Masui 2006; 55; 684-91
• PMid:16780077

49. Ohtsuka T, Ishiwa D, Kamiya Y, et al. Effects of barbiturates on ATP-sensitive K channels in rat substantia nigra. Neuroscience 2006; 137: 573-81
• http://dx.doi.org/10.1016/j.neuroscience.2005.08.078
• PMid:16289884

50. Varathan S, Shibuta S, Shimizu T, et al. Hypothermia and thiopentone sodium: individual and combined neuroprotective effects on cortical cultures exposed to prolonged hypoxic episodes. J Neurosci Res 2002; 68; 352-62
• http://dx.doi.org/10.1002/jnr.10237
• PMid:12111866

51. Chen L, Gong Q, Xiao C. Effects of propofol, midazolam and thiopental sodium on outcome and amino acids accumulation in focal cerebral ischemia-reperfusion in rats. Chin Med J (Engl) 2003; 116: 292-6

52. Jevtovic-Todorovic V, Wozniak DF, Powell S, et al. Propofol and sodium thiopental protect against MK-801- induced neuronal necrosis in the posterior cingulate/ retrosplenial cortex. Brain Res 2001; 913: 185-9
• http://dx.doi.org/10.1016/S0006-8993(01)02800-1

53. Dahmani S, Tesnière A, Rouelle D, et al. Thiopental and isoflurane attenuate the decrease in hippocampal phosphorylated focal adhesion kinase (ppl25FAK) content induced by oxygen-glucose deprivation. Br J Anaesth2004; 93; 270-4
• http://dx.doi.org/10.1093/bja/aeh188
• PMid:15194624

54. Shibuta S, Varathan S, Mashimo T. Ketamine and thiopental sodium: individual and combined neuroprotective effects on cortical cultures exposed to NMDA or nitric oxide. Br J Anaesth 2006; 97: 517-24

55. Pérez-Barcena J, Llompart-Pou JA, Homar J, et al. Pentobarbital versus thiopental in the treatment of refractory intracranial hypertension in patients with traumatic brain injury: a randomized controlled trial. Crit Care 2008; 12; R112

56. Jain A, Sharma D, Suhalka P, Sukhwal P, Bhatnagar M. Changes in the density of nitrergic neurons in the hippocampus of rats following kainic acid and melatonin administration. Physiol Res. 2012 [Epub ahead of print]

57. Kotani Y, Shimazawa M, Yoshimura S, et al. The experimental and clinical pharmacology of propofol, an anesthetic agent with neuroprotective properties. CNS Neurosci Ther 2008; 14; 95-106

58. Ito H, Watanabe Y, Isshiki A, et al. Neuroprotective properties of propofol and midazolam, but not pentobarbital, on neuronal damage induced by forebrain ischemia, based on the GABAA receptors. Acta Anaesthesiol

Scand 1999; 43;153-62

59. Grasshoff C, Gillessen T. Effects of propofol on N-methyl- D-aspartate receptor-mediated calcium increase in cultured rat cerebrocortical neurons. Eur J Anaesthesiol.2005; 22; 467-70

60. Adombri C, Venturi L, Tani A, et al. Neuroprotective effects of propofol in models of cerebral ischemia: inhibition of mitochondrial swelling as a possible mechanism. Anesthesiology. 2006; 104; 80-9

61. Kotani Y, Nakajima Y, Hasegawa T, et al. Propofol exerts greater neuroprotection with disodium edetate than without it. J Cereb Blood Flow Metab 2008; 28; 354-66

62. Adombri C, Venturi L, Pellegrini-Giampietro DE. Neuroprotective effects of propofol in acute cerebral injury. CNS Drug Rev 2007; 13; 333-51

63. Cattano D, Young C, Straiko MM, et al. Subanesthetic doses of propofol induce neuroapoptosis in the infant mouse brain. Anesth Analg 2008; 106; 1712-4

64. Pesic V, Milanovic D, Tanic N, et al. Potential mechanism of cell death in the developing rat brain induced by propofol anesthesia. Int J Dev Neurosci

2009; 27; 279-87

65. Pfenninger E, Himmelseher S. Neuroprotection by ketamine at the cellular level. Anaesthesist 1997; 46 Suppl. 1; S47-54

66. Rovnaghi CR, Garg S, Hall RW, et al. Ketamine analgesia for inflammatory pain in neonatal rats: a factorial randomized randomized trial examining long-term effects. Behav Brain Funct 2008; 4; 35

67. Sakai T, Ichiyama T, Whitten CW, et al. Ketamine suppresses endotoxin-induced NF-kappaB expression. Can J Anaesth 2000; 47; 1019-24

68. Wang L, Jing W, Hang YN. Glutamate-induced c-Jun expression in neuronal PC 12 cells; the effects of ketamine and propofol. Neurosurg Anesthesiol 2008; 20; 124-30

69. Lips J, de Haan P, Bodewits P, et al. Neuroprotective effects of riluzole and ketamine during transient spinal cord ischemia in the rabbit. Anesthesiology 2000; 93; 1303-11

70. Zou X, Patterson TA, Divine RL, et al. Prolonged exposure to ketamine increases neurodegeneration in the developing monkey brain. Int J Dev Neurosci 2009; 27; 727-31

71. Zou X, Patterson TA, Sadovova N, et al. Potential neurotoxicity of ketamine in the developing rat brain. Toxicol Sei 2009; 108; 149-58

72. Soriano SG, Liu Q, Li J, et al. Ketamine activates cell cycle signaling and apoptosis in the neonatal rat brain. Anesthesiology 2010; 112: 1155-63

73. Maier C, Steinberg GK, Sun GH, Zhi GT, Maze M.. Neuroprotection by the α2-adrenoreceptor agonist dexmedetomidine in a focal model of cerebral ischemia. 1993. Anesthesiology 79:306–312.

74. Sanders RD, Xu J, Shu Y, Januszewski A, Halder S, Fidalgo A, Sun P, Hossain M, Ma D, Maze M. Dexmedetomidine attenuates isoflurane-induced neurocognitive impairment in neonatal rats. 2009. Anesthesiology 110:1077–1085.

75. Engelhard K, Werner C, Eberspacher E, Bachl M, Blobner M, Hildt E, Hutzler P, Kochs E. The effect of the α2-agonist dexmedetomidine and the N-methyl-D-aspartate antagonist S(+)-ketamine on the expression of apoptosis-regulating proteins after incomplete cerebral ischemia and reperfusion in rats. 2003. Anesth Analg 96:524–531

76. Dahmani S, Rouelle D, Gressens P, Mantz J. 2005. Effects of dexmedetomidine on hippocampal focal adhesion kinase tyrosine phosphorylation in physiologic and ischemic conditions. Anesthesiology 103:969–977

77. Dahmani S, Paris A, Jannier V, Hein L, Rouelle D, Scholz J, Gressens P, Mantz J. 2008. Dexmedetomidine increases hippocampal phosphorylated extracellular signal-regulated protein kinase 1 and 2 content by an α2-adrenoceptor-independent mechanism: evidence for the involvement of imidazoline I1 receptors. Anesthesiology 108:457–466

78. Paris A, Mantz J, Tonner PH, Hein L, Brede M, Gressens P. 2006. The effects of dexmedetomidine on perinatal excitotoxic brain injury are mediated by the α2A-adrenoceptor subtype. Anesth Analg 102:456–461.

79. Hans P, Bonhomme V. Why we still use intravenous drugs as the basic regimen for neurosurgical anaesthesia. Curr Opin Anaesthesiol 2006; 19: 498-503

80. Kanbak M, Saricaoglu F, Avci A, et al. Propofol offers no advantage over isoflurane anesthesia for cerebral protection during cardiopulmonary bypass: a preliminary study of S-lOObeta protein levels. Can J Anaesth 2004; 51: 712-7

81. Statler KD, Alexander H, Vagni V, et al. Comparison of seven anesthetic agents on outcome after experimental traumatic brain injury in adult, male rats. J Neurotrauma2006; 23; 97-108

82. Engelhard K, Werner C. Inhalational or intravenous anesthetics for craniotomies? Pro inhalational. Curr Opin Anaesthesiol 2006; 19; 504-8

83. Head BP, Patel P. Anesthetics and brain protection. Curr Opin Anaesthesiol 2007; 20: 395-9

84. Turner BK, Wakim JH, Secrest J, et al. Neuroprotective effects of thiopental, propofol, and etomidate. AANA J 2005; 73; 297-302